치유의 걷기

THE WALKING CURE

Copyright © 2025, by Annabel Streets
Korean translation right © 2025, by DONGYANG Books Co., Ltd.
All rights reserved.
This Korean edition is published by arrangement with Rachel Mills Literary Ltd.
through Shinwon Agency Co.
이 책의 한국어판 저작권은 신원 에이전시를 통한 저작권사와의 독점 계약으로
동양북스에 있습니다. 저작권법에 의해 한국 내에서 보호를 받는 저작물이므로
무단전재와 복제를 금합니다.

몸과 마음을 살리는
걷기는 따로 있다

치유의 걷기

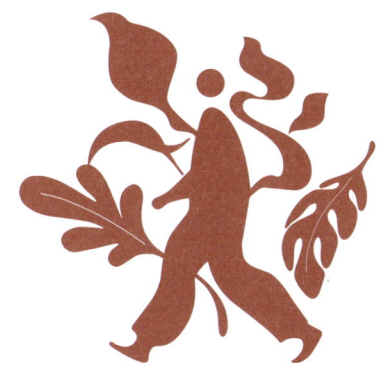

애너벨 스트리츠 지음 | 김주희 옮김

동양북스

언제나 나의 곁에서 걷는
매슈, 이머전, 브라이어니, 새스키아, 휴고에게

추천의 말

비행기 탑승을 기다리며 이 책을 읽었다. 책 속 구절들은 공항의 나를 당장 숲, 들판, 산, 바다로 보냈다. 그러고는 거친 숨을 내쉬며 그곳을 뛰거나 걷던 순간의 나를 떠올리게 했다. 스치는 바람, 뺨에 흩날리는 머리카락, 경쾌한 새소리, 막 떠오른 해의 온기, 용맹한 파도, 바닷바람에 섞인 소금기, 주위를 감싸는 흙냄새, 축축한 이끼까지. 그때와 그 순간의 고유한 느낌이 생생하게 되살아났다. 안도감, 즐거움, 편안함, 경건함도 함께.

재활의학과 의사인 나는 진료실에 오는 환자분들께 언덕과 계단을 오르라고 말씀드린다. 산을 오르라고, 달려보라고, 가보지 않은 길을 탐험하라고 권하기도 한다. 자연이라는 환경을 통해, 그리고 자연 속에서 능동적으로 만들어내는 움직임을 통해 우리 몸과 뇌는 힘을 얻고 더 건강해지기 때문이다. 이는 개인적으로 체감한 변화일 뿐 아니라, 많은 연구 결과가 말하고 있는 사실이기도 하다.

많은 현대인은 자연에서 멀어져 하루 대부분을 인공적인 환경에서 보낸다. 그 결과 우리에게 남은 것은 예민함, 적대감, 공격성, 피해 의식, 혹은 무기력, 우울, 불안, 스트레스, 병일지 모른다. 일부러 시간을 내서라도 자연에 둘러싸인 채 걷고 뛰고 적극적으로 몸을 움직여 보자. 많은 분들이 이 책을 통해 자연의 탁월한 힘과 응원을 받아 삶을 더 건강하고 풍요롭게 만들어 나가길 바란다.

정세희 서울대 교수, 『길 위의 뇌』 저자

차례		
	추천의 말 **5**	
	작가의 말 **9**	
	프롤로그 **11**	

1장	**숲**	고요한 숲에서 펼쳐지는 화학 수업	30
2장	**해안**	바다, 모래톱, 자갈 해변의 놀라운 과학	46
3장	**시골길**	목적, 사람, 걷는 속도와 뜻밖의 야생 생물	62
4장	**언덕**	눈에는 휴식을, 몸에는 건강을, 마음에는 안정을	78
5장	**공동묘지**	죽음의 교훈	90
6장	**꽃과 초원**	향기로운 경관의 비밀	104
7장	**도시 산책**	걷기 좋은 도시가 선사하는 생생한 활력	118
8장	**평지**	공간이 지닌 신비로운 생물학적 영향력	130
9장	**절벽 산책로**	가벼운 오르막 걷기의 기적	146

10장	**호수** 고요한 물과 빛의 숨겨진 과학	**158**
11장	**버려진 기찻길** 폐철로 위의 생화학적 유대감	**172**
12장	**치유적 경관** 신비한 치유력이 깃든 성지들	**188**
13장	**운하 견인로** 창의성의 자양분	**202**
14장	**이행대** 새가 전하는 경이로운 감동과 지혜	**218**
15장	**도시공원** 공동체, 안전, 그리고 치유	**234**
16장	**아웃랜드** 지속 가능한 놀라움을 찾아서	**246**
17장	**순례길** 몰입의 심리학	**260**
18장	**산** 호르몬이 빚어내는 고도의 마법	**276**
19장	**강** 인류의 오래된 파트너	**290**
20장	**야경** 둥근 천장이 나타내는 신경화학적 성질	**302**

에필로그 317
감사의 말 320
주석 322
찾아보기 358

일러두기

- 인명, 지명 등 고유명사 표기는 국립국어원 외래어표기법을 기준으로 하되, 국내에 이미 널리 통용되는 표현은 관용적 표기를 따랐습니다.
- 단행본·신문·잡지는 『겹낫표』를, 단편·논문·시는 「홑낫표」를, 영화는 <홑화살괄호>를 사용해 구분했습니다.
- 국내에 번역 출간되지 않은 외서는 원제를 병기했습니다.

작가의 말

"경관은 건강에 깊은 영향을 준다.
인간의 정신적·신체적 건강은
경관에 의존하며 좌우된다."

라우라 메나티Laura Menatti
안토니오 카사도 다 로차Antonio Casado da Rocha
「경관과 건강Landscape and Health」

왜 어떤 경관은 인생의 한 시기에 우리를 부르는 걸까? 왜 우리는 때때로 바다를 그리워하거나, 활기가 넘치는 거리를 갈망하며 잠에서 깨어나는 걸까? 그리고 왜 다양한 장소는 우리에게 그토록 다른 느낌을 주는 걸까?

『치유의 걷기』는 인터뷰와 연구 결과를 바탕으로 인간이 땅·공기와 나누는 신비로운 대화와 몸·마음·장소 사이의 상호 작용을 살펴보고, 이것이 인간의 선상에 어떤 영향을 미치는지 소개한다. 이 책은 우리가 **어떤 장소**를 걸어야 하는지 알리고, 나아가 우리 안에 내재하지만 때때로 억눌려 있어 잘 인식되지 않는 '걷는 자아의 갈망'을 밝히려 한다.

현대 사회에서는 특정 장소의 부름을 해독하기 어렵다. 현대인은 픽셀화된 시대의 소음과 안락함에 갇혀 외부와 완벽히 단절된 데다 일상에 깊이 얽매여 있는 까닭에, 매일 걷는 공간에서 벗어나 **어디서** 걸어야 하는지 깊이 생각할 여유조차 없다. 즉, 우리 몸에 귀를 기울이는 게 지금처럼 어려웠던 적은 없었다.

많은 사람은 장소와 공간이 내는 섬세한 소리를 다시 익혀야 한다. 한 지형에서 다른 지형으로 이동하는 사이에 빨라지는 심장박동과 변화하는 감정을 포착하려면, 우리의 몸에 집중해 발끝에서 머리끝까지 온몸 구석구석에서 들려오는 부드러운 속삭임을 들을 줄 알아야 한다. 또한 경관이 우리에게 전하려는 말을 들을 수 있도록, 자기 목소리를 잠재우는 법도 배워야 한다. 앞으로 책에서 소개할 지식이 도움을 줄 것이다.

프롤로그

"경관을 이해하는 열쇠는 감수성뿐이다."

사라 마르퀴Sarah Marquis
『자연 그대로의 자연Wild by Nature』

여러분은 어디서 걷는 걸 좋아하는가? 어떤 장소를 그리워하거나 특정 경관을 갈망한 적이 있는가? 나는 그런 적이 있다. 과거에는 숲과 사막, 산과 바다, 도시의 거리를 갈망했다. 한때는 강과 묘지, 별빛이 비치는 들판을 그리워했다. 그러한 경관을 화면으로 감상하는 것이 아니라, 경관 속에서 직접 걸어 다니기를 꿈꿨다. 때로는 이 끌림이 너무도 강렬한 나머지 책상과 마감일을 뒤로하고, 내가 갈망하는 가장 가까운 장소로 떠나 그곳을 걸을 수밖에 없었다.

나중에야 깨달았다. 일상이 감당할 수 없을 만큼 바쁘고 과중한 책임과 결정으로 지쳐 있을 때는 사막이나 평야처럼 단순한 공간을 그리워했다. 모든 것이 혼란의 홍수 속에서 우르르 무너져 내릴 때는 산이 베푸는 탁 트인 시야가 필요했다. 자신감을 잃었을 때는 강이 지닌 굳건함을 바랐다. 슬픔에 휩쓸려 중심을 잃었을 때는 숲과 나무가 건네는 다정한 포옹이 간절했다. 자기 연민에 깊이 빠졌을 때는 묘비가 상기시키는 감사의 마음이 필요했다. 그리고 지루하거나 불안할 때는 도시에 넘치는 활기만으로 충분했다.

나는 산책을 마치고 돌아올 때면 달라진 기분을 느꼈다. 어떤 길은 내 마음을 편안하게 가라앉히고, 어떤 길은 도전 의식을 불러일으켰다. 어떤 장소는 감정을 격하게 부추기고, 어떤 장소는 가슴을 진정시키는 것 같았다. 이러한 경험이 쌓이면서 **내가 걷는 곳**이 기분에 영향을 미치며, 아주 섬세한 방식으로 내 생각과 감정을 형성하고 있을지 모른다는 생각이 들었다.

경관은 우리가 처한 상황에 맞추어 말을 건넨다. 우리의 기분과 생각을 반영하고, 복잡한 감정을 처리하는 촉매제 역할을 한다. 심지어 우리 내면의 작동 방식을 이해하는 새로운 통찰을 유도하고, 오랫동안 지속된 문제를 푸는 참신한 해결책을 제시하며, 세상을 바라보는 방식에 새로운 관점을 가져오기도 한다. 어떤 경관이 우리의 감정을 비추어 보여주는 듯할 때, 우리는 그 감정을 판단하거나 회피하는 대신에 있는 그대로 인정하고 받아들이게 된다.[1] 경관은 또한 우리가 평소 억누르거나 기꺼이 드러내지 않는 자아의 일면과 마주하게 한다. 마음 깊이 갈망하는 것들, 즉 자유롭고 독립적이며 본래 모습 그대로 살아가고자 하는 욕망을 표출할 수 있는 통로가 되어준다.

작가이자 심리학자인 샤론 블래키Sharon Blackie 박사는 우리에게 특정 장소가 가장 필요할 때 그 장소가 우리를 끌어당긴다고 믿는다. 블래키의 견해에 따르면, 호수는 우리가 자기 내면으로 더욱 깊이 들어가야 할 때 손짓한다. 산은 우리에게 공간이 필요할 때, 사막은 과거의 조각을 털어버려야 할 때 우리를 부른다.[2] 작가이자 팟캐스트 진행자인 세라 윌슨Sarah Wilson 역시 비슷한 이야기를 했다. 윌슨은 정서적 고통을 완화해야 할 때는 해안가를 따라 걷고, 관대함과 용서를 발휘해야 할 때는 숲속을 거닌다.[3]

경관과 건강이 긴밀하게 연결되어 있다는 생각은 새로운 것이 아니다. 중국, 그리스, 페르시아의 고대 도시는 치유를 위한 물과 녹지를 풍부하게 갖추고 있었다. 유럽에서는 수녀원 내부 허브 정원에 최초의 병원이 설립되었다. 20세기 초 제안된 도시 모델인 '정원 도시garden city'는 건강과 행복을 향상하는 방안으로 여겨졌다. 최근 스웨덴의 알나르프 재활정원Alnarp Rehabilitation Garden과 덴마크의 옥토비아 건강 숲Octovia Health Forest에서 심리학자들은 특정 경관이 불안정하고 탈진한 뇌에 어떠한 치유 효과를 발휘하는지 조사하며, 그 효과가 나타나는 **원리**와 **이유**를 탐구하고 있다.

최근 약 10년 동안 소수의 환경심리학자와 신경과학자들은 여러 기술을 활용하여 장소가 인간에 영향을 미치는 이유 그리고 물리적 위치가 인간을 제약하고, 유도하고, 형성하는 과정을 알아냈다. 내셔널트러스트와 서리대학교가 발표한 선구적인 논문은 경관에 강한 반응을 보이는 세 가지 뇌 영역을 밝혔다. 좌측 편도체left amygdala와 내측 전전두엽 피질medial prefrontal cortex, 그리고 해마곁 장소 영역parahippocampal place area이다. 연구를 이끈 베르트람 오피츠Bertram Opitz 교수에 따르면, "뇌는 의미 있는 장소와 일상적 장소를 매우 다른 방식으로 처리한다. 의미 있는 장소는 강한 감정적 반응을 일으키며, 이는 우리에게 신체적·심리적으로 영향을 미친다."[4]

안타깝게도, 이러한 연구에서는 '인체 움직임'이 배제되었다. 피실험자들은 화면 속 이미지를 바라보도록 요청받았고, 이들의 반응은 기능적 자기공명영상fMRI과 뇌파검사EEG를 통해 추적 관찰되고, 측정되고, 기록되었다.*

그런데 여기에 문제가 있다. 화면 속 경관을 바라보는 것만으로는 우리 몸이 갈망하는 바를 충족하지 못한다. 숲이나 바다 또는 산봉우리에 이끌릴 때, 아무리 색감이 풍부한 디지털 이미지라도 그것만으로는 충분하지 않다. 개인적으로, 나는 완전하고 능동적인 몰입이 필요하다. 바닷바람이 내 뺨에 흩뿌리는 소금기 섞인 물보라를 느끼고 싶고, 산바람이 내 머리카락을 잡아당기는 힘을 느끼고 싶다. 축축한 이끼 냄새와 봄날의 수액 내음과 이제 막 피기 시작한 보랏빛 종 모

• fMRI와 EEG는 모두 뇌 활동을 측정하는 기술이다.

양의 꽃 블루벨 향기를 들이마시고 싶다. 그리고 도시의 새벽을 알리는 신선한 커피 냄새와 갓 구운 빵 냄새를 맡고 싶다. 무엇보다도 나는 **한 장소를 직접 거닐며** 식물과 지형이 변화하는 모습을 지켜보고 싶다. 혈암이 언덕을 이루는 과정, 잔디밭이 갈대밭으로 변하는 과정, 포장도로가 공원으로 바뀌는 과정을 보고 싶다. 아침에서 오후로 갈수록 빛이 부드러워지는 모습을 감상하고 싶다. 나의 귀에는 새소리가 가득하고, 흐르는 시냇물 소리와 곤충의 날갯짓 소리가 전해지고, 시간을 알리는 교회의 종소리와 도시의 바에서 활기찬 대화 소리가 들려오기를 바란다.

이 모든 일이 일어나는 동안 나는 근육이 당겨지고 움직이는 감각, 팔이 앞뒤로 흔들리는 감각, 발이 일정하게 걸음을 옮기는 감각을 느끼는 걸 좋아한다. 걷는 동작이 수반되지 않는 경우 경관은 인간에게 상당히 다른 영향을 미친다. 유타대학교 소속 연구자 에이미 맥도널 Amy McDonnell 박사의 발견에 따르면, 인간은 자연에 **몰입**했을 때 인지 상태가 달라진다고 한다. 맥도널 박사는 "몰입이라는 다감각 경험에는 이미지를 보는 것만으로 절대로 대체할 수 없는 어떤 고유한 것이 있다"고 설명한다.

초기 단계의 연구들은 위 내용을 입증하며, 다양한 형태의 몰입이 인간에게 어떤 영향을 미치는지 면밀하게 분석하기 시작했다.[5] 최신 연구에 따르면, 해변이나 강변에서 운동하는 경우 도시의 녹지 공간이나 농지 또는 숲에서 운동할 때보다 자존감과 기분 향상에 더 효과적인 것으로 나타났다.[6] 또한 관리된 숲을 홀로 걷는 것은 관리되지 않은 숲을 홀로 걷는 것보다 정신적 웰빙에 더욱 이롭다고 한다.[7] 여러 사람과 함께 농지를 가로지르며 걷는 활동은 도시 환경에서 걷는 활동보다 스트레스 경감에 더 효과적인 것으로 밝혀졌다.[8] 반면 도시 산책은 들판에서의 산책보다 강한 인지적 활력을 불어넣는다고 한다.[9] 한편 바닷가를 걷는 사람들은 다른 장소를 걷는 사람보다 더 오랜 시간 잠을 잔다. 자연의 야생 생물이 인간에게 깊은 영향을 미친다는 것도 차츰 더 분명해지고 있다. 여러 새로운 연구에서는 새와 나비와 식물의 종 다양성이 풍부할수록 인간의 심리적 웰빙(그리고 순수한 기쁨)이 개선된다는 연관성이 확인되었다.[10]

한 연구는 다음과 같이 지적했다. "환경을 단순하게 '자연 대 도시'로 구분하는 행위는 다양한 물리적 환경이 지닌 회복력을 간과하게 만들 수 있다."

그렇다면 우리는 경관과 움직임을 어떻게 분리할 수 있을까? 이는 연구자들에게 풀기 어려운 수수께끼다. 인간에게 강력한 회복 효과를 미치는 요인은 경관일까, 아니면 걷는 행위 그 자체일까? 만약 회복 효과가 걷는 행위에서 나온다면 걷는 속도, 강도, 시간 같은 요소는 각각 얼마나 큰 영향을 미치는 걸까? 영국의 연구자들을 주축으로 한 연구팀은 이 모든 변수가 실험 결과를 뒤흔든다는 것을 발견했다. 이들은 빠른 속도로 걸은 피실험자일수록 산책 후 기분이 더 좋다고 응답했으며, 따라서 움직임을 고려하지 않은 채 장소에 대한 반응을 측정하면 잘못된 결론에 이를 수 있다고 지적했다.[11]

움직이는 방식이나 걷는 방향, 심지어 걷는 시기가 달라지면, 우리 몸은 생화학적으로 미세하게 변화한다. 그런데 우리가 걷는 곳의 경관도 인체에 생화학적 변화를 일으킨다. 이러한 변화의 원인은 식물이 생성하는 화합물(피톤치드)이나 물 근처에서 흔히 발견되는 음이온 때문일 수 있다. 산들바람에 실린 향기가 불러일으키는 기억, 끝없는 바다나 아름다운 건축물을 바라보며 느끼는 경이로움, 운하 견인로(수로를 따라 난 길로, 과거에는 견인로에서 말이 배를 끌었으나 오늘날에는 수변 산책로 역할을 한다)를 걸을 때 느껴지는 묘한 동행감 때문일 수도 있다.

또는 특정 장소에 있을 때, 인체가 그 장소에 대한 반응으로 활성화시키는 분자들이 원인일 수 있다. 그렇지 않다면 경관 자체가 우리의 움직임 방식을 미세하게 바꾸고, 그로 인해 체내를 순환하는 생화학물질이 변화하기 때문일 수도 있다. 신경과학자 세라 맥케이Sarah McKay 박사에 따르면, "우리 몸과 몸을 움직이는 방식 그리고 물리적 환경의 상호 삭용 방식은 우리가 생각하고 느끼고 행동하는 방식을 형성한다. 이는 심지어 뇌의 구조와 기능을 변화시켜 정신 건강과 기억력 및 인지력을 향상하기도 한다."[12] 이 모든 결과는 정신에 강한 영향을 미치는 화학물질의 복합적인 작용에서 나온다.

우리가 걸을 때 몸과 뇌는 호르몬, 신경전달물질, 단백질, 대사산물, 펩타이드, 지질, 산 등으로 이루어진 생화학물질의 연쇄 반응을 촉발하며 이는 우리의 웰빙에 극적인 영향을 미칠 수 있다. **이러한 분자들은 생명력을 놀라울 만큼 향상하므로, 과학자들은 이를 '희망 분자'라 부른다.**[13] 이처럼 세포 수준에서 일어나는 광범위한 생화학적 변화는 단순히 산소 및 영양소를 공급하는 것 이상의 역할을 한다고 여겨진다. 이들 생화학물질은 또한 격렬한 움직임에 동반되는 잠재적 근육 피로와 통증 그리고 정신적 스트레스를 절묘하게 완화한다. 이러한 진화적 적응을 바탕으로, 인간은 수렵 채집인으로 생존할 수 있었다.

가장 중요한 생화학물질은 통증을 완화하는 엔도카나비노이드endocannabinoid일 것이다. 이 물질은 일단 혈류로 방출되면, 혈액뇌장벽blood-brain barrier을 원활히 통과하고 뇌에 도달해 불안을 완화하며 가벼운 진정 효과와 행복감을 유도한다. 실제로 엔도카나비노이드는 이보다 더 많은 임무를 수행한다. 뇌의 염증을 줄이고, 기억력을 개선하며, 뇌 가소성을 증가시킨다.

최근 몇 년 사이 과학자들은 운동으로 생성되는 엑서카인exerkine 중 '희망 분자'에 해당되는 것들을 더 많이 밝혀냈다. 지금까지 알려진 것은 다음과 같다.

도파민dopamine: 쾌락, 보상, 동기 부여와 관련된 신경전달물질(그리고 호르몬)

로 운동할 때 분비되는 것으로 보인다.[14] 도파민은 또한 두려움을 관장하는 뇌 영역(편도체)의 활동을 조절해 우리가 덜 불안해지도록 만든다.

세로토닌serotonin: 우리를 명랑하고, 활기차고, 민첩하게 만드는 신경전달물질(그리고 호르몬)로 운동하는 설치류와 인간의 혈장에서 수치가 급증한다. 과학자들은 강도가 낮지만 집중적인 움직임(예컨대 비포장길이나 언덕 걷기)이 세로토닌 분비에 가장 효과적일 수 있다고 추정한다.[15]

노르에피네프린norepinephrine(**노르아드레날린**noradrenaline): 운동으로 수치가 증가하는 신경전달물질로, 스트레스 반응에 관여하는 다른 신경전달물질을 관리하며 조율하는 것으로 보인다. 적정 범위 내에서 노르에피네프린 수치가 높을수록 우리는 내면의 혼란을 더욱 수월하게 다룰 수 있다.[16]

젖산염lactate: 한때는 근육통을 유발하는 노폐물로 여겨졌으나, 현재는 알츠하이머병과 파킨슨병 같은 뇌 질환을 예방하는 잠재적 물질로 간주된다.[17] 젖산염은 또한 불안을 줄이고 스트레스에 대한 회복 탄력성을 높인다고 추정된다.[18] 더 나아가 젖산염은 히스톤 락틸화histone lactylation라는 반응을 유도하며, 이 반응은 감염이나 암을 비롯한 여러 질환을 억제하는 데 관여한다고 여겨진다.[19]

혈소판 제4인자platelet factor 4, PF4: 운동 후, 혈액 응고를 방지하는 미세한 혈액세포가 방출하는 단백질이다. 새로운 연구에 따르면 PF4는 노화한 뇌를 회복시키고 젊은 뇌의 기능을 개선할 수 있다고 한다. 사울 비예다Saul Villeda 박사는 PF4의 놀라운 가능성을 발견하고 다음과 같이 설명했다. "PF4는 염증이 적고, 신경 가소성이 높으며, 인지력이 뛰어난 뇌로 이끈다."[20]

키뉴레닌kynurenine: 대사산물이자 신경 독성을 지닌 키뉴레닌은 우울하고 노쇠한 사람, 뼈가 부분적으로 또는 완전히 부러진 사람의 몸에서 높은 수치로 발견되었다. 생물학자들은 염증이 키뉴레닌을 더 많이 생성하도록 자극하고, 키뉴레닌은 다른 해로운 분자의 형성을 촉발한다고 생각한다. 흥미로운 최신 연구에 따르면 장시간 움직이는 동안에는 키뉴레닌(그리고 키뉴레닌의 독성 부산물)이 인체에 이로운 키뉴레닉산kynurenic acid으로 전환될 수 있으며, 키뉴레닉산은 기분을 북돋는 효과를 나타낸다고 한다.[21]

아이리신irisin: 아이리신은 운동 중 및 운동 후에 골격근에서 분비되는 호르몬이다. 이 물질은 인지력 개선, 심장 건강 및 신진대사 향상, 체중 감소, 우울증 증상의 완화와 연관성이 있다. 최근에는 아이리신이 알츠하이머병 환자의 뇌에서 발견된 독성 아밀로이드판amyloid plaque을 제거하는 것으로 밝혀졌다.

뇌유래신경영양인자brain-derived neurotrophic factor, BDNF: BDNF는 뇌를 위한 기적의 성장 촉진제로 널리 알려져 있다. 이 물질은 뇌 안에서 신경섬유가 자라도록 돕는 과정, 다른 말로 신경 생성을 가능하게 한다. 빠른 걷기 운동은

BDNF 생성을 촉진하며, 이는 인지력 향상뿐만 아니라 우울 및 불안 완화에도 효과적이다.

현재 연구 중인 다른 희망 분자에는 카텝신B cathepsin B, 글리코실포스파티딜이노시톨GPI 특이적 인지질분해효소 D1 glycosylposphatidylinositol-specific phospholipase D1, 옥시토신oxytocin(11장 '버려진 기찻길' 참조), 오스테오칼신osteocalcin, 베타 하이드록시뷰티르산β-hydroxybutyrate, 인슐린 유사성장인자insulin-like growth factor 1, IGF-1, 아펠린apelin, 섬유아세포 성장인자fibroblast growth factor 21, FGF21 등이 있다. 그러므로 수많은 보고서에서 심박수를 높이는 산책이 우울증, 불안, 외상 후 스트레스, 양극성장애 등 수많은 정신장애를 완화하는 데 도움이 되며, 그와 동시에 자존감과 자기 확신, 회복 탄력성과 자부심, 유능감과 성취감을 고취할 수 있다고 밝힌 것은 조금도 놀랍지 않다.[22] 캘리포니아대학교 정신의학 및 임상 연구 교수인 머리 스타인Murray Stein이 『워싱턴 포스트』와의 인터뷰에서 밝혔듯, 운동은 "인간을 괴롭히는 거의 모든 증상에 처방되어야 한다."[23]

운동이 인간의 정신에 이토록 놀라운 영향을 미치는 이유는 무엇일까? 진화생물학자들은 이것이 과거에는 생존 메커니즘이었다고 생각한다. 우리가 위험에서 도망칠 때, 뇌는 신체만큼 효율적으로 작동해야 했다. 쉽게 말해 자기 위치를 인식하고 피신처를 기억하며 나무에 올라갈지, 방향을 바꿀지, 돌을 집어 들지, 속도를 높일지 아니면 줄일지 재빨리 판단해야 했다. 효과적으로 탈출하기 위해서는 근육과 달리기 실력 못지않게 빠른 판단이 필요했던 것이다. 희망 분자는 또한 노력에 대한 보상으로 **기분**을 좋게 만들어서, 우리가 위험을 견디고 생존하며 결코 포기하지 않도록 유도했다.

흥미롭게도, 희망 분자로 가득한 상태는 인간이 **현재 머무는 곳**에 더욱 민감하게 반응하도록 준비시킬 수도 있다. 더욱 예민하게 냄새를 맡고, 맛을 보고, 소리를 명확하게 들으며, 논리적으로 생각하게 하는 것이다. 그러면 우리는 내면에 갇히는 대신 주위의 장엄한 경관에 열린 마음을 가질 수 있다.[24] 희망 분자는 생리적 이익도 제공하는데, 인체는 위험에서 달아날 때 하나의 강력한 기계처럼 작동하며 뼈대와 간, 근육 및 지방 조직, 장, 다양한 뇌 영역이 자연스럽게 신호를 주고받아야 하기 때문이다. 운동 중 분비되는 엑서카인은 이러한 '기관 간 소통'이 일어나도록 돕는다.

그런데 여기에는 또 다른 문제가 있다. 대부분의 연구는 실험실의 러닝머신 위에서 수행되었다는 점이다. 실제 경관 속을 걸을 때 나타나는 모든 이점은 검증되거나, 측정되거나, 면밀히 조사된 적이 거의 없다.

이러한 상황은 최신 기술 덕분에 달라지고 있다. 기능적 근적외선 분광법functional near infrared spectroscopy, fNIRS 같은 기술은 인간이 움직이는 동안 뇌 활동을 측정할 수 있게 한다. 그리고 이 기술은 흥미로운 결과를 가져왔다. 2022년 한국의 연구진은 삼림욕과 관련된 방대한 데이터를 분석한 끝에 독특한 점을 발견했다. 숲의 고도가 높을수록 우울 및 불안을 완화하는 효과가 크다는 것이었다. 연구진은 그런 극적인 효과가 숲 자체에서 나오는지, 숲의 고도에서 나오는지 자문했다. 그러면서 숲의 고도는 숲의 치유 특성 측면에서 지금까지 인정받은 것보다 더 중요한 역할을 하는 것으로 보이며, "자연환경이 건강에 항상 동일한 효과를 내는 것은 아니다"라고 덧붙였다.[25] 이후 같은 연구팀이 진행한 추가 연구 결과에 따르면, 건강에 긍정적인 영향을 가장 일관되게 미치는 것은 (놀랍게도) **삼림욕**이 아닌 **숲 걷기**였다.[26]

날씨는 또 다른 교란 요인으로 작용한다. 연구에 따르면, 진정 효과가 있다고 알려진 잔잔한 물은 감정 치유 효과가 흐린 날에 더욱 강하게 나타난다. 반면 탁 트이고 노출된 장소는 신체 활력의 회복 효과가 맑고 쾌청한 날에 더욱 강하게 나타난다.[27] 한편, 점점 더 많은 연구에서 공기의 질이 건강에 중요한 역할을 한다는 점이 밝혀지고 있다. 오염된 공기는 경관이 제공하는 신체적·정신적 웰빙 증진 효과를 지속적으로 저해한다. 덴마크와 미국에서 발표된 보고서는 대기 오염과 우울증, 불안, 양극성장애, 정신증, 자살 사이의 연관성을 제시했다. 연구자들은 대기 오염 물질이 뇌에 염증을 일으켜 뇌 기능 저하를 유발할 수 있으리라 추정한다. 그러므로 우리는 걷는 곳을 신중하게 선택해야 한다.

교통 **소음**도 오염 물질 못지않게 건강에 해로울 수 있으며, 이는 2023년 홍콩에서 진행된 한 연구에서 분명하게 드러났다. 연구자들은 홍콩 시민이 '소음 면역'을 지니고 있으리라 기대했지만, 실제로는 "주거지의 교통 소음이 우울증 및 정신적 웰빙의 악화와 관련이 있다"는 충격적인 사실이 드러났다.[28]

주변 온도에 관한 연구는 한 장소의 더위나 추위 또한 인간에게 영향을 미친다는 점을 알린다. 이는 지구가 전반적으로 (그리고 지나치게) 뜨거워지고 있다는 측면에서 섬뜩한 암시를 전한다. 이와 마찬가지로 중요하지만 대부분의 연구에서 간과되는 요소는 안전감이다. 우리는 매우 위험하다고 느낄 때면 아무리 아름다운 경관이나 새소리, 산들바람, 희망 분자가 주어지더라도 그 환경을 즐겁거나 이롭게 느끼지 않는다.

우리 대부분은 이제 소위 '녹색 공간(자연)'과 '파란색 공간(물)'이 선사하는 이점에 매우 익숙하다. 그런데 본래 치유적 경관에 속하지 않았던 수많은 장소, 예컨대 묘지나 도시 광장이나 선사 시대에 세워진 선돌standing stone이 있는 곳에서도 희한하게 치유 효과가 나타나는 경우가 있다. 이 책은 치유 효과를 분명히 나타내는 경관뿐만 아니라 예상 밖으로 활력을 선사하는 장소까지 탐구한다. 이 모든 장소에서는 마음과 근육, 땅과 공기가 신비롭고 친밀하게 융합을 일으킬 수 있다.

『치유의 걷기』에서 얻은 영감을 계기로 여러분이 몸과 마음에 더욱 귀 기울이고, 좋아하는 장소로 다시 돌아가 보며, 아직 가보지 못한 새롭고 낯선 경관을 찾아 나서기를 바란다. 샤론 블래키가 말했듯 "인간에게는 야생으로 물러나야 하는 때가 있다. 예를 들어 강물의 은은한 흐름과 폭포의 노래와 나무의 깊고 느린 존재감이 필요한 때처럼."29

여기에 나는 이렇게 덧붙이고 싶다. 인간에게는 튼튼한 벤치와 달콤한 아이스크림이 있는 도시공원이 필요한 때가 있다. 낯섦과 불확실성 또는 별과 행성이 반짝이는 둥근 천장(하늘)을 갈망하는 때가 있다. 타인의 온기를 느끼며 걸어야 하는 때도 있고, 한없이 텅 빈 길만을 간절히 바라는 때도 있다. 발을 내디디면 옴폭 꺼지는 모래의 부드러움이 필요한 때도 있고, 포장된 길의 확고하고 단단한 감각이 필요한 때도 있다.

귀를 기울이자. 당신에게 무엇이 필요한지는 오직 당신만이 안다.

노트

다양한 경관을 탐험해 보자. 스위스 연구진은 걷는 사람들의 감정적·심리적 웰빙을 조사한 결과, 다양한 장소를 걸을수록 사람들의 기분이 더 좋아진다는 것을 발견했다.[30] 이러한 결과는 체내에서 생성되는 엑서카인이 고도, 기온, 공기 질, 걷는 강도 등에 따라 변화하기 때문이거나, 우리 뇌가 본능적으로 새로움을 좋아하기 때문일 수 있다.

그렇다고 해서 동일한 장소에 계속 마음이 끌리는 것을 걱정할 필요는 없다. 심리학자들은 좋아하는 장소가 '감정 조절과 자기 조절을 위한 도구'로 사용된다는 점을 밝혔다. 한 장소에 반복적으로 방문하면 기억이 층층이 쌓이게 되고, 그 기억들은 자신과 자신이 선택한 장소와의 관계를 깊고 풍부하게 만든다. 환경심리학자들은 자기만의 특별하고 접근하기 쉬운 장소를 선택해 자주 방문하면, 부정적인 생각과 감정을 긍정적으로 전환하는 데 도움이 된다고 추정한다.[31]

맥도널 박사는 이러한 선호를 '경관의 상호 적합성'이라는 개념으로 설명하며, "특정 장소가 주는 회복력은 사람마다 다를 수 있다"고 말한다. 많은 사람에게 '행복한 장소'는 자신의 어린 시절이 깃든 경관이다. 연구 결과에 따르면, 소나무 숲에서 보낸 시간을 좋은 기억으로 간직하는 아이들은 성장한 뒤에도 소나무 숲을 기분 좋은 장소로 인식할 가능성이 높다.[32]

때로는 자신과 감정적으로 연결되지 않은 경관이 필요한 때도 있을 것이다. 다양하고 낯선 장소는 감정을 보다 폭넓게 불러일으킬 수 있다. 2023년 스페인에서 발표된 한 연구에 따르면, '경관의 다양성'은 때때로 '감정의 다양성'으로 이어지며, 이를 통해 사람들은 낯선 장소와 더욱 깊은 친밀감을 형성할 수 있었다.[33]

얼마나 오래 걸어야 할까? 한 연구에서는 20분만 걸어도 노년층의 우울감이 효과적으로 완화되는 것으로 드러났다.[34] 그러나 이 연구 보고서의 저자는 "오래 걸을수록 좋다"고 설명했다.

몇몇 연구는 우리가 걷는 방식이 경관에 따라 변화한다고 말한다(이를테면 물가에서는 비교적 천천히 걷는 경향이 있다). 다른 장소로 이동할 때마다 자신의 보폭과 걷는 속도가 어떻게 변화하는지 주의를 기울여 보자. 걸음이 빨라지거나 느려지는가? 아니면 몸의 움직임이 달라지는가?

연구에 따르면, 도시에 사는 사람들은 매주 약 2시간만 자연 속에서 보내도 녹색 공간의 이점을 충분히 누릴 수 있다고 한다. 이때 2시간을 한 번에 걷든, 1시간씩 두 번 나눠서 걷든 상관없다.[35] 어쨌든 녹색 공간으로 가는 시간을 꼭 마련하자. 자연 산책은 (도시 산책과 비교했을 때) 부정적인 생각의 반추를 줄인다는 연구 결과가 있다. 한편 도시 산책은 우리에게 더 많은 활력을 준다고 알려져 있다.

혈압은 우리가 머무는 장소에 따라 변화한다. 추위, 고도, 소음, 대기 오염 물질은 모두 혈압 상승을 유발할 수 있으며, 이는 인체가 장소와 공간에 민감하게 반응한다는 것을 보여주는 또 다른 사례다. 그러므로 우리는 어디를 걸을

지 신중하게 선택해야 한다.

미생물군유전체microbiome(마이크로바이옴으로도 불림) 또한 장소에 따라 변화할 수 있으며, 이는 우리가 들이마시는 (또는 피부를 통해 흡수하는) 세균 덕분이다. 흙과 물, 나무를 비롯한 식물은 인체에 이로운 세균을 생성하고, 이는 체내 미생물군microbiota의 다양성을 높이며, 미생물군 다양성은 우리의 신체와 정신 건강에 영향을 준다.[36] 깊게 호흡하고, 나무껍질을 쓰다듬고, 흙과 이끼와 바닷물을 만져보자.

앞서 소개한 엔도카나비노이드는 고지대로 올라가거나 노래를 부르면 수치가 상승할 수 있다.[37] 영화 〈사운드 오브 뮤직〉의 주인공들처럼 산을 오르며 노래해 보자!

오늘날 과학자들은 우리가 들이마시는 공기를 통해 영양소를 흡수한다고 생각한다. 2024년 두 명의 호주 연구자는 자연에서 생성된 공기 중 생리 활성 분자들을 아우르는 명칭으로 '공기영양소aeronutrient'라는 용어를 고안했다. 신선한 공기를 마시면 기분이 좋아지는 것은 당연한 현상이다.[38]

Chapter 01

숲

고요한 숲에서 펼쳐지는 화학 수업

㉠ **정의** 나무와 덤불로 덮인 넓은 지역
㉡ **특효** 믿음의 상실, 고독에 대한 갈망, 불면증, 여성의 분노,
남성의 우울, 간략히 요약하자면 거의 모든 문제

"전원에서는 나무 한 그루 한 그루가
나에게 '신성하다! 신성하다!'라고
말하는 듯한 느낌이 든다.
어느 누가 숲의 황홀경을
온전히 표현할 수 있겠는가!
오, 숲이 선사하는 고요하고도 감미로운 정적이여!"

루트비히 판 베토벤 Ludwig van Beethoven

the
walking
cure

1933년 캐나다 화가 에밀리 카Emily Carr는 낡은 캠핑카를 구입해 '엘리펀트Elephant'라 이름 붙이고 깊고 고요한 숲을 찾아 떠났다. 그러한 숲을 발견한 뒤에는 몇 날 며칠을 떠돌며 나무들을 바라보고 바라보고 또 바라보았다. 카는 마침내 지상에 구체화된 신의 형상을 발견한 것이었다. 영감을 받은 그녀는 나무들을 그리기 시작했고, 그 나무들은 신의 속성인 '힘과 권능, 평온과 평화와 기쁨'을 나타내는 듯 보였다. 카는 숲에서 가장 인적이 드문 구석을 좋아하는 내향적인 성격의 소유자로 나무들과 친구가 되었는데, 나무에 대해 이렇게 말했다. "나무는 우리 인간보다 낫다. 절대 서두르지도 뒤처지지도 않는다."[1]

카가 숲을 발견한 순간, 그녀의 신과 평화에 대한 오랜 탐구는 마침내 끝을 맺었다. 카는 "숲의 장엄함과 거룩함과 고요함은 내가 지금까지 경험한 가장 신성한 감정이었다"고 고백하며, 다음과 같이 덧붙였다. "신은 이제 교회라는 좁은 틀에 답답하게 갇힌 존재가 되었다." 카는 숲에서 신을 새롭게 발견했다. 이 새로운 신은 마치 '나무들 사이에서 살아 숨 쉬는 숭고한 존재'와 같았다.

숲은 카에게 '강렬히 솟구치는 창의적·영적 감정'[2]의 원천이 되었고, 역사상 가장 훌륭한 숲 그림으로 손꼽히는 작품에 영감을 주었다. 베토벤은 카보다 한 세기 앞서 그와 비슷한 경험을 하고, 친구에게 "야외로 나가 숲을 거닐 때면 아이디어가 저절로 떠오른다"고 전했다. 베토벤에게 나무는 신성한 존재였다. 그는 1815년 편지에 "숲, 나무, 바위는 인간이 갈망하는 응답을 되돌려 준다"고 썼는데, 당시 베토벤은 진행성 청력 상실로 극심한 정신적 고통과 슬픔에 시달리고 있었다. 그러나 숲을 산책하는 중에는 "비참한 청력이 나를 괴롭히지 않는다"고 말했다.[3]

카와 베토벤에 따르면 숲은 초월로 향하는 신비로운 관문이자, 삶에 영적인 측면이 존재함을 상기시키는 곳이었다. 또한 숲은 창의 및 치유와 안식의 장소이기도 했다. 그렇다면 숲은 어째서 이토록 놀라운 치유력을 지니는 걸까?

일본에서는 20여 년 동안 삼림욕에 관한 선구적인 연구가 진행되었고, 그 결과 삼림의학forest medicine은 생태학과 생물학, 기능의학이 융합된 하나의 독립된 과목으로 대학에 자리 잡았다. 일본 연구진은 숲이 건강에 미치는 주목할 만한 효과를 최초로 확인했으며, 그 내용은 다음과 같다.

- 항암 특성을 지닌 자연 살해natural killer, NK 세포*의 증가
- 혈압, 심박수, 체내 순환하는 스트레스 호르몬의 감소(특히 소변 중 아드레날린과 노르아드레날린 및 타액 중 코르티솔 수치 감소)
- 부교감신경(신체 이완과 소화 작용) 활성화 및 교감신경(투쟁 또는 도피 반응) 비활성화
- 면역력 향상
- 우울, 분노, 혼동, 불안, 피로의 저하
- 활력과 에너지의 폭발적 증가[4]

최근 50대 남성 20명을 대상으로 한 연구에서는 숲을 4시간 걷는 것이 도시를 걷는 것보다 '세로토닌(흔히 행복 호르몬이라고 불림) 수치'를 유의미하게 증가시킨다는 결과가 도출되었다. 연구진은 "삼림욕이 우울증 예방에 잠재적 효과가 있을 수 있다"고 언급했다.[5] 그렇다면 숲이 이처럼 강력한 치유 효과를 발휘하는 장소인 이유는 무엇일까?

• 자연 살해 세포는 바이러스에 감염된 세포를 파괴하고, 암세포를 탐지해 억제한다.

삼림욕 전문가인 리칭李卿 박사에 따르면 숲의 효능에는 깨끗한 공기, 평온함, 기분 좋은 향기, 매력적인 풍경 등도 한몫하지만, 나무가 자신을 보호하기 위해 생성하는 휘발성 유기화합물이 '더욱 큰 영향'을 미친다. 그는 피톤치드가 인체 내에서 항암 NK 세포를 증가시키고 혈중 아드레날린과 코르티솔의 농도를 낮춘다고 말하며,[6] 다음과 같이 설명한다. "피톤치드는 심혈관 기능, 혈류역학 지표, 신경내분비 지표, 대사 지표, 면역 및 염증 지표, 항산화 지표, 전기생리학 지표를 개선한다. 또한 신체적 상태뿐 아니라 사람의 감정과 태도 및 기분 등 심리적 상태를 큰 폭으로 회복시키며 불안과 우울을 완화한다."[7]

리칭 박사와 연구진의 노력 덕분에 동아시아, 유럽, 북아메리카 전역에서 수십 개의 숲 기반 건강 프로그램이 시행되었다. 일본은 숲 치유 인증 제도를 독자적으로 갖추었고, 한국은 산림치유지도사 자격 제도가 있다. 또한 독일에서는 숲 치료가 건강보험에 적용되기도 한다.

하지만 모든 삼림욕에 걷기 활동이 반드시 포함되는 것은 아니다. 그러므로 숲속에서 걷는 삼림욕과 예컨대 앉거나 명상하는 '정적'인 삼림욕을 구분하는 연구에 특히 주목해야 한다. 데이터를 분석해 보면, 숲에서 걷는 '동적' 삼림욕이 '정적' 삼림욕보다 정신 건강에 더 큰 영향을 미친다는 것이 분명하게 드러난다. 최근 한 연구에서는 피실험자들이 1시간 걷거나 앉아서 삼림욕을 한 결과, 걸었을 때 기분 개선 효과가 유의미하게 큰 것으로 나타났다. 연구진은 이 실험을 바탕으로 "동적 삼림욕이 정신 건강에 더 큰 효과를 미친다"고 결론지었다.[8] 숲 산책이 이처럼 강력한 회복 효과를 발휘하는 이유는 우리가 걷는 동안 들이마시는 피톤치드와 체내에 생성되는 화학물질, 그리고 수백 그루의 나무가 선사하는 감각적 아름다움이 마법처럼 조화를 이루는 덕분이다.

가까운 숲으로 곧장 달려가기 전에, 삼림욕에 관해 좀 더 깊이 살펴보도록 하자. 삼림욕이 큰 인기를 끌고 있긴 하지만, 모든 숲과 나무가 우리에게 같은 영향을 미치는 것은 아니다. 흥미로운 최신 연구 결과에 따르면, 매우 오래된 숲과 나무만이 인간을 심리적·생리적으로 깊이 변화시킬 수 있다고 한다.

수년 전 세 명의 연구자는 모든 숲이 삼림욕의 효과를 동등하게 나타내는지 의문을 품었다. 그래서 남녀 56명을 대상으로 실험을 진행하면서 헬싱키 외곽에 자리한 네 가지 유형의 숲, 즉 어린 숲과 오래된 숲, 여가용으로 조성된 숲과 성숙한 벌목용 숲을 산책하게 했다. 실험이 끝난 뒤 모든 피실험자는 산책한 숲의 유형과 무관하게 스트레스가 감소하고 기분이 개선되었다. 그런데 이러한 삼림욕의 효과는 오래된 숲과 성숙한 숲을 산책한 뒤 특히 뚜렷하게 나타났다. 연구진은 "숲이 인간의 건강에 이로운 영향을 미치기까지는 수십 년이

걸린다"고 지적하며, 삼림 관리자들에게 숲을 가능한 한 오랫동안 보존할 것을 촉구했다.[9]

덴마크의 실험용 숲인 옥토비아에서는 가장 편안한 유형의 숲을 탐색하는 실험이 진행된 후 명확한 결과가 도출되었다. 연구진은 다음과 같이 보고했다. "모든 피실험자는 오래된 소나무의 크기와 외형에 가장 큰 영향을 받았다." **간단히 말해, 크고 오래된 나무가 인간을 위로하고 진정시킨다.**[10]

오래된 숲에서 개선되는 것은 인간의 기분만이 아니다. 2023년 스페인 연구자들은 섬유근육통 환자 30명을 두 집단으로 나누었다. 그런 다음 한 집단은 성숙한 숲에서, 다른 집단은 어린 숲(수령이 35년 미만인 나무들로 구성됨)에서 매일 걷게 했다. 오래된 나무 사이를 산책한 집단은 통증 및 불면증의 개선과 건강 향상을 보고했다. 그런데 연구진의 예상과 다르게, 어린 숲에서 산책한 집단에서는 그러한 개선 효과가 나타나지 않았다.[11]

오래된 나무의 어떤 측면이 이처럼 인체에 유익한 반응을 일으킬까? 피톤치드가 강력한 효능을 지닌다는 것은 널리 알려져 있다. 여기서 핵심은 성숙한 나무가 어린 나무보다 훨씬 다양한 피톤치드를 더 많이 함유한다는 점이다. 우리는 각양각색의 성숙한 나무가 온갖 피톤치드를 방출하는 숲을 산책하는 동안 필연적으로 숲의 치유력에 온전히 노출된다.

피톤치드 중 하나로, 침엽수를 비롯한 여러 식물에서 발견되는 모노테르펜monoterpene은 특히 강력한 진정 효과를 나타내는 것으로 보인다. 2023년 이탈리아에서는 다양한 숲에서 피실험자 500명을 모노테르펜에 노출시키는 실험이 진행되었으며, 피실험자의 불안 수준은 공기 중 모노테르펜 농도에 따라 변화하는 결과가 나왔다. 즉, 피실험자들은 모노테르펜이 풍부할수록 더욱 편안함을 느꼈다.[12]

물론, 숲이 피톤치드와 맑은 공기 그리고 상쾌한 향기(기분 개선에 도움이 되는 향기 경관smellscape에 관해 알고 싶다면 6장 '꽃과 초원' 참조)만을 제공하는 것은 아니다. 숲은 또한 환경심리학자가 종종 '안식처'라 일컫는 고요하고 폐쇄된 공간을 선사한다. 숲속 안식처는 우리를 악천후로부터 보호할 뿐만 아니라 다른 사람의 시선에서 벗어나게 한다. 다른 어느 자연환경보다도, 숲은 인간에게 조용한 대피 장소가 되어준다. 누군가가 다가오는 모습이 보이면 우리는 나무 몸통 뒤로 몸을 재빨리 숨기거나, 나무 위로 기어오르거나, 축 늘어진 나뭇가지 아래로 피신하거나, 더 깊은 숲속으로 들어갈 수 있다.

부정적인 감정에 휩싸인 학생들을 대상으로 진행된 연구에 따르면, 숲의 완전히 또는 부분적으로 폐쇄된 공간은 분노를 느끼는 사람과 '자기 자신에 대해 부정적인 감정'을 지닌 사람에게 매력적으로 느껴진다. 우리가 다른 사람의 눈에 띄고 싶지 않거나 사회적 상호작용을 피하고 싶을 때 또는 오롯이 혼자이고 싶을 때, 숲은 우리의 몸과 마음을 치유하고 보호하는 공간이 된다.

알나르프 재활정원(프롤로그 참조)에서 진행된 연구에 따르면, 이 정원에서 가장 야생적이고 나무가 울창한 숲 구역에 무의식적으로 이끌린 사람들은 그곳에서 평온과 정적뿐만 아니라 안전감을 느꼈다고 언급했다. 이들은 알나르프 재활정원의 숲 구역에 대해 이렇게 말했다. "혼자 있거나 몸을 숨기거나, 다른 사람의 시선에서 벗어나되 다른 사람들을 볼 수 있는 훌륭한 은신처에서 자유롭게 움직이며, 온 세상으로부터 완전히 숨을 수 있었다."[13]

숲에서 진정 혼자인 것은 아니다. 나무(특히 성숙한 나무)는 야생 생물을 끌어당기는 자석과 같다. 나무에 서식하는 곤충은 새들의 먹이가 되고, 나뭇가지는 덩굴 식물과 균류, 이끼의 보금자리가 된다. **나무는 인간에게 동반자적 감각을 제공하며 외로움을 완화한다.** 나아가 에밀리 카와 베토벤이 즐겼던 자발적 고독을 선사한다.

나는 이따금 숲에서 신비로운 끌림을 느낀다. 나무들 사이를 걷고 싶다는 갈망이 불쑥 솟아난다. 우리 집에서 가까운 숲은 나무가 대성당처럼 웅장하고, 나뭇가지들이 아치형 천장을 이루며 산책로에 그늘을 드리운다. 내 몸의 세포에는 분명 피톤치드가 작용하고 있을 것이다. 그런데 진정으로 나의 마음을 사로잡는 것은 거대한 참나무의 안정감, 키 큰 너도밤나무의 견고함, 우뚝 솟은 소나무의 강인함과 무게감이다.

나는 이 나무들에서 깊은 위안을 얻는다. 이들이 수백 년 동안 이곳에 있었고, 나와 내 가족보다 오래 살아남을 것이며, 앞으로 다가올 세대와 마주하리라는 사실은 내게 위로가 된다. 무한히 변화하는 불확실한 세상에서, 변함없이 늘 같은 자리를 지키는 나무의 존재에 감사한다. 나무는 나에게 무엇도 요구하지 않으면서 정말 많은 것을 준다. 이를테면 나무에서 비롯하는 치유 효과, 심리적 안정감, 기운을 북돋는 소리, 여름의 그늘, 수천 마리 곤충과 새들을 위한 먹이, 몸을 숨길 수 있는 나무의 몸통, 젖은 외투와 지팡이를 걸 수 있는 나뭇가지, 언제든 필요하다면 불을 피울 수 있는 장작, 그리고 나뭇잎과 나무껍질 및 그 위에 서식하는 이끼와 지의류가 만들어내는 매혹적인 볼거리 등이다.

노트

오래된 나무가 즐비한 숲을 찾아보자. 나무를 만지거나 껴안는 것을 두려워하지 말자. 맨발 걷기로 익숙한 그라운딩(어싱으로도 불림) 연구에 따르면(2장 '해안' 참조), 인간이 나무를 만질 때 지구와 나무뿌리 사이에서 일어나는 전자 교환은 인체에 이로운 영향을 준다고 한다. 한편, 피부 미생물군에 관한 연구는 식물을 만지는 사람이 향상된 면역력을 나타낸다는 것을 밝혔다(6장 '꽃과 초원' 참조).

'나무를 통한 치유' 또는 '삼림욕'과 관련된 대부분의 연구는 오래되었을 뿐만 아니라 침엽수가 풍부한 숲에서 수행된다. 실제로 '침엽수'는 활엽수보다 피톤치드 함량이 더 높다고 여겨지므로, 성숙한 침엽수가 곳곳에 분포하는 숲을 찾아보도록 하자.

몇몇 초기 연구에서는 남성과 여성이 숲 산책에 서로 다른 반응을 보이는 것으로 나타났다. 숲 산책 후 남성은 우울감과 피로가 완화되고, 여성은 분노가 극적으로 사그라진다고 보고되었다. 2022년 연구에 따르면, (남성이 아닌 여성의 경우) 숲 산책은 두려움 및 분노 조절에 관여하는 뇌 영역인 편도체를 둔화시켰다. 연구자들은 이 결과에 의아해하며 "자연 속에서 산책한 뒤 편도체 활성이 감소하긴 했으나, 이러한 현상은 여성에게서만 관찰되었다"고 언급했다.[14] 자신의 몸에 귀 기울여 보자. 숲을 걷는 것은 여러분에게 어떤 느낌을 불러일으키는가?

일부 산책자는 숲을 두려워하지만 대부분의 숲은 더할 나위 없이 안전하다. 에밀리 카를 본받아 그 두려움을 장애물이 아닌 창의의 동력으로 삼아보자.[15] 그러기 어렵다면 친구와 동행해도 좋다.

시간이 부족한가? 연구에 따르면 숲의 효과는 숲에 들어가고 몇 분이면 우리 몸에 나타나며, 숲에 머무는 시간이 길수록 그 효과가 증가하고, 숲에서 나온 뒤에도 효과가 7일간 지속된다고 한다.

잠이 잘 오지 않는가? 2005년 실험에 따르면 불면증 환자 71명은 숲에서 오후 2시간 산책하는 경우, 실제 수면 시간과 수면 중 뒤척임이 개선되고, 자가 평가한 수면의 깊이와 수면의 질이 향상되는 결과를 보였다.[16]

음악이나 팟캐스트는 듣지 않는 것이 좋다. 혼란스러운 마음을 효과적으로 진정시키는 소리는 새소리, 바람 소리, 물소리이며, 이 모든 소리는 숲에서 쉽게 들을 수 있다.[17]

정신적 회복이 필요한가? 덴마크 연구자들은 외부로부터 보호되면서도 시야가 열린 환경이 정신적 회복에 가장 적합함을 밝혔다.[18]

같은 덴마크 연구자들은 또한 '생물종이 풍부한 환경'이 스트레스와 번아웃에 대처하는 데 무척 효과적이라는 점도 발견했다. 다양한 나무가 자라고, 탁 트인 공간과 폐쇄된 공간이 고루 분포하며, 물이 풍부한 넓은 숲을 찾아보자. 이러한 조건이 갖추어진 숲은 더욱 다양한 동물과 식물이 서식할 수 있는 환경이 된다.

나무가 빽빽하게 들어차 어두운 숲은 피하도록 하자. 연구자들이 숲 산책자의 뇌를 관측한 결과, 나무가 매우 밀집된 숲에서는 심박수가 상승했지만 나무가 적당히 울창한 숲에서는 신체 이완 징후가 발견되었다.[19]

수많은 연구에서는 숲 내음, 이를테면 흙이나 나무, 솔잎이 풍기는 냄새가 강력한 진정 효과를 일으킨다는 것이 입증되었다. 숲을 걸을 때는 코로 숨을 깊게 들이쉬자. 또는 '숲 향기'가 나는 좋은 오일을 구입하고 매일 밤 디퓨저에 몇 방울 떨어뜨려 보자(향기 식물의 마법에 관한 자세한 내용은 6장 '꽃과 초원' 참조).

피톤치드의 농도는 시간대 또는 계절에 따라 변화하며, 특히 '이른 아침과 여름철의 이른 오후에 최고조'에 달한다.[20] 공기 중 피톤치드의 양에 영향을 미치는 다른 요인으로는 기상 조건, 고도, 계절, 햇빛 노출, 나무의 종류 등이 있다. 연구에 따르면, 피톤치드가 가장 풍부한 숲은 침엽수와 활엽수가 혼합된 형태다.

Chapter 02

해안

바다, 모래톱, 자갈 해변의 놀라운 과학

(정의) 바다와 육지가 맞닿는 경계에 위치하며,
조수에 따라 물이 차거나 빠지기도 한다.
보통 모래나 자갈 또는 잔돌로 덮여 있다.

(특효) 슬픔, 상실, 걱정, 장기간 격리된 이후 느끼는
넓은 공간에 대한 갈망, 불면증

"내 앞에는 무한한 수평선이
거대한 창처럼 펼쳐져 있다.
수평선은 언제나 같은 위치에 있지만
늘 새롭게 느껴진다.
나는 천천히 걸음을 옮기며 숨을 고르고
감탄하기 시작한다."

마리 바시키르체프 Marie Bashkirtseff
『마리 바시키르체프: 젊은 예술가의 일기 Marie Bashkirtseff: The Journal of a Young Artist』

the
walking
cure

2022년 12월 클레오 쇼Cleo Shaw는 지칠 대로 지쳐 있었다. 조너선 쇼Jonathan Shaw가 서서히 치매(인지증)에 걸리는 모습을 지켜보는 일은 몹시 고통스러웠고, 그를 돌보는 일은 한없이 소모적이었다. 클레오의 온몸은 욱신거렸으며, 머리는 만성 편두통으로 지끈거렸다. 이제 조너선은 40년 동안 함께한 아내를 더는 알아보지 못했다. 클레오에게 한계가 찾아왔다. 조너선은 살아 있긴 했으나 그녀가 결혼한 그 남자는 아니었다. 지금과 같은 삶을 지속할 수 없다는 건 알았지만, 피로와 절망이라는 안갯속에서 있는 힘을 다해 버틸 뿐이었다.

    몇 달 동안 집 밖으로 나가지 못하던 클레오는 자신의 세계가 협소해졌음을 돌연 깨달았다. 그녀는 더 이상 좋은 간병인도, 행복한 간병인도 아니었다. 뭔가 변화가 필요했다. 그리고 인생에서 가장 어렵고 고통스러운 결정을 내렸다. 조너선을 요양원에 입원시키기로 한 것이다. 클레오는 죄책감에 시달렸으나 신기한 경험을 했다고 털어놓았다. "이상한 일이 일어났다. 내 다리가 종종 통제할 수 없을 정도로 경련을 일으켰다. 아프지는 않았지만, 마치 걷고 싶어 안달 난 것처럼 움직이는 느낌이었다."

 클레오는 조너선을 요양원에 입원시킨 뒤, 다리 경련을 떨치기 위해 걷기로 결심했다. 예전에 자신이 알던 남편에게 천천히 작별 인사를 하고 싶었기 때문이다. 그리고 그녀의 이야기가 이어졌다. "돌봄이 완전히 끝난 게 아니라는 것은 알고 있었다. 그래서 나 자신을 되찾고 치유해야 했다. 혼자서 오래 걷는 것이 해답인 것 같았다. 어디로 가야 하는지 확신할 수 없었다. 그런데 지도를 들여다보자, 낯선 소리가 귀를 채우기 시작했다. 처음에는 청각에 문제가 생긴 줄 알았다. 하지만 이내 그 소리의 정체를 알아차렸다. 잔잔하게 밀려오는 파도 소리였다. 바다가 나를 부르는 것 같았다."

 웨일스 해안 길의 한 구간을 걷는 동안, 클레오는 마침내 알게 됐다. 수년간 비좁고 숨 막히는 공간에서 질병의 냄새와 함께 살았다는 것을. 바닷바람이 그 냄새를 자신의 몸에서 날려 보내주기를, 드넓은 바다가 불편하고 케케묵은 감정에서 자신을 해방시켜 주기를 바랐다는 것을. 해안은 내려놓는 장소였고, 그녀는 다른 사람이 되어 집으로 돌아왔다.

『파란색 공간: 물은 왜 그리고 어떻게 인간을 기분 좋게 하는가? Blue Spaces: How and Why Water Can Make You Feel Better』의 저자 캐서린 켈리Catherine Kelly 박사에 따르면, 클레오의 경험은 그리 드물지 않다. 켈리는 예기치 않게 어머니를 잃었을 때 클레오와 마찬가지로 바다에 마음을 빼앗겼다. 머릿속을 맑게 정화하고, 자연과 바람으로 깨끗이 씻어내고 싶었기 때문이다. 지리학자인 그녀에게 바다로의 끌림은 '본능적이고 직관적인 반응'이었다. 켈리는 아일랜드 해안에 집을 마련하고 하루에 두 번 4.8킬로미터씩 해변을 걸었다. 그리고 "해변 산책이 나를 치유했다"고 밝혔다.[1]

몇 년 후 물의 치유력을 탐구하기 시작한 켈리는 다음과 같이 설명했다. "**바다는 인간의 모든 감각을 활성화한다**. 또한 주의를 분산시켜 뇌가 생각에서 벗어날 수 있게 한다. 인간은 물과 함께 있을 때 자연스럽게 현재에 집중하게 되며, 이때 호흡은 느려지고 편도체로 향하는 신경 경로는 차단된다." 다시 말해, 이러한 상태에서는 불안과 두려움을 덜 느끼게 된다.

켈리의 견해는 최신 연구 결과로 뒷받침된다. 연구에 따르면, 인간은 '파란색 공간'과 많이 접할수록 더욱 치유되는 느낌을 받는다.[2] 특히 해안 경관에서 그러한 회복 효과가 두드러진다. 최근 일본의 한 연구에서는 "해변이 기분과 정신 건강을 개선하는 데 큰 영향을 미친다"고 밝혔으며, 이는 해안에서 보내는 시간이 삶의 만족감을 높이고 불안과 우울을 현저히 낮춘다는 기존의 여러 연구 결과와 일치한

다.[3]

   연구자들은 해변에서 기분이 좋아지는 이유가 '해안의 공기'를 들이마시기 때문일 수 있다고 본다. **해안 공기는 아이오딘, 마그네슘, 칼슘, 포타슘이 풍부한 미세 바닷물 방울을 함유한다.** 연구자들은 이러한 무기질을 흡입하면 호흡기 점막이 진정되고, 천식 증상이 누그러지며, 면역계가 자극되어 노폐물 제거를 촉진한다고 추정한다. 실제 폐 질환자를 대상으로 한 연구에서는 바닷가 공기를 접한 뒤 기침이 줄고 폐 기능이 향상된 것으로 나타났다.[4] 이탈리아 연구자들은 해안 지역의 코로나 입원율이 내륙 지역보다 훨씬 낮다는 것을 확인했으며, 이는 의료 체계에 가해지는 부담을 바다 공기가 완화했음을 시사한다(정확히는 입원 사례가 1,363건 적었다!).[5]

   이것이 전부가 아니다. 초기 연구에 따르면 바다 공기는 바다 식물이나 조류algae 등 바다 생물에서 유래하는 생리 활성 분자, 이를테면 세균, 비타민, 색소, 폴리페놀, 조류 독소phycotoxin를 포함한다.[6] 숲이 저마다의 공기 경관airscape을 지니듯(1장 '숲' 참조), 해변도 마찬가지다.

   이처럼 바다에서 유래하는 분자의 치료 효과에 호기심이 생긴 벨기에 연구진은 인간의 폐암 세포를 바다 공기에 노출시켰고(배양 접시에서 수행함), 그 결과 암세포가 줄어드는 현상을 발견했다. 연구진은 바다 환경에서 경험하는 건강 증진 효과가 바다 공기에 함유된 생리 활성 분자에서 나온다는 가설을 세웠다. 오늘날 제약 회사는 플랑크톤이 생성하는 생리 활성 분자인 예소톡신yessotoxin을 연구하고 있으며, 이 분자는 생쥐의 흑색종 세포를 줄이는 것으로 보인다. 이에 연구자들은 기대감을 나타내며 예소톡신이 '항암제로서 중요한 잠재력'을 지닌다고 설명한다.[7]

바다 공기에 반응하는 대상은 악성 종양만이 아니다(다시 강조하자면, 이는 배양 접시에서 수행된 실험 결과다). 바다 공기에 함유된 생물 유래의 다양한 화학물질을 흡입하면, 알츠하이머병 환자의 뇌에서 발견되는 아밀로이드판의 원인인 손상된 세포를 우리 몸에서 제거하는 데 도움이 될 가능성이 있다. 이처럼 혁신적이지만 아직 초기 단계에 머무르는 연구 결과를 바탕으로, 수많은 보고서[8]에서 해안 지역 사람들이 더 건강한 것으로 나타나는 이유를 설명할 수 있을까? 2023년 발표된 15개국 대상의 연구 결과에 따르면, 해안 근처에 사는 사람들은 내륙에 사는 사람보다 건강 상태가 더 나은 것으로 재확인되었다. 해변에 집이 없는 사람들에게는 다행스럽게도, 해안을 방문하는 활동 자체가 건강에 도움이 된다는 것 또한 밝혀졌다. 해당 연구는 해안 방문이 "건강에 많은 도움이 된다"고 설명한다.[9]

해양과학자 마이클 무어Michael Moore는 바다 공기에 함유된 다양한 화학 성분이 심혈관 질환, 우울증, 신경변성(신경퇴행), 치매뿐만 아니라 여러 암의 원인으로 알려진 염증의 영향을 완화할 수 있다고 믿는다.[10]

바다 공기를 깊게 들이마실 때는 수평선을 바라보자. **바다가 나타내는 정신적 치유 효과의 일부분은 바다의 광대한 크기에서 나온다고 추정된다.** 호수가 많은 미시간주의 연구자들은 기분장애로 입원한 환자의 병원 기록을 분석한 결과, 기분장애를 겪는 환자가 가장 적게 나타난 지역이 대형 호수 인근임을 발견하고 깜짝 놀랐다. 이들은 "오직 대규모 수역만이 기분장애에 실제 치유 효과가 있었다"고 결론지었다.[11]

나는 해변을 걷는 시간이 길어질수록, 아주 사소한 무언가가 산책 이후의 (좋은) 기분에 영향을 미치는 것이 아닐까 하는 생각을 품게 되었다. 탁 트인 전망과 바닷바람은 그냥 앉아 있기만 해도 보고 느낄 수 있다. 따라서 기분에 영향을 주는 원인은 돌과 자갈과 모래 위를 걷는 행위 자체, 즉 속도가 느리고 육체적으로 힘든 이동 방식 때문이라고 추정한다. 모래 위를 걸을 때는 같은 속도로 단단한 표면을 걸을 때보다 에너지를 약 2.7배 더 많이 소모한다.[12] 인간은 불안정한 모래와 자갈 위에서 균형을 잡으려 할 때 모든 하체 근육, 특히 무릎과 엉덩이 근육을 열심히 움직인다. 그러므로 해변을 걷는 활동은 경사도가 2퍼센트(경사각 약 1.15도)인 길을 지속적으로 걷는 활동과 동등하며, 이는 여러 하체 근육의 근육량을 유의미하게 증가시킨다.[13]

다시 말해 우리가 울퉁불퉁한 모래나 달가닥거리는 자갈 위를 걷는 동안, 우리 몸은 평소보다 활발하게 움직이며 뇌에 화학물질의 홍수를 일으킨다. 이때 나오는 화학물질에는 기분을 개선하고 통증을 차단하는 엔도카나비노이드, 항염증 작용을 하는 혈소판 제4인자(PF4), 활력을 제공하는 도파민과 노르아드레날린, 행복을 느끼게 하는 세로토닌과 옥시토신(프롤로그와 11장 '버려진 기찻길' 참조)이 있다. 이러한 이유로 내셔널트러스트의 한 연구에서는 해변을 걷는 사람이 내륙을 걷는 사람보다 오래, 구체적으로 47분 더 숙면한다는 결과가 나왔는지도 모른다.[14]

한편, 느려진 걸음은 반짝이는 햇빛과 소금기 어린 바람 그리고 수평선을 따라 끝없이 펼쳐지는 은빛 바다를 마음껏 누릴 수 있는 여유를 선사한다. 모래나 자갈이 깔려 신체에 부담이 가는 지형을 다른 경관 속에서 걷는다면 힘들고 지루할 것이다. 그러나 바닷가에서 걸을 때는 마음이 평온해지고 주의가 분산되는 까닭에 걷기 힘들다는 생각이 거의 들지 않는다.

해안 산책의 신비로운 효과에는 또 다른 잠재 요인이 있다. 바로 맨발 걷기다. 초기 연구에 따르면 신발과 양말을 벗은 상태에서는 발과 뇌 사이의 연결이 활성화되고, 이는 결과적으로 인지력에 영향을 미친다고 한다.

놀랍게도 2016년 한 연구에서는 맨발로 달린 사람이 신발을 신고 달린 사람보다 '달리기 후' 기억력이 더 좋은 것으로 나타났으며, 이러한 결과는 특히 카지노 칩이 깔린 표면을 달리는 경우 더욱 두드러졌다(카지노 칩은 해변 자갈과 유사하다고 볼 수 있다). 즉, 낯설고 고르지

않은 표면에서 맨발로 움직이는 행동은 기억력을 향상하는 것으로 보였다.[15]

8년 뒤 한국의 연구진은 12주 동안 매일 50분씩 피실험자(일부는 맨발, 일부는 운동화 착용)를 걷게 하는 실험을 진행하면서 EEG를 통해 피실험자의 뇌파를 측정했다.[16] EEG는 규칙적 파동 형태로 나타나는 뇌파(높은 베타H-beta, 중간 베타M-beta, 감각운동리듬Sensorimotor Rhythm, SMR과 알파alpha)를 측정하는 검사로, 이 네 가지 뇌파는 제각각 깊은 집중 상태부터 차분하고 이완된 상태까지 특정한 정신적 상태와 관련이 있다. 맨발로 걸은 피실험자는 신발을 신고 걸은 피실험자와 비교하면 EEG 측정 결과에서 뚜렷한 차이를 보였으며, 네 가지 뇌파가 모두 증가했다.

맨발 걷기는 이완감을 증진할 뿐만 아니라 집중력, 주의력, 기억력을 개선하는 것으로 나타났다. 연구진은 맨발 걷기가 "발가락을 자극함으로써 장 신경계를 활성화하고 뇌 혈류를 증가시키며, 인지 능력을 전반적으로 향상한다"고 설명했다. 발과 뇌 사이의 연결은 더욱 심층적으로 연구되어야 하지만, 안전한 맨발 걷기는 인체의 균형, 걸음걸이, 근육과 더불어 뇌와 기분에 이로울 것으로 추정된다.

마지막으로, 맨발로 걸을 때는 그라운딩grounding(어싱earthing으로도 불림)의 이점을 경험할 수 있다. 그라운딩이 인체에 이롭다고 생각하는 사람들은 피부가 지표면에 닿으면 자유전자free electron가 체내로 흡수되어 염증 부위로 이동해 일종의 치유를 유도한다고 믿는다. 이는 인체가 태양 에너지를 받아 비타민D를 합성하는 과정과 유사하다고 보면 된다. 차이점이 있다면, 그라운딩은 발 아래에서 오는 에너지와 주파수를 흡수한다는 것이다.

나는 수년 동안 그라운딩에 회의적이었다. 그러나 최근 동료 평가를 거쳐 학술지에 발표된 연구들을 토대로, 나의 회의적 태도가 성급했을 수 있음을 깨달았다. 2015년 진행된 한 실험에서는 **1시간 동안 땅과 직접적으로 신체를 접촉한 피실험자의 기분이 극적으로 개선되는 것으로 나타났다.**[17] 이후 후속 실험에 따르면 그라운딩을 꾸준히 실천한 피실험자는 기분이 좋아지고 피로와 우울감이 줄어들었으며, 검사 결과상 염증 수치와 혈액 점도 및 심박 변이도 또한 개선되었음이 밝혀졌다.[18]

현재 연구자들은 땅의 전류가 인체에 흡수된 뒤 코르티솔cortisol 생성을 조절할 수 있는지 탐구하고 있다(과다한 코르티솔은 우울증, 불안, 불면증을 유발할 가능성이 있음[19]). 스트레스를 받은 쥐를 어싱 매트earthing mat(전도성 재료로 만들어진 매트로, 매트에 연결된 전선을 콘센트에 꽂으면 실내에서도 어싱 효과를 볼 수 있다-옮긴이)에 머무르게 한 다음 뇌를 정밀 검사했을 때, 스트레스 호르몬을 유발하는 신경펩타이드neuropeptide의 수가 훨씬 적은 것으로 나타났다. 아주 간단히 표현하자면, 생화학적으로 평온해진 상태였다.[20]

다른 소규모 연구에 따르면, 그라운딩은 혈액 응고를 최소화하므로 심혈관 질환의 위험도를 낮추는 데 도움이 된다.[21] 우리가 그라운딩을 할 수 있는 장소는 많지만, 햇볕에 따뜻하게 데워졌다가 바닷바람에 시원하게 식는 모래톱만큼 맨발로 걷기에 좋은 곳은 없을 것이다.

노트

해안 경관의 효과를 연구하는 루이스 엘리엇Lewis Elliott 박사는 일주일에 한두 번, 2시간가량 해안을 산책하는 것만으로도 건강상 이점을 충분히 얻을 수 있다고 주장한다.[22]

해안 지역은 자외선 수치가 높으므로, 해변을 산책할 때 비타민D를 더 많이 흡수할 수 있지만 그만큼 피부가 햇볕에 탈 위험도 크다. 날씨와 상관없이 옷으로 피부를 가리고 자외선 차단제를 바르자.

물결이 출렁이는 물가 인근의 공기는 음이온을 풍부하게 함유한다. 이 놀라운 입자에 관한 자세한 내용은 19장 '강'을 참조하라.

발가락 힘 저하와 노년기 낙상 위험도 사이에는 밀접한 관련이 있는 것으로 밝혀지고 있다. 미국 정형외과 족부족관절학회American Orthopaedic Foot and Ankle Society에 따르면 모래 위 맨발 걷기는 발과 발가락 근육을 기르는 데 가장 좋은 방법이며, 그와 동시에 발을 단련하는 과정에도 도움이 된다. 그러니 신발을 벗자!

그라운딩을 실험해 보고 싶은가? 연구에 따르면 지면과 발바닥이 습기에 젖어 있을 때 그라운딩 효과는 더욱 커진다.[23] 따라서 가능하다면 '축축한' 지면을 걷는 것이 바람직하다. 또는 어싱 신발을 선택해도 좋다. 이 신발은 밑창에 구리 버튼이 있어 지면에서 몸으로 전자를 전달한다.

해변에서 맨발로 얼마나 걸어야 그라운딩 효과를 경험할 수 있는지 궁금한

가? 30분이면 충분하다고 한다.[24]

켈리 박사는 해변에서 일어나는 사회적 교류 또한 치료 효과에 기여한다고 생각한다. 산책하는 사람, 바다 수영을 하는 사람, 어부, 반려견 등 누구라도 마주치면 인사를 건네자.

외따로 떨어져 있어 환경이 깨끗한 해변을 찾아보자. 도시와 가깝고 붐비는 해변과 하구에서는 오염된 화학물질(대기 오염 포함), 유해하거나 독성이 있는 조류, 병원균이 더 많이 발생할 수 있다.

바다에 갈 수 없는가? 그래도 걱정할 필요 없다. 다른 수변 지역에서도 바다와 거의 같은 치료 효과를 얻을 수 있다. 10장 '호수'를 참조하라.

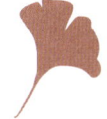

(Chapter 03)

시골길

목적, 사람, 걷는 속도와 뜻밖의 야생 생물

(정의) 시골 지역에 있는 좁은 길로, 흔히 길 양옆에 산울타리나 도랑이 있다.

(특효) 방랑벽, 목적 상실, 고독, 소비적 생활 방식의 끝없는 굴레에서 벗어나고자 하는 욕망

"나는 영국의 시골길에서
포근한 위로를 얻곤 했다.
그 다정한 산울타리와 둑은
생명으로 가득 차 있었고,
나와 냉담한 세상 사이에서 쉼터가 되어주었다."

낸시 프라이스 Nancy Price
『방랑자의 마음 The Heart of a Vagabond』

the
walking
cure

사람들이 좋아하는 산책 장소를 조사해 보니, 뜻밖에도 시골길이 자주 언급되었다. 나의 블로그를 방문하는 이들을 대상으로 조사한 결과, 시골길은 6위로 내 예상보다 훨씬 높은 순위를 차지했다. 응답자들은 시골길이 안전하게 느껴진다고 했다. 시골길을 걷다 보면, 누군가 살고 있는 집과 대문 안에서 짖는 개, 그리고 산울타리 뒤에서 호기심 어린 눈으로 산책자를 바라보는 소들을 볼 수 있는 덕분이다. 한 응답자는 "길을 잃을 위험이 없다"고 답했고, 다른 응답자는 "날뛰는 수송아지나 공격적인 말과 마주칠 일은 없다"라고 답했다.
　시골길은 목을 축일 수 있는 선술집이나 둘러볼 만한 교회처럼 명확한 목적지가 있다는 점에서 선호되었다. 또한 지표면이 고르고 건조하다는 측면에서도 인기가 있었다. 평탄한 지면에서는 휠체어나 유아차를 쉽게 끌 수 있고, 값비싼 등산화를 신지 않고도 편히 걸을 수 있으며, 느리지 않게 일정한 속도로 산책하는 것이 가능하다.

시골길은 보통 '경관'으로 간주되지 않는다. 한 세기 전 시인 에드워드 토머스Edward Thomas는 "많은 사람이 여행을 주제로 글을 썼지만 길 자체에는 무관심했다"고 한탄하며, 독자에게 길이 가장 중요하다는 점을 상기시키는 문장을 남겼다. "길은 조용한 동반자로서 낮이든 밤이든, 비 오는 날이든 화창한 날이든, 우리가 평온하든 절망하든 건강하든 병들었든, 언제나 우리를 위해 준비되어 있다."[1] 그럼에도 대부분의 산책자는 언젠가 좁은 시골길에 서게 될 것이다. 그리고 시골길을 걷는 즐거움은 그 길을 오가는 차량의 양과 속도로 결정될 것이다. 만약 오래되고 잎이 무성하며 조용한 시골길을 걷게 된다면, 아름다운 경관이 걸린 복권에 당첨된 것과 다름없다.

1955년 낸시 프라이스는 도보 여행 회고록 『방랑자의 마음』에서 시골길을 이렇게 찬양했다. "시골길은 언제나 아름답다. 특히 둑에 하얀 제비꽃이 가득 피고, 산울타리가 가시자두꽃으로 신부처럼 장식되며, 새들이 한창 지저귀는 봄이면 더욱 아름답다." 이는 프라이스가 1950년대에 쓴 글이지만, **지금도 길가 풀밭은 놀라울 만큼 다양한 야생 생물의 서식지다.** 영국의 길가 풀밭에는 야생화 720종이 자라고 있으며, 이는 영국 야생화 전체 종에서 거의 절반에 해당한다.

길가 풀밭은 또한 영국의 야생 난초 52종 가운데 무려 29종이 서식하는 장소이기도 하다.[2]

많은 시골길의 양옆에는 고고학적 가치가 있는 둑이나 배수로, 산울타리가 있다. 이러한 구조물은 한때 인근 초지에서 자라다가 개발과 산업형 농업의 영향으로 사라진 식물들이 남긴 마지막 씨앗을 품고 있다. 이러한 길가 풀숲과 둑은 곤충과 작은 포유류, 새에게 중요한 서식지를 제공한다. **실제로 많은 시골길은 본래 동물들의 이동 통로로 추정되며, 현재에도 야생동물이 이동하는 데 꼭 필요한 연결망 역할을 한다.**

이는 영국에만 국한된 이야기가 아니다. 유럽의 시골길도 유사한 생태적 가치를 지닌다. 최근 한 연구에 따르면, 프랑스의 시골 길가 풀숲에는 곤충이 다른 어느 곳보다 풍부하게 서식한다. 실제로 연구자들은 프랑스 시골길의 길가 풀숲과 산울타리가 꽃가루 매개자에게 매우 중요한 곳으로 확인했다.[3]

프라이스가 밝혔듯, 조용한 시골길의 '초목이 우거진 둑'과 '키가 크고 울창한 산울타리'는 이따금 그녀에게 희귀한 새와 은밀히 숨겨진 둥지 그리고 길을 가로질러 달아나는 야생동물의 존재를 보여주었다. 또한 프라이스가 바람을 피해 햇볕을 쬐고, 시골길 사이사이에 흔히 있는 오솔길·들판·개울·선술집을 탐험하며, 오두막의 문이나 교회 또는 복잡한 도시로 이어지는 거대한 길에 도달할 수 있게 했다. **초록 잎이 무성하고 구불구불한 시골길은 문명 세계로 우리를 곧**

장 데려다준다. 이 길은 본질적으로 누구든 쉽게 다가갈 수 있는 장소다. 여기서는 자신의 속도와 방식대로 자유롭게 걸을 수 있다.

이러한 시골길의 특성은 팀 에번스Tim Evans의 마음을 사로잡았다. 그는 은퇴한 기업가로, 플로리다 키스 제도를 관통하는 100킬로미터 자전거길에 관한 글을 읽고 2011년부터 도로 걷기를 시작했다(여기서 도로는 고속 도로나 교통량이 많은 도시의 도로가 아닌 차량이 드문 교외 지역의 비교적 넓은 길에 가깝다). 그 이후로 팀은 유럽과 미국 전역에서 2만 킬로미터 넘게 걸었다. 자신은 포장된 길을 선호한다고 말했다. 도로는 표면이 건조하고 평탄하며, 그가 흥미롭게 생각하는 농장이나 마을 및 도시를 거쳐, 가고 싶은 목적지로 향하기 때문이다.

팀은 세상과의 연결감을 느낄 수 있다는 이유로 도로와 시골길을 걷는다. 그는 문명 세계가 좋다고 단언하며 입을 뗐다. "지도에서 두 지점을 골라 한 곳에서 다른 곳으로 걷는 걸 정말 좋아한다. 두 지점을 잇는 산책로나 등산로는 없을 수 있지만, 도로는 늘 있다." 도로를 걸으면 먹고 마시고 잠잘 수 있는 곳들을 지나게 되므로, 2~3킬로그램짜리 1박용 짐만 꾸리면 충분해 긴 여정에도 스트레스를 크게 받지 않는다. 팀에 따르면, "소지품에서 해방된 가벼운 몸과 근심 없이 홀가분한 마음으로 자유롭게 떠돌 수 있는 곳은 탁 트인 도로뿐이다." 그에게 도로는 단순함과 편리함, 사람과의 유쾌한 교류와 깊은 목적의식을 제공하는 장소다.

이야기는 계속 이어졌다. "요즘은 진정한 목적을 달성하기 위해 걷는 사람이 거의 없다. 대부분은 걸음 수를 채우거나 도시에서 잠시 벗어나기 위해 산책한다. 하지만 과거 인간은 유용한 목적지에 도달하기 위해 걷는 존재였다. 마을에서 마을로 길을 따라 걷는 것이 조상들의 이동 방식이었다. 유전자에 각인된 어떤 본능, 계속 움직이고 발견하려는 본능이 나를 이끌고 있다는 느낌을 받는다. 다른 사람이 자동차를 운전하듯, 나는 어딘가로 가기 위해 걷는다."

팀은 걷는 동안 생각하기를 좋아하며, 도로 걷기가 사색과 성찰 및 계획을 세우는 데 큰 도움이 된다고 믿는다. 그리고 항상 다음 여정의 경로를 머릿속에 그리면서 귀가한다. **걷기와 길 찾기가 쉬운 상황에서는 마음이 구불구불한 길을 따라 그저 흘러가게 되기 때문이다.**

그가 덧붙였다. "내가 자연 속 산책로보다 도로를 선호한다고 말할 때면 많은 사람이 경악한다. 그런데 영국, 스페인, 프랑스, 그리고 미국의 일부 지역에서 며칠 동안 전원 도로를 따라 걷는 동안 차는 거의 없었다. 도시 사람들은 시골도 도시처럼 도로가 자동차로 꽉 막혀 있을 거라 상상하지만 실제로는 그렇지 않다. 현대인은 도로는 차가 다니는 길, 산책로는 사람이 다니는 길이라고 생각한다. 나는 이 점이 무척 안타깝다. 그런 사고방식이 기계에 우선권을 부여하며 인간을 산과 숲으로 몰아넣기 때문이다. 전원 도로를 포함한 시골길 경관 자체가 인간의 서식지다. 그런데 이 서식지가 인간과 단절되고 있으며, 이것은 또 하나의 서식지 파괴다."

팀은 도시 거주자들이 고요하고 녹음이 무성한 전원 도로의 평온함을 경험한 적 없는 탓에 전원 도로가 위험하다는 편견을 지닌다고 추정하며, 인류가 수천 년간 사람과 탈것이 함께 이용하는 길로 걸어다니며 마을을 드나들었다고 지적한다.

도로는 표면이 단단하고 거대한 물웅덩이나 끊어진 다리 같은 장애물이 없다. 따라서 팀은 자신이 하루에 몇 킬로미터를 걸을 수 있는지 정확히 인지하고 있으며(궁금하다면, 하루에 30킬로미터를 걷는다), 이는 걷기 일정을 계획하고 조정하는 스트레스를 덜어준다. 휴대전화에 GPS와 구글 지도를 받아두면, 조용한 시골길이나 가까운 약국 또는 가게를 손쉽게 찾을 수 있다. 이에 대해서도 팀은 말했다. "시골길을 걷는다는 것은 알맞은 속도와 리듬을 유지할 수 있음을 의미한다. 이는 기분 전환이 아닌 이동을 위해 걸을 때 특히 중요한 요소다."

적절한 속도와 리듬이 팀이 시골길을 걸을 때 큰 만족감을 느끼는 이유가 될 수 있을까? 그럴 가능성이 높다. 2004년 폴란드 연구진은 일정한 리듬에 맞춰 움직이는 활동이 불안 및 우울 완화에 중요하다고 강조했다.[4] 최근 노년층을 대상으로 진행된 연구에서는 리드미컬한 움직임이 단순히 신체 건강(근력, 균형 감각, 유연성)을 개선할 뿐만 아니라, 삶의 질까지 향상한다고 밝혀졌다.[5] 아일랜드 신경과학자 셰인 오마라Shane O'Mara에 따르면, 걷기의 리듬은 "뇌 속에서 온갖 리듬을 유도하며 평소 조용했던 뇌의 리듬이 돌연 깨어나면 뇌와 몸의 상호 작용 방식까지 변화하게 된다." 또한 걷는 동안에는 주파수가 7~8헤르츠에 해당하는 세타 뇌파의 리듬이 뇌 전반에서 흐르는 현상이 감지되는데, 이 뇌파가 증폭되면 길을 찾고 방향을 파악하는 데 도움이 된다. 도로 걷기 애호가인 오마라는 세타 뇌파 활성화에 따른 부수적 효과가 학습 능력 및 기억력 향상이라고 설명한다.[6]

알려진 바에 따르면 빠른 걷기는 암, 심장병, 치매, 골다공증의 발병 위험도와 사망 가능성을 낮추며,[7] 기분 개선에도 도움이 된다.[8] 기분 개선은 어떻게 가능할까? 우리가 빠른 속도로 걸으면 뇌는 새로운 신경세포(뉴런)의 성장을 촉진하는 단백질이자 희망 분자로 알려진 뇌유래신경영양인자BDNF를 생성한다. BDNF는 흥미롭게도 우울과 스트레스에서 회복되는 데 도움이 되는 것으로 보인다. 연구에 따르면 우울증 환자는 비우울증 환자보다 BDNF 농도가 낮은 경우가 많다. 신체 움직임은 체내 BDNF 수치를 상승시키며,[9] 그리고 움직임이 활발할수록 BDNF 생성량은 더욱 늘어난다.[10]

최근 연구자들은 기분장애에 주요한 영향을 미치는 일련의 생화학적 상호 작용인 '키뉴레닌 경로'를 밝혔다. 우울증 환자는 암, 치매, 파킨슨병, 심장병 환자와 마찬가지로 혈중 키뉴레닌 수치가 높은 경우가 많다. 실제로 혈중 키뉴레닌 수치가 높을수록 조기 사망 가능성은 높아진다. 연구자들은 염증이 특정 효소를 활성화해 우리 몸이 키뉴레닌을 더 많이 만들면, 그 영향으로 몸과 뇌에서 다른 유해한 분자들이 생성되어 체내를 순환하게 된다고 추정한다.

키뉴레닌을 집 안 배수관을 막는 기름때에 빗대어 생각해 보자. 주방 배수관이 기름때로 심각하게 막히면 다른 곳에서도 누수가 연달아 발생한다. 이와 마찬가지로 우리 몸에 키뉴레닌이 축적되면 인체에 해로운 대사산물이 연쇄 반응을 일으키고, 수면(멜라토닌)이나 행복(세로토닌)을 조절하는 경로처럼 우리 몸에 중요한 생리 경로가 차단된다.

제약 회사는 지난 몇 년간 키뉴레닌 억제제를 만들기 위해 노력했지만 성공하지 못했다. 그런데 심박수를 높이는 강도의 '빠른 걷기'는 키뉴레닌 억제제와 동등한 효능을 발휘하며, 체내 혈액과 조직에 키뉴레닌(및 키뉴레닌의 독성 부산물)이 축적되지 않도록 막는다.

그렇다면 빠른 걷기가 키뉴레닌의 축적을 억제하는 현상을 바탕으로, 걷는 속도를 높이는 것이 수면의 질을 향상하는 이유를 설명할 수 있을까? 수많은 연구에서 빠른 걷기는 수면의 질 향상과 관련이 있는 것으로 나타났다. 중간 강도의 운동 이후에는 느린 뇌파 수면(깊은 잠)이 증가하는 경향이 있으며,[11] 타액의 멜라토닌 수치도 증가했다.[12] 한 실험에서는 만성 불면증 환자를 대상으로 6개월간 빠른 걷기 운동 프로그램을 실시한 결과, 수면 건강·삶의 질·기분이 유의미하게 개선되는 것으로 나타났다. 이와 더불어 운동을 하는 시간대는 결과에 전혀 영향을 주지 않는다고 보고되었다.[13] 그러니 시간대에 상관없이 원하는 때에 걸으면 된다.

키뉴레닌과 BDNF와 마찬가지로, 통증 완화 및 기분 개선 효과가 있는 엔도카나비노이드('러너스 하이'를 유발하는 물질로 여겨진다) 또한 걷기의 강도를 높이면 생성된다. 중요한 것은 속도보다 '노력(운동 강도)'이다. 흐느적거리며 달리는 것보다는 중간 속도일지라도 온몸을 사용해 활기차게 걷는 것이 더 가치 있다.[14]

열심히 운동하면 **기분**이 좋아진다. 그런데 단단하고 평평한 지표면 덕분에 걷기 속도가 빨라지면 뼈 건강이라는 보너스도 생긴다. 수십 년간 웨이트 트레이닝 및 저항 훈련과 더불어 달리기만이 뼈를 강화할 수 있는 운동으로 여겨졌다. 뼈 건강 전문가들은 걷기가 골다공증 예방에 거의 효과가 없다고 말해왔다. 하지만 최근 몇 년 사이 발견된 새로운 증거가 그러한 통념이 틀렸음을 입증했다. 걷기는 뼈 손실을 예방할 뿐만 아니라 노화된 뼈를 강화하므로, 뼈 손상이나 골절 위험도를 낮추는 데 도움이 된다. 다만 그런 효과를 얻기 위해서는 일정 시간 동안 빠른 속도로 걸어야 한다.

미시간대학교의 운동과학 교수 캐터리나 보러Katarina Borer는 쇼핑몰의 포장된 보도에서 활발하게 걷는 여성들을 대상으로 골밀도를 조사한 결과, 아무리 빠르게 걷는다 해도 걷는 시간이 20분에 불과하면 뼈 건강에 거의 효과가 없다는 것을 발견했다. 보러는 "핵심은 운동량(속도)과 40~45분간의 지속 시간이었다"라고 설명하며, 최적의 보행 속도는 시속 6.3킬로미터라고 덧붙였다.

팀 에번스는 자신의 걷기 방식을 '자유 경로 걷기'라고 부르며 다음과 같이 말했다. "최소한의 필수품만 짊어진 채 세상을 바라보며 도로 위를 걷는 것보다 좋은 걷기 방식은 없다. 이는 오지에서는 할 수 없는 일이다." 내가 생각하기에, 장거리 도로 걷기는 **문화적 경관** 전체에 다가가는 거의 유일한 방법인지도 모른다. 우리는 아름다운 시골길을 걷고, 추한 도로 또한 지나가야 한다. 황무지나 교외 지역을 피할 수는 없다. 마음에 들든 들지 않든, 그 장소의 모든 면모를 있는 그대로 받아들여야 한다. 눈에 띄지 않는 난초와 숨겨진 교회, 기억에서 사라진 아파트 단지와 쇠퇴한 정유 공장까지 말이다. 우리 인간이 만들어낸 이러한 경관을 총체적으로 이해하는 방법이 걷기 말고 과연 또 있을까?

노트

팀 에번스에 따르면, 시골길 걷기에 가장 적합한 장소는 오래되고 인구 밀도가 높은 지역이다. 이러한 지역에는 새로운 고속 도로가 생긴 이후 거의 사용되지 않는 도로들이 많기 때문이다.

장거리 도로나 시골길 걷기를 계획하고 있는가? 그렇다면 배낭은 필요 없다. 팀은 필수품만 담은 등산용 허리 가방을 추천한다.

포장된 보도나 평평한 도로변이 없다면, 운전자들이 여러분을 쉽게 발견할 수 있도록 다가오는 차를 마주 보며 걸어야 한다(단, 시야가 확보되지 않는 곡선 도로 구간에서는 길을 건너는 것도 고려할 수 있다). 특히 좁은 시골길이나 조명이 약한 상황에서는 보행자들이 앞뒤 일렬로 걸을 준비를 해야 한다.

신발은 편안하고, 쿠션이 충분하고, 발가락 앞쪽에 여유 공간이 있으며, 발가락과 뒤꿈치 사이의 높이 차가 크지 않아야 한다. 젤리 소재의 뒤꿈치 쿠션과 물집 방지용 반창고를 반드시 챙기고, 신발 안에 푹신한 깔창을 넣는 것을 고려하자. 시골길의 딱딱한 지면은 매일 걷는 경우 발에 무리를 줄 수 있다.

등산 스틱을 챙기자. 이는 시골길에서 집을 '지키며' 자기 영역을 표시하는 공격적인 개에게 흔들어 보이는 도구가 될 수 있다(팀은 셀카봉을 사용한다).

너무 욕심내서 걷지는 말자. 완전히 탈진할 때까지 걸으면 몸에 해로운 키뉴레닌 수치가 상승한다. 빠른 걷기는 45분간 지속하면 뼈 건강에 충분히 유익하므로, 45분이 지나면 걷는 속도를 늦추자. 도보 여행가이자 작가인 리베카 솔닛Rebecca Solnit은 사색에 적합한 속도로 시속 4.8킬로미터를 추천한다.

걷기 속도를 유지하기 어려운가? 연구에 따르면 일정한 박자나 음악에 맞춰 걷는 것은 걷기 속도, 보폭, 리듬, 균형을 향상하는 데 도움이 된다. 한쪽 귀에만 이어폰을 꽂고 음악을 들으며 발맞춰 걷고, 다른 쪽 귀는 다가오는 자동차 소리를 듣기 위해 비워두자.[15]

일부 운전자는 (잘못된 판단에 근거해) 한산한 시골길을 가속의 기회로 삼는다. 필요한 경우 길가 풀밭으로 피할 준비를 하자.

해 질 무렵 걷는 경우, 눈에 잘 띄는 겉옷을 입자. 몇몇 도보 여행가는 시간대와 상관없이 눈에 잘 띄는 밴드나 밝은색 겉옷을 착용하라고 조언한다.

주요 고속 도로나 자동차 전용 도로를 걷는 것은 법으로 금지되어 있다(위험하고 불편하다는 점은 말할 것도 없다). 초록 잎이 우거진 시골길과 고요한 전원 도로에서 걷자.

마지막으로, 얼마나 걸을지 계획을 세울 때는 다음을 기억하자. 단단하고 평평한 지면에서는 걷기 속도와 신체적 효율을 동시에 높일 수 있다(모래, 진흙, 자갈 위를 걸을 때만큼 힘들여 걷지 않아도 되기 때문이다). 따라서 예상보다 훨씬 먼 거리를 걸을 수 있는 경우가 많다.

Chapter 04

언덕

눈에는 휴식을, 몸에는 건강을,
마음에는 안정을

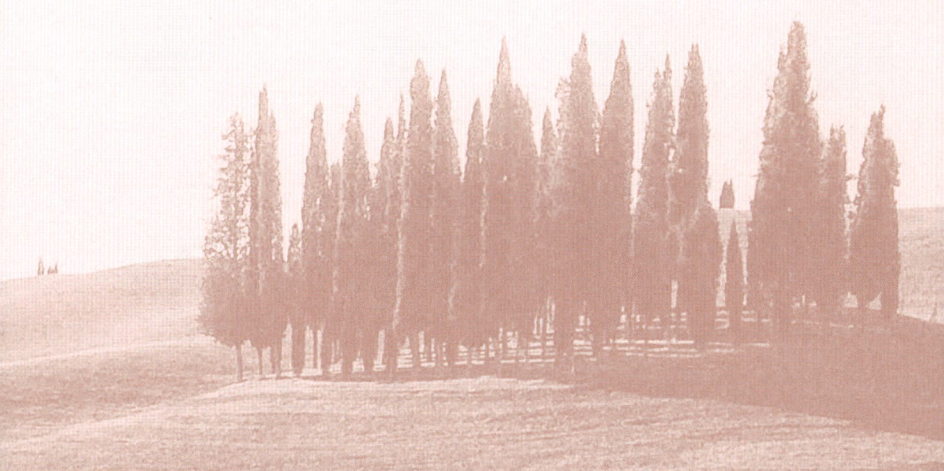

ⓔ 산보다 낮지만 주위 땅보다는 높이 솟은
완만한 언덕들로 이루어진 경관
ⓔ 피로, 두통, 눈의 피로, 근시, 녹내장, 불안감

"나의 인생에서 가장 큰 즐거움은
헤더꽃이 만발한 언덕을 거니는 것이었다."

플로라 톰프슨 Flora Thompson
『헤더리 Heatherley』

the
walking
cure

미국의 심리학자 조지 스트래턴George Stratton은 인간이 곡선을 선호하는 경향에 관해 궁리했다. 그리고 **인간의 눈은 본능적으로 곡선에 더 끌린다**는 가설을 제시했는데, 곡선은 부드럽고 끊김이 없어서 힘들이지 않고도 따라갈 수 있다는 이유에서다. 스트래턴의 견해에 따르면, 날카롭게 각진 선은 우리 눈에 불편함과 단절된 움직임을 유발하며 뇌의 정보 처리를 어렵게 한다.

　스트래턴이 사망하고 긴 시간이 흐른 뒤인 1975년, 두 명의 연구자는 생후 4주 된 아기들이 각진 선보다 곡선을 선호한다는 점을 발견했다. 이를 토대로 인간의 시각 체계는 어떤 방식으로든 이러한 본능적인 곡선 선호와 연관되어 있으리라 추측했다. 35년 뒤, 또 다른 연구자들은 사람들이 모서리가 날카로운 다각형보다 곡선으로 부드럽게 처리된 도형에서 숨겨진 세부 요소를 빠르게 발견한다는 것을 밝혔다. 다시 말해, 인간은 날카롭게 각진 선보다 곡선에 포함된 정보를 더욱 빠르고 효율적으로 처리한다. 이후 진행된 실험에서는 사람들이 각진 선보다 곡선을 다룰 때 인지적으로 더 빠르고 정확하게 반응한다는 결과가 나왔다.[1]

한편, 다른 연구에서 곡선은 온화하며 조용하다고 여겨지지만 직선과 각은 불안하고 딱딱하며 사납게 여겨지는 것으로 나타났다. 이후 신경영상화 기술을 활용한 실험에서는 곡선형 또는 윤곽선이 부드러운 물체와 이미지가, 날카롭게 각진 물체와 이미지에 비해 편도체(뇌의 위협 감지 중추)를 덜 자극한다는 결과가 나타났다. fMRI를 이용한 실험에서는 피실험자들이 각진 방보다 곡선형 방을 선호한다는 결과가 나왔다(특히 여성의 경우 곡선형 방에서 스트레스가 뚜렷하고 '유의미하게' 감소했다[2]). 이처럼 거듭된 실험의 결과를 종합하면, 부드럽고 완만하게 흐르는 곡선은 인간을 행복하게 하는 것으로 보인다.

인간의 눈은 곡선에 더 오래 머문다. (알려진 바에 따르면) 인간은 둥글고 부드러운 형태와 편안함, 즐거움을 연관 짓는다.[3] 곡선은 인간을 진정시킨다. 실제로 최근 신경과학자들은 곡선형 윤곽에 더욱 민감하게 반응하는 정확한 뇌 부위를 밝혀냈다. 이러한 측면에서, 캐서린 메이Katherine May가 번아웃에 관한 자신의 베스트셀러 회고록 『인챈트먼트』에서 "언덕을 오르는 일만큼 내 마음을 안정시키는 것은 없다"고 쓴 사실은 그리 놀랍지 않다.[4]

그런데 언덕을 오를 때 마음이 안정되는 이유가 오직 언덕의 매력적인 굴곡이 주는 시각적 즐거움에만 있는 것은 아니다. **우리 몸은 활기차게 걸을 때 마법과 같은 희망 분자를 더 많이 생성한다.**[5] 연구에 따르면 운동은 중간 강도일 때 신체 회복 효과가 크고, **걷기는 속도가 빠를 때 기분 전환 효과가 크다.**

속도를 높였다가 낮추는 운동(일종의 고강도 인터벌 트레이닝, HIIT)은 몸에 좋은 생화학물질이 쏟아져 나오도록 촉진하는 데 특히 효과적이며, 그와 동시에 신체 회복에 필요한 시간을 제공한다. 멕시코 연구진이 밝혔듯, 가장 효과적인 운동은 '짧고 매우 강도 높은 구간으로 구성'된 것이다.[6] 이러한 운동 형태는 우리가 숨을 헐떡이며 언덕을 오르내리는 동안 실현된다.

그런데 우리가 언덕을 오르는 동안 분비된 생화학물질 외의 다른 요인이 인체에 작용하고 있는지도 모른다. 일부 연구자들에 따르면, 언덕을 오르는 동안 반추 사고가 멈추게 되는 이유는 작업 기억의 제한된 용량 때문이다. 우리는 불안하거나 우울할 때, 지나치게 많은 감정을 처리하느라 작업 기억이 과부하 상태가 된다. 그런데 **힘을 써서 숨을 몰아쉬며 걸을 때는 작업 기억이 오로지 언덕 오르는 일에만 몰두하게 된다.** 연구자들은 단시간의 강도 높은 운동이 반추 사고 및 정신 건강에 미치는 영향을 조사한 뒤, "결과적으로 반추 사고에 할

당하는 자원이 줄어들게 된다"고 밝혔다.[7] 이러한 효과를 얻는 데는 단 40분간의 걷기 운동이면 충분했으며, 이는 산을 오르기에는 부족하지만 언덕을 오르기에는 적당한 시간이다.

온 힘을 다해 언덕 정상에 도달하면, 웰빙에 한층 더 도움이 되는 또 다른 생물학적 변화가 일어난다. 정상에 올라 눈앞에 펼쳐진 전경을 내려다볼 때, 우리 눈은 아주 편안한 '전경 시야panoramic vision'로 전환된다(18장 '산' 참조). 이는 가능한 한 멀리 내다보는 시야로, 장시간 화면을 응시하느라 지친 우리 눈에 무척 유익하다. 신경과학자이자 안과의사인 앤드루 휴버먼Andrew Huberman에 따르면, 우리 눈은 컴퓨터나 스크린, 휴대전화 등 가까운 물체에 오랜 시간 초점을 맞추면 초점 조절에 관여하는 눈의 근육과 신경이 과도하게 작동하면서 근시가 악화된다. 휴버먼은 '매일 멀리 떨어진 지점을 바라보는 것, 약 90센티미터 밖의 **무한히 먼 지점을 바라보는 것**이 핵심'이라고 강조한다.[8] 무한히 먼 지점을 바라보기에 우리가 직접 걸어서 오른 언덕 꼭대기보다 더 좋은 곳이 어디 있겠는가?

당연히 직접 걸어서 언덕에 오르는 것이 중요하다. 왜 그럴까? 격렬한 운동은 우리 몸과 뇌뿐만 아니라 눈에도 이롭다고 추정되기 때문이다. 최근 한 연구에서는 중간 강도의 운동을 하는 사람들이 녹내장 발병 위험도가 비교적 낮다는 결과가 나왔고,[9] 다른 보고서에서는 운동이 망막에 신경 보호 효과를 일으킨다는 결론이 도출되었다.

이 모든 결과가 말해주듯, 언덕 걷기는 현대인들이 달고 사는 눈 피로를 해소하는 데 특별한 도움이 될 수 있다.

언덕 꼭대기에 오르면, 인간의 시각 체계는 평온하고 안정된 상태에 놓이며 주위 공간을 놀라울 정도로 또렷이 인식하게 된다. 이러한 공간 감각은 인간이 생각하고 느끼는 방식에도 영향을 미칠 수 있다. 건축 공간을 탐구하던 심리학자들은 주위 공간과 인간의 생각, 감정, 도덕적 판단 사이에서 흥미로운 연관성을 발견했다.

심리학자들은 연구 보고서에 다음과 같이 기술했다. "넓은 공간감은 인간의 감정에 영향을 미치고, 보다 긍정적인 감정을 끌어낸다." 이처럼 긍정적 감정이 주입되면, 인간의 사고 형태가 변화한다. 심리학자들은 넓고 넉넉한 공간이 피실험자의 이해심과 공감 능력을 높인다는 것을 발견했다. 이와 반대로 좁고 갑갑한 공간은 피실험자의 고립감과 비판적 태도를 강화했다.[10] 우리는 넓고 여유로운 공간에 있을 때 더 개방적이고 자비로운 마음을 갖게 된다. **공간은 어쩌면 사람을 진정으로 변화시킬 수 있는 요소인지도 모른다.**

이는 인간이 인식하는 공간이 인간 정신에 미치는 영향을 탐구한 첫 번째 연구는 아니었다. 이전의 한 연구 보고서에 따르면 천장이 높은 공간에서는 사람들이 보다 추상적이며 창의적으로 생각하지만, 천장이 낮은 공간에서는 경험에 기반해 세부 사항에 집중하는 방식으로 생각하는 경향을 보였다.[11]

철학자 가스통 바슐라르Gaston Bachelard는 웅장한 공간 안에서 "정신적으로 새롭게 변화할 수 있다"고 주장했다. 그리고 '웅장한 공간'을 '존재의 친구'라고 일컬으며, 넓은 공간감이 자유의 감각과 개인적 성장의 기회를 가져다준다고 보았다.[12] 언덕 꼭대기에 올라 세상을 조망할 때 우리 몸은 언덕을 오르는 동안 얻은 온기로 따뜻해져 생기가 넘치고, 미래 가능성은 무한하게 느껴진다. 이 짧은 순간만큼은 우리를 이길 상대가 없다.

언덕 오르기는 신체 치유에 매우 도움이 되는 운동 형태이기도 하다. 미국의 의학 연구진이 45만 명 이상의 사람들을 대상으로 계단 오르기 데이터를 분석하며 12년 넘게 추적 관찰한 결과, 하루에 오르는 계단 수가 많을수록 관상동맥질환이나 뇌졸중에 걸릴 확률이 줄어든다는 것이 밝혀졌다. 실제로 하루에 계단을 50개 이상 오르는 사람들은(이는 짧은 경사로를 오르는 활동량에 해당함) 심장병에 걸릴 확률이 20퍼센트 낮았다. 이 연구에 참여한 루 치Lu Qi 박사에 따르면 언덕 오르기는 '심장병의 여러 위험 인자를 줄이며 체중 감소, 대사 건강 개선, 염증 감소에 도움을 주는 고강도 운동'으로, 계단 오르기와 정확히 동등한 효과를 발휘한다.[13]

왜 그럴까? **계단이나 경사로를 오르는 동안 우리 몸은 중력에 맞서 움직이기 때문이다.** 이때 심장과 폐는 더욱 열심히 일해야 한다. 실제로 언덕 오르기는 평지 걷기보다 약 3배 많은 에너지를 사용한다. 게다가 언덕을 오르는 동안에는 평지를 걸을 때와는 다른 근육, 이를테면 코어 근육이나 허리 근육 등을 사용하므로 복부 지방 감량, 균형 감각 향상, 요추 건강에 특히 도움이 된다.

언덕 오르기만 이로운 것은 아니다. 언덕 내려오기도 마찬가지로 가치 있는 운동이다. 인체는 언덕을 내려갈 때 또 다른 근육을 사용하므로, 언덕 걷기는 하체의 모든 근육을 자극하는 탁월한 방법이다. 최근에는 언덕 내려오기가 특히 뼈를 튼튼하게 만들어 노쇠 및 골다공증 예방에 도움이 된다고 밝혀졌다. 캐터리나 보러 박사는 걷기가 뼈 건강에 어떤 영향을 미치는지 연구하고, 빠른 걷기와 언덕 내려오기 모두 골밀도에 뚜렷한 영향을 미친다는 것을 발견했다.[14]

언덕은 산과 달리 '어디에나' 있다. 언덕의 높이와 경사도는 산보다 덜 위험하다. 언덕을 오를 때는 특별한 장비도 필요 없다. 고소공포증이 있어도 괜찮다. 언덕은 진정으로 누구에게나 열려 있다. 그런데 언덕에는 산과 마찬가지로 정상이 있어, 우리를 위로 그리고 앞으로 향하도록 조용히 재촉한다. 언덕 정상에 서면, 우리의 몸과 마음 그리고 풍경은 잠시나마 하나로 연결되며 희망과 목표를 향해 나아가는 상승 궤도에 놓이게 된다.

노트

콜col을 주의 깊게 관찰하자. 콜이란 두 산봉우리 또는 언덕 사이에 있는 틈이나 움푹 들어간 부분을 가리키며, 흔히 빙하 작용이나 지각 운동으로 형성된다. 작가 그레이엄 롭Graham Robb에 따르면, 콜은 한때 '신비로운 특성'으로 유명했다고 한다.[15]

언덕을 오를 때는 되도록 지그재그로 이동하자. 단, 언덕의 경사가 14도 미만(완만한 경사)인 경우는 직선 경로로 이동할 때 인체가 가장 효율적으로 에너지를 소모한다. 그런데 인간은 본능적으로 직선 경로로 가려는 경향이 있으며, 이는 직선 경로가 생물학적으로 가장 비효율적인 상황에서도 마찬가지다. 언덕의 경사가 14도 이상인 경우는 지그재그로 이동하며 에너지 소모를 최소화하자.[16]

언덕은 시골에만 있는 지형이 아니다. 리스본, 에든버러, 샌프란시스코처럼 언덕이 많은 도시를 찾아보자. 대중교통을 이용하는 대신, 두 발로 걸으며 가슴 벅찬 풍경을 즐기자. 이는 지친 신경을 진정시키고, 다리와 복부 근육을 단련하고, 눈 건강을 개선하며, 심장을 강화할 것이다.

언덕 꼭대기에 오르면 굽이쳐 흐르는 강과 구불구불한 길을 실컷 감상하자. 시카고대학교 환경신경과학연구소 소장 마크 버먼Marc Berman 박사에 따르면, 곡선형 경관은 인간을 편안하게 한다. 그는 "인간이 곡선적인 환경에서 진화한 까닭에, 뇌가 그런 곡선 형태를 더욱 능숙하게 처리한다"고 설명했다.[17]

언덕은 청동기 시대의 요새부터 선돌까지 다양한 유물이 발견되는 선사 유적지이기도 하다. 고대의 마법 같은 경관에 대한 자세한 내용은 12장 '치유적 경관'을 참조하라.

언덕 걷기의 이점은 심장, 폐, 뇌 건강에만 국한되지 않는다. 비뇨기학 전문가 제임스 호털링James Hotaling 박사에 따르면 "가파른 언덕을 오르는 일은 테스토스테론 수치를 자연적으로 높이는 몇 안 되는 방법 가운데 하나다."[18]

언덕 걷기보다 도전적인 목표를 원한다면, 산의 치유력을 다루는 18장을 참조하라.

Chapter 05

공동묘지

죽음의 교훈

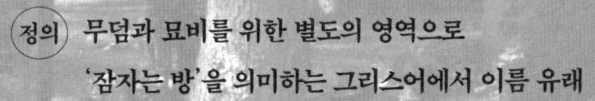

정의) 무덤과 묘비를 위한 별도의 영역으로
'잠자는 방'을 의미하는 그리스어에서 이름 유래

특효) 죽음에 대한 두려움, 슬픔, 안식처가 필요하거나 감사함을
새롭게 느끼고 싶은 사람, 외로움

"봉쇄 기간, 우리 집 뒤에 있는 공동묘지는
안식처가 되어주었다.
나는 거의 매일 그곳을 걸었다.
그것이 우울을 잠재우는 백신이었다."

피터 로스 Peter Ross
『전망 좋은 무덤 A Tomb with a View』

the
walking
cure

작가 클레어 풀리Clare Pooley는 유방암 진단을 받았을 때 자녀들이 가장 먼저 떠올랐다. 클레어가 런던 브롬프턴Brompton 공동묘지를 거닐며 말했다. "당시 아이들은 여섯 살, 여덟 살, 열한 살이었고, 나는 아이들에게 사실을 알리고는 싶었지만 걱정시키고 싶지는 않았다. 그래서 아이들에게 모든 것이 괜찮아질 것이라며 다독였다." 클레어의 결정은 집에서 차분하고 자신감 있는 태도를 유지해야 함을 의미했다. 그녀는 종교적인 사람은 아니지만, 인근 공동묘지를 걸으며 울기 시작했다.

　"나는 두려움과 슬픔에 휩싸여 있었다. 우는 것은 심리적인 위안이 되었지만, 아이들이 볼까 봐 집에서는 울 수 없었다. 공동묘지는 사람들이 우는 것을 당연하게 여기는 유일한 장소다. 묘비 사이를 걷는 동안에는 다른 곳에서는 드러낼 수 없는 감정을 표출하는 것이 허용되었다. 내게 꼭 필요했던, 눈물을 흘리며 긴장을 해소하는 순간들을 통해 감정을 정화할 수 있었다."

이어서 클레어는 공동묘지를 거닐며 묘비를 읽기 시작했던 일에 대해서 언급했다. "공동묘지는 이야기가 깃든 장소가 되었다. 어떤 이야기는 슬펐고, 어떤 이야기는 흥미로웠으며, 다른 많은 이야기는 내게 영감을 줬다. 이름, 나이, 심지어 성경 인용문까지 읽으며 내 앞에 놓인 수백 명의 삶을 궁금해했다. 이는 나의 삶에 대해, 특히 내 아이들 중 누구도 아기 때 죽지 않았다는 사실에 대해 깊은 감사를 느끼게 했다. 또한 남편 무덤에 각주처럼 기록된 여성들 대부분이 나보다 훨씬 짧고 고단한 삶을 살았음을 깨달았다. 그러자 불현듯 가슴이 감사함으로 벅차올랐다."

매일 공동묘지를 걷는 일은 클레어에게 삶을 바라보는 관점을 주었다고 말했다. "오래된 묘비는 나보다 먼저 살았던 모든 삶의 시각적 표상으로서 내게 강렬한 시간적 관점을 일깨웠다. 나의 삶은 길게 이어진 사슬에 속한 하나의 고리에 불과했다. 그리고 공동묘지는 무척 평화롭고 영적인 분위기여서 이러한 성찰을 다른 어느 곳에서보다 깊이 할 수 있었다."

그리고 클레어가 서서히 건강을 회복하면서 공동묘지의 의미도 변했다. "다른 것들이 보이기 시작했다. 이를테면 새나 나무 같은 것이 눈에 들어왔다. 영감을 주는 무덤, 특히 무언가를 성취한 사람들의 무덤도 찾기 시작했다. 이제 인생이 매우 짧다는 것을 깨달았으니 무언가를 성취하려면 서둘러야 했다. 나는 첫 번째 소설 『진실 프로젝트』를 집필하기 시작했고, 공동묘지는 소설에서 가장 중요한 장소가 되었다." 공동묘지는 클레어에게 영감의 원천이 되었으며, 이는 150년 전 비어트릭스 포터Beatrix Potter에게도 마찬가지였다. 비어트릭스는 자신이 창조한 유명 캐릭터의 이름을 비석에서 찾았다.

  오늘날 클레어의 수많은 독자가 브롬프턴 묘지를 순례한다. 나도 클레어처럼 공동묘지 걷기에 깊은 애정을 갖고 있다. 이곳에서는 인간의 필멸성을 직시하게 된다. 산과 평야가 인간에게 공간적 관점이라는 중요한 감각을 준다면, 공동묘지만큼 시간적 관점을 강렬히 제공하는 곳은 없다. 오랜 역사가 기록된 묘비들 사이에서, 우리는 자신을 있는 그대로 인식하게 된다. 무한한 시간의 흐름 속에서 한낱 순간에 불과한 존재, 다른 모든 것처럼 언젠가는 결국 흙으로 돌아갈 세포 집합체에 불과한 존재로서 말이다. 공동묘지를 걷고 돌아오는 마음이 감사함으로 충만할 것인지, 부드러운 우울감에 젖어 있을 것인지, 새로운 목적의식으로 채워져 있을 것인지는 전적으로 자기 자신에게 달려 있다.

  오늘날 심리학자들은 특정 공간이 지닌 상징적 의미가 인간에게 영향을 미친다는 것을 인정한다. 다시 말하자면, 애도를 위해 조성되었거나 슬픔을 허용하는 장소가 존재한다는 것은 예상보다 훨씬 중요할 수 있다. 슬픔 치료사 세라 오하라Sarah O'Hara는 이렇게 말했다. "슬픔과 연관된 장소를 걷는 행동은 '상실은 자연스러운 경험이다' 그리고 '우리는 회복을 향한 첫걸음을 내디뎠다'라는 신호를 뇌에 보낸다. 이처럼 공간이 지닌 상징적 의미는 그 공간 자체만큼이나 중요하다."

나는 여행할 때마다 공동묘지나 교회 묘지를 걷는다. 실제로 여행지에 도착하면 가장 먼저 인근 묘지를 방문하곤 하는데, 묘지는 공동체 문화와 역사를 보여주는 창 역할을 하기 때문이다. 1950년대에 활동한 여행 작가 겸 배우 낸시 프라이스도 나와 비슷한 여행 습관이 있었으며, 다음과 같은 글을 남겼다. "어느 지역을 여행하든, 내가 가장 먼저 찾는 곳은 교회다. 교회는 그 지역의 역사를 가장 잘 가르쳐주는 안내자라고 생각한다."[1] 1853년 브뤼셀에서 작가 샬럿 브론테Charlotte Brontë는 가장 외로웠던 시기에 고독을 달래기 위해 인근 공동묘지를 걷곤 했다(작가는 이 행위를 '순례'라고 불렀다).[2]

나를 포함한 클레어 풀리, 샬럿 브론테, 낸시 프라이스만이 예외적으로 이런 행위를 하는 것이 아니다. 또한 '죽은 자들의 도시'가 인간 정신에 일으키는 진통제 같은 효과를 최초로 인식한 것도 아니다. 사실상 우리 네 사람은 묘지 애호가taphophile 또는 묘지 관광객이라 불리는 부류에 해당한다.

최근 몇몇 연구자들은 영적 공간의 회복 효과를 탐구하기 시작했다. 교회와 수도원은 흔히 자연에서 유래한다고 간주되었던 여러 심리적 진정 효과를 제공하는 것으로 밝혀졌다.³ 몇몇 환경심리학자는 특정 공간에 깃든 '영적 특성'의 가치에 주목하며, **영적인 분위기가 해당 장소에 명상적·치유적 성격을 더한다**는 점을 발견했다. 이는 그곳이 녹색 공간이든, 파란색 공간이든, 단조로운 갈색 공간이든 상관없었다.*

공동묘지는 산책 장소를 넘어서는 의미를 지닌다. 공동묘지는 과거와 미래, 삶과 죽음, 물질과 정신, 하늘과 땅, 자연과 건축, 문화와 종교가 찬란하게 어우러진 장소다. 우리는 묘지를 걷는 동안 자연과 역사, 문화가 뒤섞인 매혹적인 조화 속으로 빠져든다. 이곳에서는 건축과 예술을 이루는 독특한 요소와 진기한 식물이 나란히 자리한다. 시간을 상징하는 인공 구조물 곁에 새와 나비가 공존한다. 조문객, 개를 산책시키는 사람, 종교 순례자 그리고 단순한 호기심에 이끌린 방문객들이 서로 스쳐 지나간다. 이들 모두는 수백수천 개의 묘비에 새겨진 온갖 이야기와 함께한다. 욜란다 자파테라Yolanda Zappaterra는 저서 『죽은 자들의 도시: 세계에서 가장 아름다운 공동묘지Cities of the Dead: The World's Most Beautiful Cemeteries』에서 다음과 같이 썼다. "**죽은 자들의 도시는 인류와 인류의 본질을 모든 측면에서 보여주는 창이**

• 녹색, 파란색, 갈색 공간은 연구자들이 식물이 풍부하고 잎이 무성한 (녹색) 공간, 물이 많은 (파란색) 공간, 도시화되었거나 인간의 손으로 지어진 (갈색) 공간을 지칭할 때 일반적으로 쓰는 표현이다.

다. 이곳에서는 지성, 개인적 성취, 박애, 관용, 창의성, 상상력 등 인간의 잠재적 위대함과 더불어 피의 욕망, 전쟁, 기근, 탐욕, 잔인함 등 인간의 잠재적 결점 및 실패가 분명하고 적나라하게 드러난다."[4]

공동묘지는 이야기로 우리 시선을 끄는 데서 그치지 않는다. 상실과 회복, 기억이라는 경험은 보편적이며 모든 인간을 서로 연결하는 유일한 공통분모라는 것을 일깨운다. **공동묘지는 다른 어느 곳보다 특별한 치유적 경관이다.**

수십 년간 공동묘지는 연구 대상에서 제외되어 있었다. 많은 묘지가 단순한 물적 재산으로 여겨졌으며, 개발업자에게 넘어갈 예정이었다. 일부 묘지는 으스스하거나, 누구도 마주하고 싶지 않은 과거를 떠올리게 하는 장소로 인식되었다. 그런데 지난 몇 년간 공동묘지는 노르웨이, 헝가리, 스코틀랜드, 핀란드, 덴마크, 튀르키예, 말레이시아, 북아메리카 등 세계 각지에서 수많은 심리학자가 관심을 보이는 연구 주제가 되었다. 심리학자는 묘지를 걷는 사람들을 면밀히 인터뷰한 뒤 그들의 감정을 기록하고 분석하고 비교했다. 대다수 연구자는 공동묘지가 정서적 회복을 돕는 평화로운 장소라는 점에 동의한다. 헬레나 노르드 Helena Nordh 교수는 오슬로에서 묘지 방문객을 인터뷰한 뒤 "**공동묘지는 이완과 성찰, 사색을 이끌어낸다**"고 썼다.[5]

정부, 의회, 연구자들은 공동묘지가 제공하는 놀라운 가능성에 주목하고 있다. 2012년 유럽 평의회는 공동묘지 산책 지도를 발표했다.

20개국에 걸쳐 있는 역사적·생태학적으로 중요한 공동묘지 60곳을 표시한 지도다. 이 지도에는 지금도 새로운 공동묘지가 계속해서 추가되고 있다. 유럽 평의회는 "이 경외심과 감동을 불러일으키는 공간들이 도시와 마을의 역사를 증언한다. 공동묘지는 한 장소의 문화·종교적 정체성을 드러내므로, 이를 삶의 터전으로 인식하는 것이 중요하다"고 밝혔다.[6]

최근 들어 공동묘지는 도시 중심부에 남아 있는 주요 녹지 공간이자 도시 야생 생물의 피난처로 주목받고 있다. 연구자들은 베를린의 바이센제Weißensee 유대인 공동묘지에서 야생 생물을 조사하는 과정에서 무려 604종 이상의 생물을 발견하고 깜짝 놀랐다. 심지어 그 가운데 10종은 희소하거나 보호 대상인 종이었다.[7] 이는 박쥐, 지의류, 이끼, 딱정벌레, 거미, 풀과 나무가 수십 년 동안 방해받지 않고 존재해 온 덕분이었다. 한편, 생태학자들은 인도의 한 대도시 전역에 있는 성지에서 식물을 조사해 121종 넘게 기록하고, 이러한 장소가 "도시 생물 다양성 보전에 중요한 역할을 한다"고 결론지었다.

생물 다양성 보전에 기여하는 장소는 도시의 공동묘지만이 아니다. 시골 공동묘지를 조사해 보니, 이곳들 역시 주위 농지에서는 거의 사라진 야생 생물을 품고 있었다. 호주와 미국의 공동묘지에서는 보기 드문 초지 식물종들이 발견되었고, 튀르키예와 독일의 공동묘지에는 난초 서식지가 있었으며, 폴란드 공동묘지에는 인접한 농지에서 더는 발견되지 않는 숲 식물이 자라고 있었다.[8] 시골 공동묘지는 농작물을 집약 재배하는 농촌 경관에서 사라진 토착 생물종에게 서식지 섬habitat island 역할을 하는 것으로 추정된다.

공동묘지는 천천히 걸어야 한다. 내면을 성찰하고 묘비에 새겨진 글을 읽으며 깊이 사색하려면, 빠른 걸음으로는 불가능하다. 느린 걸음은 건강에도 괜찮다. 최신 연구에 따르면, 명상하며 느리게 걷는 걸음은 과거에 예측한 수준보다 더 생리적으로 유익하다. 동핀란드 대학교 연구원 앤드루 아그바제Andrew Agbaje는 젊은 성인 800명을 대상으로 13년간 추적 관찰한 연구에서 피실험자들의 격렬한 신체 활동량이 일정하게 유지되었음을 확인했다. 그런데 이들의 '가벼운 신체 활동'은 하루에 3.5시간 감소했다. 이처럼 피실험자가 앉아서 지내는 시간이 늘어나는 동안, 이들의 염증 수치는 두 배 증가했다 (실제로 젊은 여성의 염증 수치는 세 배 증가했다).

아그바제는 체지방량이 많은 피실험자일수록 격렬한 운동이 염증 줄이기에 덜 효과적임을 확인하고 놀랐다. 그런데 가벼운 신체 활동, 예컨대 산책이나 도예 같은 경우는 그렇지 않았다. 아그바제는 "소소한 신체 활동은 건강 문제에 거의 보편적으로 효과를 발휘하는 핵심 요소인 것으로 보인다"라고 말하며, 이런 가벼운 운동이야말로 '이름 없는 영웅'일지도 모른다고 덧붙였다.[9]

클레어 풀리는 공동묘지가 산책하기에 완벽한 장소라는 데 동의하며, 이렇게 말했다. "나보다 훨씬 젊은 나이에 세상을 떠난 사람들의 묘비를 볼 때면 내가 맞이하는 하루하루가 축하할 만한 날이라는 점을 떠올렸다. 만약 내가 성큼성큼 걷거나 앞만 보고 걸었다면, 그 묘비들을 보지 못했을 것이다…"

공동묘지에서는 느리게 걷다가 걸음을 멈추고, 허리를 숙여 몸을 앞으로 구부리고 무릎을 꿇는다. 얼마나 오래 걷느냐는 중요하지 않다. 슬프거나 우울할 때는 단 20분만 걸어도 변화가 생길 수 있다. 트리니티칼리지 더블린의 연구원인 에이먼 레어드Eamon Laird 박사는 50세 이상 성인 4,000명을 대상으로 신체 활동과 마음 상태를 조사하며, 20분 산책의 효과를 확인하고 놀라움을 느꼈다. 그가 설명하길 "일주일 중 5일만 하루 20분씩 걸어도 우울증 위험도가 최대 43퍼센트 감소하는 것으로 나타났다. 많은 사람은 단 20분만 산책해도 기분이 전환되었다. 이처럼 극적인 결과가 나오리라고는 예상하지 못했다."[10] 물론 오래 걸으면 효과는 증가한다. 레어드 박사가 10년간 연구한 결과에 따르면, 우울증 위험도는 걷는 시간에 비례해 낮아졌다.

노트

공동묘지 탐방을 다루는 훌륭한 책이 많이 있다. 세계 여행자를 위한 책으로는 욜란다 자파테라의 『죽은 자들의 도시』가 있으며, 이 책에는 지구상에서 가장 인상적인 묘지에 관한 정보가 담겨 있다. 영국의 묘지에 관한 책으로는, 피터 로스가 집필한 『전망 좋은 무덤』과 앤 트레너먼Ann Treneman이 쓴 『묘지를 찾아서: 죽기 전에 방문해야 할 묘지 100곳Finding the Plot: 100 Graves to Visit Before You Die』이 좋다.

가이드 투어나 야간 '유령 산책'을 제공하는 공동묘지를 찾아보는 것도 방법이다.

여러분이 어디를 가든, 근처에 묘지가 있을 것이다. 그것이 교회 묘지든, 공동묘지든, 아니면 전혀 다른 형태든 말이다. 전쟁 기념 공원과 추모 정원도 공동묘지처럼 걷고 사색하기에 적합한 성찰의 장소다.

공동묘지는 혼자 걷는 사람들을 불러들인다. 대부분 평화롭고 조용한 장소로, 도시 속에서 고독을 추구하는 산책자에게 이상적이다.

내가 좋아하는 공동묘지로는 프라하의 유대인 공동묘지, 런던의 대규모 7대 묘지로 유명한 빅토리아 시대 공동묘지들, 파리의 페르 라셰즈Père Lachaise 공동묘지와 몽마르트르 공동묘지, 로마의 개신교 공동묘지, 토리노의 기념 묘지가 있다. 자파테라가 좋아하는 공동묘지로는 뉴올리언스의 공동묘지, 인도 콜카타의 사우스 파크 공동묘지, 베네치아의 산 미켈레San Michele섬의 공동묘지,

매사추세츠주 케임브리지의 마운트 오번Mount Auburn 공동묘지, 뉴욕주 브루클린의 그린우드 공동묘지, 호주 시드니 해안가의 웨이벌리Waverley 공동묘지가 있다.

Chapter 06

꽃과 초원

향기로운 경관의 비밀

정의 다채로운 꽃이 만발한 초지

특효 건망증, 기억상실에 대한 두려움, 불안

"이 알프스 계곡을 걷는 동안,
정원에서 봐온 모든 꽃이
암벽이나 초원 어딘가에서
나를 마중 나온 것처럼 느껴졌다.
기쁨이 끝없이 샘솟았다."

해리엇 비처 스토 Harriet Beecher Stowe
『이국땅에서 얻은 따뜻한 추억들 Sunny Memories of Foreign Lands』

the
walking
cure

산책가이자 작가인 낸 셰퍼드Nan Shepherd는 스코틀랜드 산맥을 경외하는 글로 널리 알려진 저서 『살아 있는 산』에 이렇게 썼다. "나는 개와 닮았다. 냄새가 나를 흥분시킨다. (…) 소나무와 자작나무, 늪도금양bog myrtle, 알싸한 노간주나무, 헤더, 꿀처럼 달콤한 난초, 야생 백리향. 이 모든 향기롭고 진한 냄새가 그곳에 있었다." 그녀는 밖으로 나가 땅을 파헤치고 풀과 이끼, 야생 베리 관목에 코를 들이밀어 냄새를 맡으라 권한다.

    셰퍼드는 과학자들이 이제야 비로소 입증하고 있는 것, 다시 말해 **'냄새가 인간의 마음과 기분 그리고 인간이 느끼고, 생각하고, 기억하는 방식에 강력한 영향을 줄 수 있다'**는 것을 본능적으로 알았다. 오늘날 연구자들은 에센셜 오일의 분자가 한 번 흡입되면 곧장 뇌로 이동해 새로운 뇌세포 생성을 돕고, 호르몬을 조절하며, 혈액의 화학 성분까지 유익하게 변화시킬 수 있다고 추정한다. 이러한 냄새 분자는 또한 뇌의 특정 영역을 활성화하는데, 특히 기억을 담당하는 해마와 공포 및 감정을 조절하는 편도체를 자극한다. 이처럼 기분과 기억에 마법 같은 효과를 발휘하는 화학물질들, 이를테면 리날로올linalool, 리모넨limonene, 벤질 벤조에이트benzyl benzoate, 벤질 알코올benzyl alcohol, 베타 피넨β-pinene은 현재 실험실에서 분리되어 연구되고 있으며, 그 결과는 대단히 놀랍다.[1]

라벤더와 캐모마일은 모든 연령대의 성인에게서 우울, 불안, 스트레스 증상을 완화한다고 입증되었다. 실험에서 라벤더는 혈압을 낮추어 불안을 감소시켰다. 일랑일랑, 베르가못, 레몬 등 일부 오일은 기분 개선 효과가 있는 세로토닌과 도파민 수치를 높이는 것으로 보인다. 계피 오일은 염증(촉진)성 사이토카인pro-inflammatory cytokine을 억제한다고 추정된다. 오렌지, 장미, 라벤더는 스트레스 호르몬인 코르티솔의 혈중 수치를 감소시킨다. 사향musk, 레몬, 로즈메리는 건강한 뇌세포를 유지하는 데 도움이 되는 단백질인 뇌유래신경영양인자BDNF의 생성량 증가와 관련이 있다.[2] 식물, 특히 향기로운 꽃은 인간의 생화학적 상태를 변화시켜 보다 차분하고 행복한 기분이 들게 한다.

그런데 이것이 전부는 아니다. 최근 신경생물학자 마이클 리언Michael Leon 박사가 발표한 한 연구에 따르면, 하루 2시간 동안 7가지 에 센셜 오일(페퍼민트, 장미, 유칼립투스, 로즈메리, 오렌지, 레몬, 라벤더)에 순서대로 노출된 피실험자들은 대조군에 비해 기억력이 무려 226퍼센트 향상되었다.[3] fMRI로 검사한 결과, 냄새 자극을 받은 피실험자는 기억 및 인지와 관련된 뇌 영역인 갈고리 다발 uncinate fasciculus이 강화되고 확장되었다.

리언 박사는 의료 정보 사이트 '메드스케이프 Medscape'와의 인터뷰에서 다음과 같이 설명했다. "후각계는 뇌의 기억 중추에 '고속 도로'처럼 직접 연결된 유일한 감각이다. 반면 다른 모든 감각은 그 기억 중추에 도달하려면 '우회 도로'를 거쳐야 하므로, 기억 중추의 건강에 미치는 영향이 비교적 훨씬 적다. (…) 후각이 약해지면 뇌의 기억 중추는 퇴화하기 시작하며, 이와 반대로 다양한 냄새에 노출되면 기억 영역이 커지고 기능도 향상된다." 리언은 이를 '후각 풍부화'라고 부르며, 후각 풍부화가 건강한 노화에 필수적인 요소라고 보았다. 또한 후각 상실이 알츠하이머병의 초기 증상인 경우가 많다고 부연했다.

후각 상실은 대부분의 신경계 및 정신 질환과 함께 나타나기도 한다. 리언은 "거식증, 불안, 주의력결핍과잉행동장애 ADHD, 우울증, 뇌전증, 뇌졸중 등 68가지 질환과 연관되어 있다"라고 설명하며,[4] 중년 대상으로는 후각 능력만으로 사망 위험도를 예측할 수 있다고 말했다. 리언의 주장에 따르면, 인간은 진화 과정에서 높은 수준의 후각 자극을 경험했지만 현대 사회에서 그 기회를 지속적으로 박탈당했다. 뇌는 후각 자극이 결핍되어 후각 능력이 떨어지면 정신 및 신경 질환의 증상에 어떤 방식으로든 더 취약해지는 것처럼 보인다.[5]

하지만 후각 상실은 예방 가능하다. **후각세포는 근육을 닮아서 사용하지 않으면 손실된다.** 반대로 후각을 많이 사용할수록 뇌는 더 건강해진다. 2022년 연구자들은 하루에 수십 가지 새로운 냄새에 노출되는 훈련을 받는 소믈리에 지망생들을 모집했다. 지망생들은 18개월간 진행되는 훈련 프로그램의 시작과 종료 시점에 뇌 정밀 검사를 받았고, 이 결과는 대조군과 비교되었다. 연구자들을 놀라게 한 것은, 소믈리에 지망생이 훨씬 큰 후각망울olfactory bulb을 지녔을 뿐만 아니라 18개월간의 훈련으로 내후각 피질entorhinal cortex이 훨씬 두꺼워졌다는 점이다. 이는 기억력과 회상 능력의 향상을 의미했다. 대조군은 냄새를 감지하는 능력이나 뇌 구조에 변화가 없었다.[6]

젊고 건강한 소믈리에만 후각 근육을 키울 수 있는 것은 아니다. 같은 시기에 발표된 연구에 따르면, 중증 치매를 앓는 고령자는 2주 조금 넘는 기간 동안 하루에 두 번씩 40가지 향에 노출되자 기억력, 기분, 집중력, 언어 유창성이 현저히 개선되었다.[7]

잠시 시간을 내어 상상해 보자. 정신을 변화시키는 향기 분자들 그리고 우리가 걸을 때 분비되는 희망 분자들이 서로 섞이고, 어우러지며, 융합되는 장면을 떠올려보자(프롤로그 참조). 이는 실로 놀라운 발상이다. 걷기가 선사하는 신비로운 효과가 식물성 오일의 놀라운 마법과 결합해 증폭된다는 생각 말이다.

향기가 풍부한 경관은 어디서 찾을 수 있을까? 식물은 냄새를 풍기는 휘발성 화합물(현재까지 1,700가지 확인됨)을 방출한다. 이는 꽃가루 매개자를 유인하고, 초식 동물을 쫓고, 다른 식물과 '소통'하며, 과도한 빛과 온도 및 산화 스트레스로부터 자신을 보호하기 위해서다. 즉, 향기로운 경관이란 향기를 내는 식물로 가득 채워진 환경이다. 에센셜 오일을 사용하는 방식은 쉬운 지름길일 수 있지만, 향기로운 공간을 여유롭게 거닐며 경험하는 다양한 냄새의 스펙트럼을 능가하는 것은 없다. 후각 연구자들이 지적했듯, 오일의 효능은 그 오일에 함유된 화학물질의 질에 달렸다. 자연 속에서는 이러한 화학물질을 순수하게, 가공되지 않은 상태로, 어떠한 비용을 들이지 않고 경험할 수 있다.

심지어는 잔디, 라벤더, 팬지, 버드나무 몇 그루로 조성된 소박한 정원에도 항산화 및 항염증 화합물인 페놀phenol, 항암 물질인 벤즈알데하이드benzaldehyde, 항균 물질인 벤조산benzoic acid을 비롯한 여러 피톤치드 성분이 고농도로 존재한다고 밝혀졌다.[8]

식물 향기에 관한 연구는 대부분 실험실에서 에센셜 오일로 수행되었다. 그런데 스웨덴 알나르프 재활정원의 연구자들은 살아 있는 향기 경관이 정신 건강에 미치는 영향을 탐구했다. 알나르프 연구진은 스트레스, 탈진, 번아웃, 불안, 우울증을 앓는 환자 59명을 대상으로 식물 향기가 기분에 미치는 영향을 5년에 걸쳐 조사했다.

환자들은 로즈메리, 라벤더, 버베나, 짚, 흙, 건초, 풀 등이 풍기는 향기에서 편안함이 느껴진다고 자주 언급했다. 특히 제라늄의 향은 매우 위안이 되며 기운을 북돋는다고 여겨졌으며, 그중에서도 닥터 베스텔룬드Dr Westerlund라는 품종이 반복적으로 주목받았다.[9] 환자들은 향기를 매개로 자연과 깊은 연결감을 느꼈다고 답했고, 후각을 사용하는 행위를 통해 신체 감각에 집중하며 과도한 생각에서 잠시 벗어날 수 있었다고 보고했다. 알나르프 연구진은 **냄새가 시각 또는 청각 자극보다 스트레스 감소에 더 큰 영향을 미친다**고 언급했다.

향기로운 경관을 걷는 동안 우리 기분을 결정하는 요소는 냄새만이 아니다. 알나르프 재활정원을 경험한 환자들은 색채 구성도 중요하다고 지적했다. 이들은 색이 은은하고 형태가 부드러운 식물이 조화롭게 배치된 화단을 높이 평가했다. 색이 지나치게 선명하거나 형태가 거친 식물은 선호하지 않았다. 치료 초기 단계, 즉 환자들이 감정적으로 가장 탈진한 상태일 때, 선명한 색이나 날카롭고 각진 형태는 지나치게 피로하게 느껴졌다.

재활 프로그램이 진행될수록 환자들은 색이 선명한 꽃을 잘 받아들일 수 있는 상태가 되었다. 그제야 꽃의 눈부신 아름다움이 기쁨과 즐거움을 가져다주게 된 것이다. 관련해 안나 마리아 팔스도티르

Anna María Pálsdóttir 박사는 이렇게 설명했다. "재활 초기에 환자들은 부드러운 색채 구성이 필요한 상태였다. 하지만 점차 신체와 정신의 힘이 회복되면서 빨간색, 밝은 노란색, 주황색 등 보다 강한 색을 감당할 수 있게 되었다."

꽃 색상에 관한 연구에 따르면 심박수는 '색조'에 뚜렷한 영향을 받으며, 특히 빨간색과 노란색 꽃이 있을 때 심박수가 증가했다. 또한 꽃의 색조가 환자 감정에 상당한 영향을 미친다는 것을 시사했다. 그리고 파란색은 다른 색에 비해 긴장 완화와 정서적 안정을 촉진하는 효과가 있었다.[10]

퉁지대학교 건축도시계획학부 소속 연구자들은 꽃이 있는 사무실에서 일하는 사람과 꽃이 없는 사무실에서 일하는 사람의 기분을 비교하는 실험을 수행했고, 그 결과는 명확했다. 매일 꽃을 접하며 일하는 이는 평온함·유쾌함·위안을 크게 느꼈다고 보고했으며, 이 효과는 꽃이 파란색일 때 더욱 두드러졌다. 연구진은 꽃이 피는 식물이 '사무직 근로자의 생리적 기능을 향상하고 심리적 긴장을 완화하는 데 유망한 치료법'이라고 결론지었다.[11]

그렇다면 꽃의 효과는 오래 지속될까? 아니면 반짝하고 사라지는 일시적 현상에 불과할까? 지넷 해빌랜드 존스Jeannette Haviland-Jones 교수는 일련의 실험을 통해 이를 탐구해 보기로 했다. 결과는 그녀에게 놀라움을 안겼다. 꽃 한 송이만으로도 인간 행동이 긍정적으로 변화하는 듯 보였기 때문이다. 해빌랜드 존스는 "꽃은 고유의 외형 특성이나 향기 특성을 통해 뇌 속 화학적 작용에 장기간 영향을 미칠 수 있다"고 설명했다.

특히 예상 밖이었던 연구 결과는 꽃이 "낯선 사람 간의 거리를 좁힌다"는 것이었다.[12] **꽃이 있는 환경에서 사람들은 서로 더 가까이 서 있고, 쉽게 말을 걸며, 자주 미소 지었다.**

이러한 현상을 어떻게 설명할 수 있을까? 해빌랜드 존스는 인간이 '꽃과 바람직한 사회적 사건을 서로 연관 짓고 이를 학습했을 가능성'을 생각했다. 이와 동시에, 인간이 꽃을 생존과 연결하고 있는지도 모른다고 언급했다. 이는 진화적 생존 본능 덕분인데, 꽃은 견과류와 씨앗, 먹을 수 있는 뿌리와 잎이 존재함을 알리는 신호였기 때문이다. 해빌랜드 존스의 추측에 따르면, 꽃은 감각에 기반해 인간의 기분을 개선하는 존재로 진화해 왔을지 모른다. 그렇다면 인간은 생물학적으로 꽃을 즐기도록 미리 설정된 셈이다. 이는 인류의 먼 조상이 꽃의 아름다움을 음식을 찾았을 때의 반가운 안도감과 연관 지었기 때문이다. 즉, 꽃의 색과 형태, 질감과 향기는 인간을 진정시킨다.

해빌랜드 존스는 또한 꽃이 있는 환경에서는 인간의 움직임이 달라진다는 점을 발견했다. 야생에 핀 꽃이든 꽃병에 담긴 꽃이든, 꽃은 인간이 '신체 감각에 몰입'하도록 만든다. 우리 모습을 떠올려보자. 인간은 꽃을 살펴보거나 향기를 맡기 위해 손을 뻗거나 허리를 굽힌다. 꽃을 찾기 위해 덤불을 헤친다. 꽃을 만지고, 꺾고, 장식한다.

나아가 꽃의 정교한 대칭성에 감탄하며, 꽃이 선사하는 정서적 안정감과 유대감과 무심한 아름다움에 감사함을 느낀다.

노트

꿀벌이나 나비가 수분하는 꽃은 대개 낮 동안 향기를 내뿜고, 나방과 박쥐가 수분하는 꽃은 해 질 무렵부터 향기를 방출하기 시작한다. 그러니 이 달콤한 향기가 최고조에 이르는 시간대인 저녁에 산책을 나서보자.

향기로운 경관 속에서 가능한 한 자주 걷자. 연구에 따르면, 하루 30분씩 향기에 노출되는 행동을 3개월간 지속했을 때 후각망울과 해마에서 신경 생성이 촉진되었다(이는 후각 능력과 기억력의 향상으로 이어졌다).

상록수림은 향이 무척 강하며(1장 '숲' 참조), 특히 따뜻한 날일수록 그렇다. 한편 재스민, 국화, 장미, 백합 등 인기 있는 관상용 꽃 중에서 상당수는 테르펜terpene과 테르페노이드terpenoid를 다량 함유하며, 이러한 꽃들은 연구를 통해 평온함과 기쁨을 불러일으킨다고 밝혀졌다.[13]

꽃을 꺾거나 밟지 말자. 그 대신 꽃향기를 맡고, 허브 잎(그리고 제라늄)을 손으로 살짝 문지르거나 으깨서 향을 끌어내 보자. 향은 움푹 파인 지형이나 계곡에 머무는 경향이 있으므로 향이 오래 머물 수 있는 곳을 찾아보자.

꽃잎, 잎사귀, 나무껍질을 만지면 피부 미생물군이 풍부해져 면역력이 상승한다. 한 아동 대상 연구에 따르면, 매일 흙과 식물을 만지는 아이들은 피부 미생물군의 다양성과 질병 저항력이 높았다.[14]

허브 정원이나 라벤더, 장미, 튤립 농장을 찾아보자. 케임브리지대학교 식물원, 프랑스 그라스의 국제 향수 박물관, 파리 근교 베르사유에 자리한 조향사의 정원 등도 추천한다. 블루벨 숲에서는 나무와 꽃이 방출하는 피톤치드를 동시에 경험할 수 있다. 블랙커런트의 잎과 싹에는 건강에 유익한 테르펜이 풍부하게 함유되어 있다. 블랙커런트 잎과 싹을 손으로 살짝 문지르고 향을 맡아보자!

연구에 따르면, 산책하는 동안 주의하며 맡았던 냄새를 나중에 다시 경험하는 사람은 냄새를 의식적으로 맡지 않고 걸었던 사람보다 이전의 산책 상황을 더욱 명료하게 떠올릴 수 있다. 산책을 기억에 남기고 싶다면 향기 나는 장소를 선택하고, 중간중간 눈을 감고 귀를 막으며 그곳의 향기를 온전히 느껴보자.

근처에 꽃이 없는가? 나뭇잎과 풀의 냄새도 효과가 강력할 수 있다. 2009년 스트레스를 받은 설치류를 대상으로 진행된 실험에 따르면, 나뭇잎에서 추출한 향은 뚜렷한 진정 효과를 보였으며 혈액 속 다양한 스트레스 관련 화합물의 수치를 감소시켰다.[15]

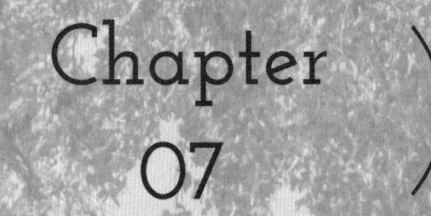

도시 산책

걷기 좋은 도시가 선사하는 생생한 활력

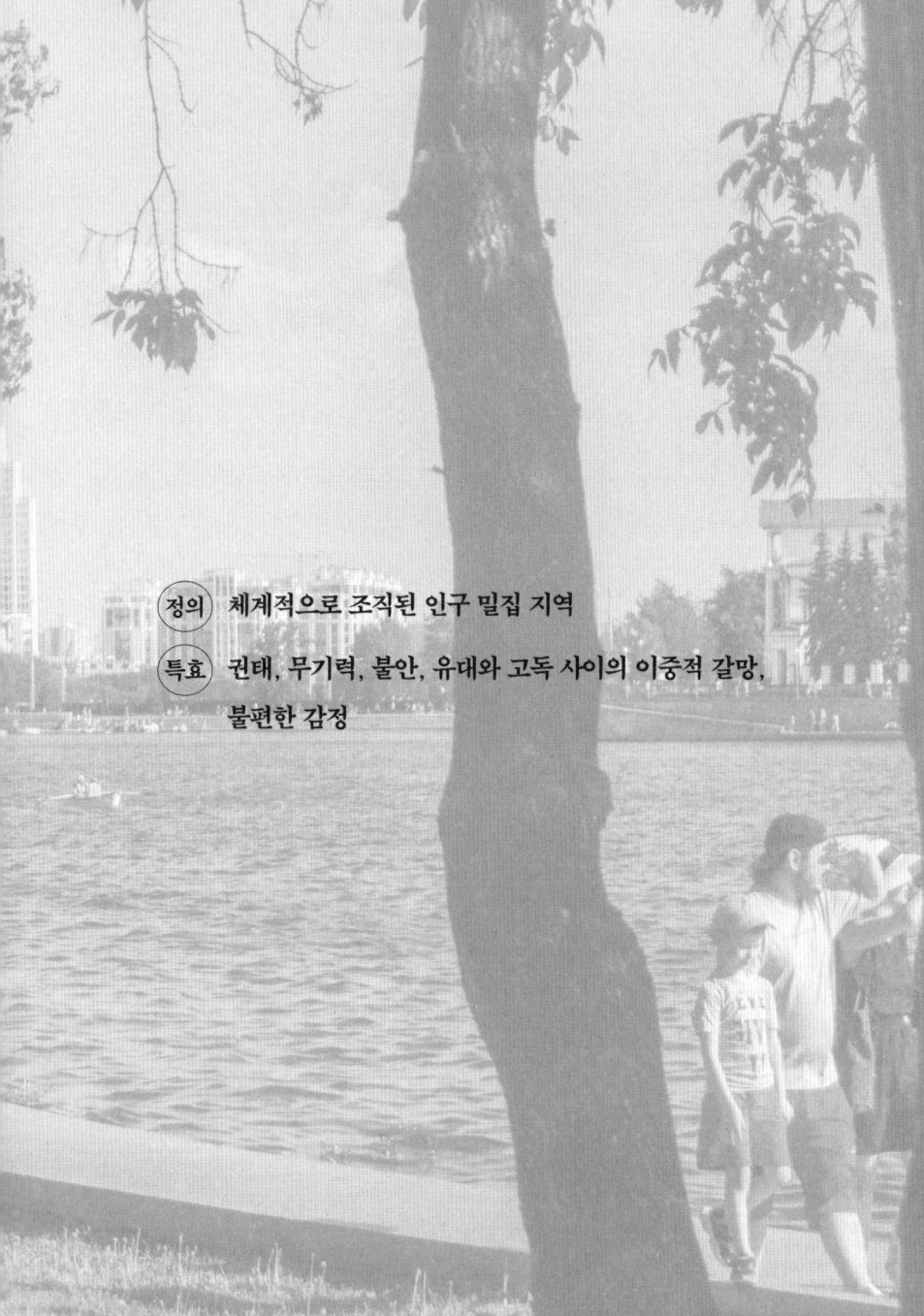

정의 체계적으로 조직된 인구 밀집 지역

특효 권태, 무기력, 불안, 유대와 고독 사이의 이중적 갈망, 불편한 감정

"런던에서 홀로 걷는 것은
가장 훌륭한 휴식이다."

버지니아 울프 Virginia Woolf
「런던 거리 헤매기」

the
walking
cure

요즘 도시를 걷기 힘든 장소라고 비판하는 것이 유행처럼 번지고 있다. 너무 시끄럽고, 붐비고, 오염되었고, 위험하다는 이유에서다. 나 역시 대기 오염이 심하고 소음이 가득한 복잡한 거리에서 인파를 비집으며 다니는 일이 폐 건강이나 정서적 안정에 별로 도움이 되지 않는다는 점에는 동의한다.

그럼에도 나는 도시 산책을 좋아한다. 낯선 이들과의 뜻밖의 만남을 좋아한다. 도시가 드러내는 변화무쌍한 모습들을 사랑한다. 새벽의 도시는 밤의 도시와 전혀 다르고, 비나 눈이 내리는 날의 도시는 한여름의 도시와 전혀 다르다. 그리고 내게 불쑥 찾아오는 놀라움의 순간들을 사랑한다. 도시의 뒷골목과 샛길, 한적한 술집과 작은 식당, 구석진 시장과 숨겨진 건축물, 콘크리트 틈새에서 피어나는 잡초와 마주치는 순간들 말이다. 이들이 우리의 지치고 혼란한 마음을 항상 달래주지는 못하겠지만, 좋은 도시란 인간의 감각을 일깨우며 활력을 불어넣는 곳이어야 한다.

그래서 나는 지루하거나 불안할 때, 무기력에서 벗어나고 싶을 때면 도시로 향한다. 내가 **누구이며 어떤 상태인지**조차 신경 쓰지 않게 될 만큼 완전히 몰입하고 싶을 때면 도시로 향한다. 홀로 걷고 싶지만 외롭지 않고 싶을 때면 도시로 향한다. 인간이라는 종과 깊은 연결감을 느끼고 싶을 때면 도시로 향한다. 도시에서는 동료 인간들이 이루어낸 가장 탁월한 업적들 사이를 거닐 수 있다. **도시야말로 인간이 공유하는 창의성과 독창성이 가장 선명하게 드러나는 공간이기 때문이다.** 교회부터 미술관, 빵집, 담벼락의 그라피티에 이르기까지, 모든 도시는 열망과 상상력이 남긴 지문을 간직한다.

이런 나의 취향이 유별난 것은 아니다. 베르트람 오피츠 교수가 뇌 정밀 검사 기술을 활용해 도시와 시골에 대한 반응을 측정한 결과, 두 경관 모두 동등한 수준으로 행복감을 유발했다. 그런데 녹색 공간은 인간을 진정시키는 경향이 더 컸고, 도시는 인간을 들뜨게 만들었다.

도시 공간은 생기와 활력이 넘치지만, 그 속에서 예상외로 친숙하고 안정된 분위기가 느껴지기도 한다. 도시는 보통 길을 찾기 쉬운 구조이며 주위에 언제나 사람이 많은 덕분이다. 걷기에서 사실상 가장 중요한 것은 우리가 **얼마나 안전**하다고 느끼느냐다. 브리스톨대학교 연구진이 도시와 시골 지역에서 걷는 사람들의 걸음걸이를 분석한 결과, 두 집단 모두 불편함을 느낄수록 걸음걸이가 더 조심스럽고 불안정하게 변했다. 이러한 걸음걸이 변화는 도시 산책에서나 자연 산책에서나 똑같이 나타났다. 심리학자 다리아 버탄Daria Burtan은 "**우리가 안전하고 편안하게 느끼는 환경은 뇌에 정보 처리의 부담을 적게 준다**"고 설명했다.[1]

뇌에 가해지는 부담이 적을 때, 인간은 주변의 사소한 대상에도 집중하며 온전히 걷기를 즐길 수 있는 인지적 시간과 공간을 얻게 된다. 도시 산책의 즐거움에는 수많은 소리에 귀 기울이고 다양한 냄새를 맡는 것은 물론 사람과 가게 구경, 박물관 방문까지 포함된다.

따라서 혼자 걷는 여성이 한적한 시골 지역보다 분주한 도시에서 느긋하게 걷기를 더 선호하는 것은 그리 놀라운 일이 아니다. 실제로 수많은 여성은 자신이 경험한 도시 산책에 관해 열정적으로 글을 써 왔으며, 도시 산책에서 익명성과 창의성과 해방감을 발견했다.

러시아 예술가 마리 바시키르체프는 일기에 다음과 같이 썼다. "파리에서는 모든 것이 나를 사로잡는다. 게으름을 피우기는커녕 너무 서두르고 있다. 걷기만으로는 부족하다. 날고 싶다." 영화배우 그레타 가르보Greta Garbo는 뉴욕 거리 산책을 사랑했고, 40년간 매일 두 번씩 뉴욕을 걸었다. 오랫동안 영화를 찍지 않은 그녀에게 앞으로 어떤 계획이 있느냐고 묻자, 가르보는 이렇게 답했다. "걷기입니다. 그게 나의 일이에요. 걷는 거죠." 가르보는 골동품 가게를 드나들고, 상점 진열장을 들여다보고, 시장에 가고, 미술관을 둘러보는 것을 좋아했다. 커다란 선글라스를 쓰고 자신이 살던 52번가 동쪽 끝에서 1번가, 2번가, 3번가를 오가며 같은 거리를 거닐었다. 뉴욕시의 풍경과 냄새, 소리에 싫증 내는 일은 없었다.

뉴질랜드 출신의 작가 재닛 프레임Janet Frame에게는 런던 거리 산책이 창작의 무궁무진한 원천이었다. 프레임이 매일 걷는 일상에 관해 설명했다. "아무것도 안 하는 것처럼 보일 수 있다. 그런데 이렇게 걷다 보면 여러 생각이 그냥 머릿속에 떠오른다."

미국 작가 비비언 고닉Vivian Gornick만큼 도시 산책의 치유력과 즐거움을 매력적으로 표현한 사람은 없을 것이다. 고닉은 '길 위에서 On the Street'라는 제목의 짧은 글에서 매일 걷는 행위가 '불편한 감정'을 어떻게 효과적으로 정화하는지 설명하며 "도시 산책처럼 아프고 성난 마음을 치유해 주는 것은 없다. 붐비는 거리에서 혼자일 때만큼 덜 외로운 적은 없다"고 썼다. '끊임없이 나아가는 군중' 사이를 '천천히 걷는' 동안 고닉은 자아를 회복하며 활력을 얻었다. "1마일(약 1.6킬로미터)만 걸어도 걸음은 빨라지고, 눈은 편안해지고, 귀는 맑아진다. 어깨는 곧게 펴지고, 보폭은 넓어진다. 가슴에 쌓인 고통이 녹아내리기 시작하고 나는 자유로워진다."

그렇다. 도시에서는 우리의 '나쁜 감정'과 '고통' 그리고 피로가 풍요로운 자극과 색채에 의해 빠르게 씻겨 나가고 **정화**된다. 많은 환경 심리학자는 이 넘쳐나는 자극을 근거로, 도시 걷기가 시골 걷기보다 정서 회복에 도움이 되지 않는다고 생각한다. 도시를 걸을 때 우리의 뇌는 자동차와 보행자로부터 자신을 안전하게 보호하고, 끊임없는 소비의 유혹에 저항하며, 낯설고 새로운 대상을 받아들이기 위해 초과 근무를 해야 하기 때문이다. 과연 인간은 도시에서 정서적 긴장을 완화할 수 있을까?

지난 몇 년 동안 소수의 연구자는 오직 자연만이 지친 정신을 회복시킬 수 있다는 통념에 의문을 던졌다. 인간은 수백 년간 공동체와 건물, 시장 속에서 살아왔는데, 왜 도시에서 회복력을 발휘한다고 여겨지는 공간은 도시공원뿐일까? 2017년 스페인 연구진은 '인공 환경'에서 걷기의 효과를 조사했다. 이들은 특히 광장의 영향이 궁금했고, 실험을 위해 광장 두 곳을 선정했다. 첫 번째 광장은 녹지가 풍부하고, 두 번째 광장은 녹지가 거의 없지만 술집과 상점, 교회가 있었다. 연구자들은 피로와 스트레스 수치가 높은 피실험자 46명을 대상으로 두 광장을 30분간 걷게 하고, 걷기 전후와 도중에 설문 조사를 실시했다. 두 집단 모두 집중력 향상, 행복감 증가, 긴장·불안·분노·피로 감소를 보였다. 그런데 놀랍게도 녹지가 많은 광장을 걸은 집단보다 인공물이 많은 광장을 걸은 집단이 활력은 더 높았고, 스트레스는

더 큰 폭으로 감소했다.[2]

이후 다른 여러 연구에서는 도시의 역사 지구를 걸으면 마음에 깊은 평온이 찾아온다는 것이 밝혀졌다.[3] 실제로 fMRI를 활용한 최근 연구에 따르면, 사원과 교회, 안뜰과 아름다운 현대 건축물은 인간 뇌를 재배선rewire하는 데 뛰어난 효과를 보인다. 또한 인간에게 "유대감, 황홀감, 감사함, 강렬한 몰입감과 더불어 고요함과 편안함을 선사한다. 이처럼 사색적인 건축물들은 인간을 명상 상태로 유도한다."[4] 초목이 무성한 녹색 공간과 마찬가지로 **역사적인 도시와 현대 건축물은 인간을 진정시키고, 위로하며, 주의를 분산시키고, 창의성을 자극한다.**[5]

심지어 도시 안에서는 걷는 방식까지 달라질 수 있다. 조각가 바버라 햅워스Barbara Hepworth는 베네치아에 머무는 동안 도시 공간의 구조적 비율에 맞춰 보행자가 어떻게 반응하는지 발견하고 깜짝 놀라며 이렇게 말했다. "사람들은 새로운 방식으로 걸었고, 자기 안에 내재한 존엄성을 발견했다. 이들은 인간으로서 서로의 가치를 무의식적으로 인식하며 자연스럽게 무리를 이루었다."[6] 햅워스의 견해에 따르면, 아름다운 도시는 다른 어느 감동적인 자연 경관 못지않게 인간의 타고난 존엄성을 일깨울 수 있다.

노트

걷기 좋은 도시를 찾아보자. 나에게 걷기 좋은 도시란 무질서하게 확장되지 않았고, 길이 넓고, 보행자 전용 공간이 많으며, 대기 오염이 적은 도시다. 산책하면서 매연을 마시고 싶은 사람은 없다.

2020년에 발표된 연구[7]에 따르면 도시를 걷는 사람들이 공통적으로 싫어하는 두 가지가 소음과 대기 오염이다. 걷기 전에 대기질 지수를 알려주는 앱을 이용해 오염 수준을 확인하자. 참고로 나는 에어비주얼 AirVisual을 쓴다. 이 앱은 전 세계 대부분 도시의 미세먼지와 이산화질소 등 다양한 오염 물질 수치를 안내한다.

수십 가지 연구를 참조하고 비교한 끝에, (이 글을 쓰는 시점을 기준으로) 세계에서 걷기 좋은 도시를 찾았다. 취리히, 스톡홀름, 시드니, 밴쿠버, 탈린이다. 영국 내에서는 에든버러, 글래스고, 리버풀이 대기 오염 수치가 꾸준히 낮으며(볼거리도 풍부하다), 세인트 올번스는 다른 어느 영국 도시보다 산책로가 많다.

걷기 좋은 도시들은 대체로 유럽에 있는 경향이 있지만, 2024년 『포브스』가 발표한 설문 조사에는 보스턴, 이스탄불, 멜버른, 저지시티, 상하이, 토론토가 포함되었다.[8]

역사 도시를 찾아보자. 오래된 건물, 개방된 보행자 전용 공간, 문화 유적지가 산책자들을 즐겁게 한다. 하지만 이런 곳들은 대단히 붐비는 도시일 수 있음을 명심하자. 인파와 교통 체증을 피하고 싶다면 비수기나 이른 아침에 걷자.

고 존틀리Go Jauntly 같은 녹지 산책 앱을 사용해 스트레스를 유발하는 간선 도로를 피하자. 이러한 도로에서는 우리가 안전하게 걷기 위해 인지 능력이 소모된다. 덧붙여 말하자면, 교통 공해가 우울증 위험도를 증가시킨다는 연구 결과가 점점 늘고 있다. 신경 영상 연구에 따르면, 과도한 오염은 아동과 청소년의 특정 뇌 부위 구조를 변화시키기도 한다.[9] 도시에 살고 있다면, 교통 제한을 위한 정책을 촉구하자.

더운 날에는 좁은 거리나 고층 건물이 많은 거리를 피하자. 이런 곳은 공기 순환이 원활하지 않아 공기가 탁하고 오염 수준이 높으며 과도하게 뜨거워질 수 있다.[10] 기온이 오를 때는 그늘이 있는 가로수 길이나 광장을 찾아보자.

인파가 덜 붐비는 지역을 찾아보자. 연구에 따르면, 붐비는 장소에서 이동할 때는 강한 경계심이 요구되므로 마음에 과부하가 걸린다.

도시는 비가 온 후와 새벽 같은 조용한 시간대에 오염이 가장 적다. 도로 가장자리에서 가능한 한 멀리 떨어져 걷고, 출퇴근 시간대나 교통 체증이 심각한 구간은 피하자.

걷는 속도를 늦추자. 호흡이 빨라질수록 더 많은 유해 물질(그리고 기타 오염 물질)이 폐로 유입된다.

여행 가이드북이나 트립 어드바이저 리뷰에 나오지 않는 장소를 찾아보자. 예상치 못한 것들이 여행 가이드북이나 소셜 미디어에 소개된 것보다 우리를 더욱 설레게 하는 이유는 16장 '아웃랜드'에 설명되어 있다.

도시 관광과 건강에 좋은 운동을 함께 하고 싶다면 포르투, 샌프란시스코, 에든버러 등 언덕이 많은 도시를 선택하자.

녹지가 그리운가? 대부분의 역사 도시에는 강(19장 참조), 운하(13장 참조), 공동묘지(5장 참조), 공원과 정원(15장 참조)이 있다.

거주하는 도시가 걷기에 좋지 않다고 느껴지는가? 도시를 보행자 친화적으로 만들기 위해 활동하는 모임에 가입하거나 직접 조직해 보자.

Chapter 08

평지

공간이 지닌 신비로운 생물학적 영향력

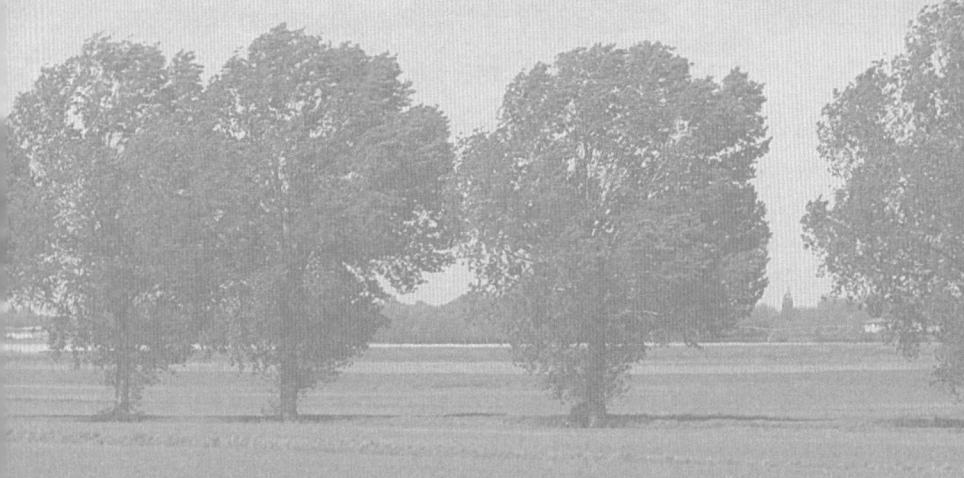

(정의) 언덕과 계곡과 산이 없는 땅

(특효) 답답함, 억압당하는 느낌, 숨 막힘, 과도한 자기중심적 사고, 불안, 기분 저하, 명료한 인식과 정서적 연결이 필요할 때

"평평한 땅은 인간을 사로잡는다.
탁 트인 평원에 다다르면 무언가가 일어난다.
집으로 돌아온 것이다.
숨 쉬는 법마저 달라진다."

윌라 캐더 Willa Cather
인터뷰에서

the
walking
cure

노린 마수드Noreen Masud는 어린 시절 거의 감금에 가까운 삶을 살았다. 파키스탄 라호르Lahore에 자리한 마수드의 집은 비좁았지만 다섯 명이 같은 방에서 함께 자야 했고, 창문이 철망에 막혀 있었으며, 친구의 출입이 금지되어 있었다. 마수드는 학교 가는 길의 차창 밖으로 언뜻 보이는 완전한 평원의 경관에서 매일 몇 분간 정신적 구원을 얻었다.

마수드는 회고록 『평평한 땅Flat Place』에서 학교 가는 길에 도시가 갑자기 모습을 감추고, "몇 킬로미터에 걸쳐 보이는 것이 광활하고 텅 빈 들판뿐"이었던 시간을 묘사한다. 그녀는 푸른 자연과 '넓고 비어 있는 땅'이라는 기적을 사랑했다. 그런데 무엇보다 사랑한 것은 평평함이었다.

마수드는 이 '평평한 땅'을 머릿속에 저장했다. 삶이 견딜 수 없을 만큼 억압적으로 느껴질 때, 그곳을 떠올리며 집에서는 불가능한 방식으로 움직이는 자신을 상상했다. 걷고, 구르고, 손을 짚고 옆 돌기를 하고, 가능한 한 빠르게 달리고, 근육을 있는 힘껏 뻗었다.

마수드는 파키스탄에서 나와 통제적인 아버지의 손아귀에서 벗어난 뒤, 마음속에 자리 잡은 평평함이 탈출할 공간에 대한 환상 이상의 의미를 지닌다는 것을 깨달았다. "들판이 내게 알려주었다. 내가 미치지 않았다는 것, 중요한 무언가를 알고 있다는 것, 그리고 그 무언가를 들판이 내게 비춰주리라는 것을 말이다."

마수드는 끊임없이 질병에 시달리다가 결국 복합 외상 후 스트레스 장애 진단을 받고, 걷기 위해 가능한 한 평평한 땅을 찾기 시작했다. 그 '반듯하고 고요한' 경관 속에서 그녀는 어린 시절의 복잡한 문제와 공존하는 법을 배웠다. 마수드가 발견한 바에 따르면, 평평한 땅은 인간을 "일종의 모순으로 이끈다. 모든 것이 인간에게 자유롭게 열려 있다. 그런데 정작 눈앞에 아무것도 없는 것처럼 느껴진다. (…) 평평한 경관이 내게 말한다. 우리는 자기 자신조차 완벽히 알 수 없으며, 다른 사람이나 무언가를 이해하기는 더더욱 어렵다는 것을 말이다. 그러니 상처받고, 아프고, 고독해도 괜찮다."[1] **평평한 땅은 우리가 불확실성과 함께 살아가도록 이끈다.**

마수드가 극도로 평평한 공간에 매료된 최초의 산책자인 것은 아니다. 텍사스 평원의 텅 빈 광활함을 즐겼던 예술가 조지아 오키프 Georgia O'Keeffe는 이런 말을 남겼다. "그저 공허 안으로, 장대한 석양 안으로 걸어 들어갈 수밖에 없었다." 오키프는 '경이로운 공허'를 찬미하며 잊혔던 '무無'의 감각을 다시 불러일으켰다. 조각가 바버라 헵워스 또한 노퍽Norfolk의 평원에 비슷한 반응을 보였다. 평원에서는 새가 지배적인 존재로 느껴진다고 말하며, "이런 평평한 땅 위에서는 내게도 날개가 달린 듯한 기분이 든다"고 외쳤다. 한편, 자신이 사랑한 대초원을 "헐벗은 철판 조각"이라고 묘사한 작가 윌라 캐더는 평평함에서 일종의 '개성의 소거'를 발견했는데, 이는 겸허함과 더불어 해방감을 느끼게 하는 경험이었다.

나 역시 한때 공허함을 갈망했다. 스트레스에 시달리던 30대에는 텅 비어 있고, 표백된 듯 하얗고, 잡티 하나 없이 깨끗한 모래가 끝없이 펼쳐져 있는 사막을 꿈꿨다. 나는 울타리가 있는 밭, 작은 계곡, 좁은 오솔길이 있는 지역에서 성장했다. 그래서 사막에 대한 환상은 있었지만, 막상 오키프가 사랑했던 텍사스 평원을 실제로 걷게 되었을 때는 그 풍경이 나를 겁먹게 하거나 지루하게 만들 것이라 예상했다.[2] 하지만 뜻밖에도 내 시선이 끊임없이 위로, 하늘 저편으로 이끌렸다. 헐벗고 텅 빈 평원에서 바라본 하늘은 그때까지 경험한 것 가운데 가장 광대했다. 하늘은 나를 에워싸며 설명할 수 없는 방식으로 내 마음을 가볍게 했다. 이를 계기로 내가 생각하고 느끼는 방식은 바뀌기 시작했다. 마수드, 캐더, 오키프 모두 평원에서 비로소 숨을 쉴 수 있게 되었다고 언급한 것은 그리 놀라운 일이 아니다.

알고 보니, 하늘을 걷는 듯한 감각(내가 경험한)과 그 감각이 정신과 폐에 미치는 영향을 지칭하는 용어가 있었다. 스카이콜로지skychology다. **과학자들은 하늘을 놀라움, 경외심, 숭고함의 원천으로 꼽았다.** 최근 연구에 따르면 하늘을 바라보는 행위는 기분을 좋게 하고, 신체적 고통을 줄이며, 야릇한 연결감을 느끼게 한다. 연구자 폴 콘웨이Paul Conway는 피실험자 집단에게 매일 규칙적으로 하늘을 본 뒤 그 경험을 기록하도록 요청했고, 그 결과 많은 피실험자가 기분이 이내 좋아졌다고 보고했다. 콘웨이가 설명을 덧붙였다. "피실험자들은 평온함 외에 강한 연결감, 더 넓은 시야 그리고 현재 순간에 대한 깊은 몰입감을 경험했다. 그들은 하늘을 보는 동안 지면과 연결되는 느낌을 받았다." 콘웨이의 발견에 따르면, 피실험자가 하늘을 올려다보며 경험하는 연결감은 피실험자가 '혼자' 있을 때 더욱 두드러졌다.

피실험자들은 규칙적으로 시선을 하늘로 돌리는 행위를 통해 더 큰 잠재력과 가능성을 인식했다. **많은 피실험자가 하늘에 압도되거나 위축되는 대신, 빛과 대기와 공간의 광대함에서 위안을 얻었다고 보고했다.** 콘웨이는 피실험자들이 일몰, 일출, 고층 아파트를 선호하는 경향을 언급했다. 그러면서 하늘을 올려다보는 행위는 일종의 감정 조절 수단이 되며, 이러한 감정 조절을 통해 마음이 차분해지고 생각이 명료해지고 세상을 보는 시야가 폭넓어진다고 결론지었다.[3]

콘웨이의 연구 결과는 1년 전 두 환경심리학자가 인구 밀집 도시 거주자를 대상으로 선호하는 경치를 조사한 결과와 일치했다. 가장 인기 있으며 심리적 회복력이 강한 경치는 하늘이 가장 많이 포함된 경치였다.[4] 하늘은 녹지가 포함된 녹색 공간, 물이 포함된 파란색 공간만큼이나 인간에게 심리적 활력을 되찾아 주는 것으로 나타났다.

스카이콜로지는 새로운 개념이 아니다. 인류의 먼 조상에게 하늘은 본보기이자, 정신적 토대이자, 영혼의 자양분이었다. 작가 비어트릭스 크레스웰Beatrix Cresswell은 불과 150년 전 자신의 일기에 '블루도밍blue-doming'에 관한 열망을 기록했는데, 블루도밍이란 신과 교감하기 위해 하늘을 올려다보는 행위를 가리키는 표현으로 빅토리아 시대에 유행했다.[5]

평지가 단순하게 무한히 펼쳐진 푸른 하늘을 보여준다는 측면에서 인간에게 영향을 미친다고 단정하는 것은 부적절하다. 하늘에서 발생하는 현상 역시 인간에게 영향을 미친다. 2023년 연구자 앨릭스 스몰리Alex Smalley는 일시적 기상 현상이 정신과 기분에 미치는 영향을 연구하고 그 결과를 발표하며 이런 의문을 품었다. '자연이 정신건강에 주는 영향이 광범위하게 연구되는 동안, 왜 날씨가 인간에게 미치는 영향은 조사되지 않았을까? 그리고 왜 파란 하늘의 이미지가 행복의 상징으로 일상적으로 활용되었을까?'

스몰리는 햇살 가득한 파란 하늘보다 파랗지 않은 하늘이 실제로는 훨씬 매혹적이며 치료 효과가 강할 것이라 직감했다. 그래서 피실험자 2,500명을 대상으로 설문 조사를 진행하고, 그 직감이 옳았음을 입증했다. 일몰, 일출, 뇌우, 무지개는 피실험자에게 큰 경외감을 불러일으켰다. 이는 기분을 개선하고, 모든 만성 질환의 근원인 염증을 완화하며, 평온·공감·연민의 감정을 고조시켰다.*[6] 스몰리는 다음과 같이 지적했다. "일출을 보기 위해 좀 더 일찍 일어나거나 일몰에 맞춰 산책하는 것, 이러한 행위는 아름다움과 경외감을 느끼게 하며 사소하지만 중요한 변화를 일으키고, 결과적으로 정신적 웰빙에 긍정적 영향을 미칠 수 있다."[7]

어떻게 그럴 수 있을까? 심리학자 미힐 판 엘크Michiel van Elk는 피실험자에게 경외심을 유발하는 장면을 보여주면서 fMRI로 그들의 뇌 활동을 측정하고, '기본 모드 신경망default-mode network'으로 불리는 뇌 영역의 활동이 줄어드는 현상을 발견했다. 그런데 이 현상은 피실험자가 그 장면에 완전히 몰입하라는 요청을 받았을 때만 관찰되었다. 경외심을 강하게 유발하는 경관일수록 기본 모드 신경망은 활동성이 더 크게 줄었다.[8]

인간 뇌가 외부 세계에 깊이 집중하지 않을 때는 기본 모드 신경망이 활성화된다. 그런데 기본 모드 신경망은 자기 자신과 관련된 것들에 집중시키는 특징이 있다. 인간은 기본 모드에 있는 동안 일반적으

- 나의 책 『걷는 존재』의 44장 '경외로운 자연을 찾아 걷기'에서 다룬 내용이다.

로 과거, 미래, 정체성, 욕망, 걱정, 두려움, 타인과의 관계를 깊이 생각한다. 좋게 말하면, 인간은 반성하고 계획하며 세상을 이해하려 한다. 하지만 이것이 나쁘게 작동하는 경우 인간은 자기비판과 반추 사고와 불안에 빠진다. 과도하게 활성화된 기본 모드 신경망은 주요 우울증[9] 및 조현병[10]과 연관성이 있으며 잘못 연결된 신경망은 자폐증, 양극성장애, ADHD와 관련이 있다. 기본 모드 신경망은 불과 20년 전 식별되었지만, 과도하게 활성화되면 정신적·신체적 건강이 악화될 수 있음이 분명해지고 있다. 판 엘크가 발견했듯 경외심을 일으키는 하늘을 바라보는 행동이 기본 모드 신경망을 잠시 멈추게 한다면, 그 행동은 분명 바람직할 것이다.

역동적인 하늘만 인간에게 영향을 미치는 것은 아니다. 광활함이 느껴지는 평평한 경관도 정서에 영향을 준다. 네덜란드 심리학자로 구성된 연구진은 광활한 공간이 자기중심적 사고를 억제한다고 시사하는 일련의 논문을 읽은 뒤, 이와 관련된 연구를 깊이 있게 수행했다. 이들은 광활한 경관이 이타심·연결감·긍정적 기분을 증진하고, 스트레스·불안·부정적 기분을 완화하는 데 특히 효과가 있으리라 추측했다.

연구진의 추측은 일리가 있다. 거대한 공간에 의해 자신이 작아진다고 느낄 때(연구자들은 이를 '작은 자아'라고 일컫는다), 우리가 물리적으로 경계 지어진 존재라는 감각은 사라진다. 그러면 우리는 같은 경관에 함께 있는 사람들과 더욱 강하게 연결되어 있다고 느끼게 된다. 연구진이 피실험자에게 다양한 가상 경관을 경험하게 하는 일련의 실험을 진행했을 때, **피실험자들은 실제로 광활한 공간에서 이타심과 연결감을 느꼈다.** 평지에서는 피실험자가 자신에게로 향하던 시선을 더 쉽게 외부로 돌릴 수 있었다. 이들은 전보다 차분해지고 큰 만족감을 느꼈다. 즉, 더 넓고 탁 트인 경관일수록 인간의 마음은 '반추 사고'라는 감옥에서 벗어나기 쉬워진다.

인지심리학자 토마스 판 롬파이Thomas van Rompay는 좁은 공간과 넓은 공간의 심리적 영향을 10년간 연구한 뒤 다음과 같이 연구 결과를 요약했다.

- 높은 불안 상태에 있는 사람에게는 넓은 공간에 머무르는 것이 때때로 도움이 된다.[11]
- 우리는 넓은 장소에 있을 때 개인적인 정보를 공유할 가능성이 더 높다.[12]
- 광활한 자연 경관은 기발하고 창의적인 사고를 촉진할 수 있다.[13]

오늘날 인간은 픽셀화된 작고 비좁은 화면을 응시하며 실내에서 많은 시간을 보내고, 때때로 자아(자기 이미지, 정체성, 자신의 계획 및 목표)에 지나치게 집중한다. 이런 시대에는 뇌를 진정시키는 공간과 하늘이 파노라마처럼 끝없이 펼쳐지는 평지를 걷는 것이 인간에게 꼭 필요한 치료제일 것이다.

많은 사람이, 특히 여성이 평지를 매력적으로 느끼는 이유에 관한 설명이 있다. 오키프는 자신이 작성한 편지에서, 지역 주민들이 홀로 걸으면 안 된다고 경고했으나 평지에서는 안전함을 느꼈다고 언급했다. 그녀는 날씨 변화를 비롯해 수 킬로미터 떨어진 지점에서 다가오는 모든 것을 볼 수 있었다고 설명했다. 평지는 포식자가 숨을 곳이 없다는 측면에서 우리에게 심리적 안정감과 예측 가능성을 제공한다. 광활함은 필요할 때 도망치거나 방향을 바꿀 기회를 주며, 평평함은 산이나 절벽, 강, 빙하를 넘는 경우와 달리 크게 힘들지 않다는 것을 의미한다.

광활함과 평평함이 인간 정신에 미치는 놀라운 효과를 알아차린 것은 작가, 예술가, 심리학자만이 아니다. 4장에서 언급했듯 철학자 가스통 바슐라르는 광대하고 낯선 공간이 '존재의 친구'라고 생각했다. 그 광대함에 직면했을 때, 인간은 '자기 안에 광대함이 있다'는 것을 인식한다.[14] 그리고 정화되고 회복된다. 희망과 가능성을 부여받는다. 나아가 성장하고 나라는 존재가 될 수 있는 공간을 갖게 된다.

노트

평평한 경관이 보고 싶은가? 지구상에서 이름난 평평한 장소는 호주의 아웃백Outback, 독일 슐레스비히홀슈타인Schleswig-Holstein의 갯벌, 볼리비아의 우유니Uyuni 소금 사막(세계에서 가장 평평한 장소), 플로리다 남부의 에버글레이즈Everglades, 몰디브 제도, 유타주의 보너빌Bonneville 소금 평원 등이 있다.

유럽에서는 네덜란드, 덴마크, 리투아니아가 평평한 것으로 유명하다. 영국에서는 이스트 앵글리아 습지East Anglian fens(영국에서 가장 평평한 주는 케임브리지셔Cambridgeshire이고, 링컨셔Lincolnshire가 그 뒤를 잇는다), 모컴 만Morecombe Bay의 갯벌, 뉴캐슬의 초지 그리고 스코틀랜드의 오크니Orkney 제도가 유명하다. 나는 개인적으로 바람이 사정없이 부는 노스 노퍽North Norfolk의 해안을 좋아한다. 평원은 언제나 평평하고 광대하며 탁 트여 있다. 영국의 솔즈베리Salisbury 평원, 뉴질랜드의 캔터베리Canterbury 평원, 호주의 널라버Nullarbor 평원, 캐나다와 미국의 대평원 또는 헝가리의 판노니아Pannonian 평원을 찾아보자.

평평한 장소에서는 바람을 조심하자. 머리카락과 모자를 고정하고, 스카프를 단단히 동여매고, 펄럭거리는 치마는 피하자. 쓰레기는 가방에 넣고 지퍼를 잠그자.

흐린 날은 하늘이 우중충하게 느껴질 수 있다. 연구에 따르면 하늘이 노출된 탁 트인 공간은 맑은 날에 더 큰 생리적 회복 효과를 발휘하는 것으로 나타났다.[15]

가능하면 폭풍이 지나간 후에 걸어보자. 폭풍은 먼지와 오염 물질을 제거하며 깨끗한 공기, 티 없이 맑은 하늘, 생생한 일출과 일몰을 선사한다.

일출과 일몰은 중간 고도부터 높은 고도까지 자리한 구름이 풍부할 때 특히 인상적인데, 이 구름이 햇빛을 지면으로 반사하기 때문이다. 한편, 권운이나 고적운처럼 아주 높은 고도에 있는 구름은 태양광을 거르는 필터 역할을 하며 화려한 귤색, 진홍색, 주홍색 색조를 하늘에 물들인다.

사막처럼 매우 건조한 환경에서도 적은 양의 잔류 수증기 덕분에 더욱 빛나는 일출과 일몰이 발생한다.

겨울이라고 해서 움츠러들지는 말자. 영국 기준으로, 무지개는 겨울에 더 흔하게 나타난다. 겨울은 늦가을과 더불어 일출과 일몰을 감상하기에 가장 좋은 시기다. 기상학자 스티븐 코피디Stephen Corfidi에 따르면, 이는 더 깨끗한 공기 덕분이라고 한다.

진주운을 찾아보자. 이는 극도로 화려한 색을 띠며 높은 고도에 형성되는 구름으로, 종종 고위도 지방에서 관측된다. 여름밤에 산책할 때는 드물게 보이는 야광운을 찾아보자. 마치 다른 세상에서 온 유령처럼 떠다니는 은청색의 빛나는 구름이다.

소리 경관에 주목하자. 소리는 이동할수록 약해지고 나무, 건물, 언덕에 부딪히면 흡수되거나 반사된다. 따라서 이러한 장애물이 없는 장소에서는 멀리 떨어져 있는 소리를 들을 가능성이 높아진다(밤에는 소리가 더욱 증폭되어 들릴 수 있다. 20장 '야경' 참조).

마지막으로 식량을 충분히 챙기자. 평지는 놀랄 만큼 황량하며 먹거나 마시거나 쉴 만한 곳이 부족한 경우가 많다.

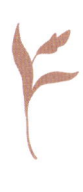

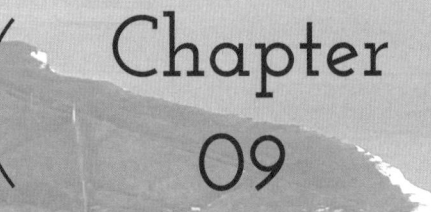

Chapter 09

절벽 산책로

가벼운 오르막 걷기의 기적

- 정의: 절벽 위를 걷도록 난 길
- 특효: 불안하지만 도전 의지가 있는 도보 여행자,
  혼자 있고 싶지만 완전히 고립되고 싶지 않은 산책자,
  독립성·자율성·자기 몸에 대한 존중을
  다시 쌓고자 하는 사람

"나는 구릿빛 절벽을 따라 묵묵히 걸어 올라갔다.
그리고 마침내 환희에 휩싸였다."

시몬 드 보부아르 Simone de Beauvoir
『여자 한창때』

the
walking
cure

1931년 젊은 시절의 시몬 드 보부아르는 고향인 파리를 떠나 마르세유에 도착했을 때, '무기력하고, 부정적이고, 낙담한' 상태였다.[1] 극도로 외로웠고, 아이디어는 고갈된 상태였고, 사랑하는 남자(장 폴 사르트르)는 멀리 떨어져 있는 데다 일상적으로 바람을 피웠다. 보부아르는 내키지 않았으나 첫 교직을 시작하게 되었다.

하지만 보부아르는 자신이 담당하는 반에 있는 부유하고 '통통한 여자아이'들을 싫어했고, 그들의 부모는 보부아르의 교수법을 불평했다. 동료 교사들도 마음에 들지 않았으며, "우리에게는 아무 공통점도 없다"고 언급했다. 친구도 가족도 없이 질투와 실망, 파리에 대한 갈망에 사로잡힌 채 싫어하는 일을 하며 동료들 사이에서 지내던 보부아르는 삶의 즐거움을 되새길 필요가 있음을 깨달았다. 또한 '혼자 있는 법'을 배우기 위해 자신을 재구성해야 했다. 그런데 그것을 어떻게 해야 하는지는 알 수 없었다.

어느 날, 도보 여행을 한 번도 해본 적 없는 보부아르는 버스를 타고 인근 카시스Cassis로 가서 절벽 위를 걷기 시작했다. 10킬로미터의 도보 여행이 끝났을 때, 보부아르는 그 길 전체를 다시 걷고 싶다는 강렬한 충동에 사로잡혔다.

이후 몇 달간은 마르세유 남부의 석회암 절벽 지대인 칼랑크Calanque를 혼자 걸으며 자유 시간을 보냈고, 이를 통해 '감정적, 호르몬적, 존재론적 혼란'에서 스스로 빠져나올 수 있었다. 보부아르는 가벼운 신발인 에스파드리유espadrille를 신고, 낡은 원피스를 입고, 손목에 빵과 바나나가 담긴 바구니를 걸고 혼자 도보 여행을 했으며, 이 모습을 본 다른 도보 여행자들은 신기해했다.

이 도보 여행 덕분에, 보부아르는 장시간 공부하며 운동을 멀리했던 어린 시절의 영향으로 약해진 근육을 서서히 재건할 수 있었다. 절벽을 오르내리며 '둔하고 어색한' 몸에서 벗어났고, 그와 동시에 독립심과 자기 결정 능력을 높였다. 마침내 그녀는 좀 더 오르기 힘든 언덕과 산으로 나아가게 되었고, 그곳에서는 며칠씩 배낭을 메고 여행하기도 했다. 이 모든 성취는 절벽 위에서 발견한 자기 확신과 영감 그리고 힘 덕분이었다. 보부아르는 절벽 산책로가 '지루함과 후회 그리고 여러 형태의 우울'에서 자신을 보호해 주었다고 썼다.

이로부터 오랜 세월이 흐른 뒤, 나는 카시스의 절벽 위를 걸으며 보부아르의 선택을 두고 곰곰이 생각했다. 마르세유에서 접근할 수 있는 모든 산책로 중에서 절벽 위를 걷겠다고 선택한 이유는 무엇일까? 사실 그것은 영감에 찬 선택이었다.

절벽 산책로는 언덕과 산에서만 느낄 수 있는 짜릿함을 선사하지만, 체력이나 장비 또는 길 찾기 기술은 거의 필요 없다. 보부아르는 지도 읽기에 매달리다가(당시 여성들은 지도 읽는 법을 배우지 못했으며 그런 교육이 장려되지도 않았다) 길을 잃거나 수렁에 빠지지 않았다. 탈진하지도 근육을 다치지도 않았다. 그 대신 한쪽은 바람에 흔들리는 나무들로 우거진 숲이 있고, 다른 한쪽은 반짝이는 푸른 바다가 있는 경관에 몰두했다. 훗날 그녀는 절벽 위를 걸으면서 느낀 '자기만족'을 글로 남기고, "더는 나 자신을 경멸하지 않았다"고 덧붙였다.[2]

절벽 산책로는 짧고 반복적인 오르막과 내리막을 동반하며, 걷는 동안 심박수를 높였다가 다시 느려지게 만든다. 이러한 지형은 산처럼 위압적으로 가파른 오르막길도 아니고, 언덕처럼 울퉁불퉁해서 무릎에 충격을 주는 내리막길도 아니다. 보부아르처럼 조금씩 자신을 확장하고자 하는 사람에게 절벽 산책로는 자신의 신체 능력을 시험하기에 더할 나위 없이 좋은 선택이다.

절벽 산책로는 '다시 혼자 있는 법'을 배우기에도 적합하다. 이 산책로는 다른 사람들에게도 인기가 많아서, 혼자 천천히 걷는 동안에도 고립되었다거나 무방비 상태라는 느낌을 받지 않는다. 여기서는 다른 사람과 적절히 교류하며 자신만의 고독을 해치지 않을 수 있다.

좀 더 실용적인 관점에서 보자면, 경사로를 걷는 것은 엉덩이 근육에 특히 좋고, 튼튼한 엉덩이 근육은 허리 통증이 생길 가능성을 낮춘다. 따라서 절벽 걷기와 언덕 걷기는 좌식 생활을 하는 사람에게 특히 이롭다. 많은 학생들처럼 보부아르도 도서관과 책상 앞에서 오랜 시간을 보냈다. 우리는 이제 장시간 앉아 있는 생활 습관이 척추 건강에 해롭다는 것을 안다. 지난 10년간 진행된 수십 건의 연구는 좌식 생활이 유발하는 생리적 유해성을 조사했고, 결과적으로 장시간 앉아 있는 것은 실수 증가, 심장병, 고혈압, 당뇨, 골다공증, 심지어 암과 연관되어 있음이 밝혀졌다. 실제로 여러 연구는 과도한 좌식 생활과 수명 단축 간의 연관성을 분명하게 밝혔다.[3]

2021년 연구자들은 장시간 앉아 있는 생활 습관과 기분 사이의 연관성을 탐구했고, 그런 생활 습관과 우울증이 명백하게 연관되어 있음을 발견했다. 연구진은 "앉아 있는 전체 시간과 연속해 앉아 있는 시간이 긴 사람은 우울증 발생 확률이 14퍼센트 더 높았다"라고 결론지었다.[4]

이 연구는 좌식 생활과 불안 사이에 연관성을 발견하지 못했다. 그런데 후속 실험을 진행한 연구자들은 그 결과에 깜짝 놀랐다. 피실험자가 책을 읽는 경우는 장시간 앉아 있어도 불안이 나타나지 않았지만, 화면(스마트폰, 태블릿, 컴퓨터, TV)을 보며 웅크리고 앉아 있는 경우는 완전히 다른 결과가 나왔기 때문이다. 화면을 응시하면서 2시간 이상 앉아 있던 피실험자는 영화를 보며 휴식을 취하든 소셜 미디어를 즐기든 상관없이 불안감이 증가했다고 보고했다.[5] 피실험자가 장시간 앉아 있을 때 불안이 나타나는 결정적인 요인은 화면을 응시하는 행위에 있는 것으로 추정되었다. 더욱이 화면 앞에 앉아 있는 시간이 길수록 불안 수준도 더 높아졌다.

이 결과를 어떻게 해석해야 할까? 화면에서 나오는 청색광 때문일까? 아니면 작은 화면 앞에서 몸을 웅크리고 있는 자세 때문일까? 과학자들은 확실한 결론을 내리지 못했지만, 나는 메시지가 분명하다고 생각한다. '화면을 보지 않으며' 산책해야 한다는 것이다.

이제 가벼운 오르막과 내리막을 반복해 오르내리며 근육을 키우는 절벽 걷기로 돌아가자. 나를 가장 놀라게 한 발견은 2023년 발표된 한 연구에서 나왔다. 이는 체계적인 운동 프로그램을 따르지 않는 사람들, 이를테면 정기적으로 스포츠를 즐기거나, 체육관 회원으로 등록하거나, 줌바 수업을 듣거나, 장기간 도보 여행을 한 적 없는 2만 2,000여 명을 대상으로 진행한 연구다. 피실험자는 심박수, 걸음 수, 칼로리 소모량을 기록하는 디지털 손목 추적기를 일주일간 착용하고 평소와 다름없이 생활했다. 7년 뒤 연구진은 피실험자의 임상 건강 기록과 추적기의 데이터를 비교했다. 그 결과 짧고 강도 높은 활동은 모든 암의 위험도를 현저히 낮추는 것과 연관되어 있었으며, 특히 유방암·폐암·간암·신장암·결장암·자궁내막암·대장암에서 그러한 효과가 뚜렷하게 나타났다.

이 연구를 주도한 이매뉴얼 스타마타키스 Emmanuel Stamatakis 교수는 계단 오르기, 버스 따라잡기, 무거운 짐 나르기 등 일상에서 발생하는 짧고 강도 높은 활동을 '일상 속 고강도 간헐적 신체 활동 vigorous intermittent lifestyle physical activity, VILPA'으로 명명했다. 그러면서 이는 '일상생활에 고강도 인터벌 트레이닝을 적용하는 것'과 같다고 설명했다. 매일 VILPA를 단 3분 30초만 실천해도 전체 암 위험도는 18퍼센트 감소했고, 매일 VILPA를 4분 30초 실천하면 그 위험도가 21퍼센트까지 감소했다. 좌식 생활과 연관성이 있는 암의 경우는 감소 폭이 훨씬 컸다. 매일 4분 30초간 '호흡이 가빠지는 운동'을 하면 유방암, 폐암, 대장암 위험도가 3분의 1로 감소했다.[6]

절벽 걷기만큼 짧고 폭발적으로 '호흡을 가쁘게' 만드는 활동은 거의 없으며, 절벽 경관은 우리가 숨을 헐떡이도록 자연스럽게 이끈다. 아래로 끌어당기는 중력에 맞서기 위해 **폐는 더 빠르고 깊은 호흡을 목표로 열심히 작동하며 온몸으로 산소를 공급한다.** 심장은 근육으로 가는 혈류를 늘리기 위해 심박 속도를 높인다. 게다가 절벽(그리고 언덕)은 경사가 끊임없이 변화하므로 심장과 폐에 계속해서 긍정적인 도전 과제를 부여한다. 스타마타키스 교수는 이러한 걷기 방식이 암 위험도를 줄이는 이유 또는 과정을 확신하지는 못한다. 그런데 그의 추정에 따르면 절벽 걷기는 "심폐 건강을 빠르게 개선하며, 이는 인슐린 저항성과 만성 염증을 낮추는 것과 관련이 있다." 인슐린 저항성과 만성 염증은 모두 암의 위험 요인으로 알려져 있다.

'호흡이 가빠지는 운동'으로 급격히 낮아지는 것은 암 위험도만이 아니다. 과거 연구에 따르면, 일상에서 짧고 강도 높은 활동을 여러 번 반복하는 경우 모든 원인에 의한 사망 위험도가 감소하는 것으로 나타났다.

인간의 마음은 어떨까? 강도 높은 움직임으로 희망 분자가 맹렬히 분비되면(희망 분자는 대부분 신체 움직임이 격렬해질수록 더 많이 분비된다), 우리가 오르는 절벽처럼 우리의 기분도 상승한다. 아니면 단순히 호흡을 가쁘게 만드는 모든 행위가 주의를 돌려 자기 몸에 집중하도록 유도하며, 쓸데없는 생각에서 벗어나도록 이끄는 것일 수도 있다.

노트

절벽 산책로는 모든 산책로 중에서도 가장 아름답고 흥미롭기로 손꼽힌다. 이곳에서는 바다 공기가 지닌 풍부한 이점(2장 '해안' 참조)을 경험하는 동시에, 오르막과 내리막이 제공하는 이점(4장 '언덕'과 18장 '산' 참조)까지 누릴 수 있다.

절벽 산책로는 대개 두 가지 서로 다른 경관을 선사한다. 한쪽에는 바다가 있고 다른 쪽에는 관목지, 숲, 목초지 또는 심지어 폐허가 된 해양 산업의 흔적이 있을 수 있다.7 어느 쪽이든, 절벽 산책로만큼 끝없이 다채로운 볼거리와 즐거움을 주는 산책로는 드물다.

등산 스틱은 오르막과 내리막 모두에서 속도와 균형을 유지하는 데 도움이 된다. 연구에 따르면, 등산 스틱은 피로감을 더 느끼지 않으면서 빠르게 걸을 수 있도록 돕는다. 내리막에서는 무릎에 가해지는 부담을 덜어주며 넘어질 가능성을 낮춘다.

쌍안경을 사용해 바닷속으로 다이빙하는 새와 유유히 움직이는 범선을 관찰하자.

해안과 절벽 꼭대기에서는 극심한 더위(그리고 바람)에 노출될 수 있다. 바람이 불면 머리카락과 모자를 고정하고 펄럭이는 옷자락을 단단히 묶자. 그리고 자외선 차단제를 꼭 바르자. 바닷가(절벽 꼭대기 포함)는 자외선 지수가 항상 높다. 선글라스나 모자를 착용하여 바닷물에 반사되는 눈부신 햇빛을 피하자.

다른 넓은 수역과 마찬가지로, 절벽 꼭대기에서 보는 바다는 기분 전환 효과가 있는 풍부한 빛을 선사한다(10장 '호수' 참조).

Chapter 10

호수

고요한 물과 빛의 숨겨진 과학

정의) 육지로 둘러싸인 넓은 수역

특효) 내면의 혼란, 상실, 평온이 긴급히 필요한 때

"호수는 경관 중에서
가장 아름답고 표정이 풍부하다.
그것은 지구의 눈이며,
이 눈을 들여다보는 이는
자기 존재의 깊이를 비로소 헤아리게 된다."

헨리 데이비드 소로 Henry David Thoreau

the
walking
cure

2009년, 스위스에서 기후 변화를 연구하던 과학자 알리 폭슨Ali Foxon 박사는 자신의 삶이 서서히 무너지기 시작한 이야기를 꺼냈다. "약혼자의 어머니가 공격적인 암으로 우리 결혼식 5일 전에 돌아가셨다. 아들은 조산으로 태어나 잠을 잘 자지 못했다. 얼마 후 사랑하는 아버지도 갑작스럽게 세상을 떠나셨다."

엎친 데 덮친 격으로, 폭슨 박사는 심각한 자궁내막증 진단을 받고 더는 아이를 가질 수 없다는 말을 들었다. 잠을 이루지 못하는 갓난아이와 낯선 나라에 단둘이 남겨진 폭슨 박사는 슬픔과 상실의 엄청난 무게를 감당하기가 어려웠다.

폭슨 박사는 몸도 마음도 지쳐 있었지만, 긴 산책을 시작했다. "거대한 파도에 휩쓸린 기분이었다. 감정적으로나 육체적으로나 완전히 탈진한 상태였다. 정말 외로웠지만 가까운 곳에 나를 지지해 줄 사람이 아무도 없었다. 너무 지친 데다 수줍은 성격이어서 모임에 나갈 엄두도 내지 못했다. 우울증 문턱까지 왔음을 알았다. 가족력이 있기 때문이다. 제네바 호숫가 산책이 회복의 첫걸음이었다. 호수는 나를 진정시켰고, 동시에 영감을 주었다."

회복 과정에서 두 번째 단계는 호수를 비추던 햇살이 수컷 오리의 에메랄드빛 깃털에 반사되어 반짝이는 모습을 포착한 순간이라고 고백했다. "그 순간을 종이에 담고 싶어서 스케치를 시작했다. (…) 제네바 호수는 걷고 스케치하기에 완벽한 장소였다. 스케치에 서투른 초보자였기에 정지해 있거나 느리게 움직이는 자연의 다채로운 모습들, 예를 들면 백조나 자고 있는 오리 또는 물 위에 떠 있는 나뭇잎이 반가웠다. 호수 위에서 천천히 부드럽게 흐르는 삶을 스케치하다 보면 불안하고 다급한 마음이 진정되었다."

그녀는 호숫가에서 빛을 통해 선명한 깨달음의 순간을 경험하고, 인생에서 가장 무모하면서도 용기 있는 결정을 내렸다. 과학자의 길을 내려놓고, 예술가가 되기로 결심한 것이다. 더욱이 폭슨 박사는 유아용품이 가득 담긴 배낭을 메고 유아차를 밀면서 걸어야 했다. "호수 근처에서 살았던 것은 행운이었다. 멀리 나가거나 산으로 갈 에너지는 없었기 때문이다. 호숫가는 평평하고, 앉아서 쉬거나 스케치할 만한 벤치도 많았다."

폭슨 박사가 호숫가 산책에서 느낀 매력이 단순히 실용적인 측면에만 있는 것은 아니었다. 호수의 매력은 풍부한 빛에도 있었다. 그녀는 이렇게 말했다. "본능적으로 빛에 이끌렸다. 반짝이는 물결과 수면에 비치는 풍경, 그리고 광활하게 펼쳐지는 연푸른색 파노라마에 마음을 빼앗겼다. 빛과 공간감이 긴장을 누그러뜨리고 기분을 환하게 밝혔다. 날이 갈수록 내 안에 회복 탄력성이 자라나는 느낌이 들었다."

이처럼 말로 표현하기 어려운 빛에 대한 갈망을 나 역시 잘 안다. 아침 산책을 할 때면 언제나 가장 밝고 환한 공간을 향해 걷는다. 숲길을 걸을 때면 가장 넓고 트인 길을 찾거나, 나뭇가지 사이로 쏟아지는 햇빛이 오팔처럼 반짝이는 빛 웅덩이에 멈춰 서 있곤 한다. 이는 의식적인 행동이 아니다. 그저 내 몸이 햇빛을 향해 가는 대로 따를 뿐이다.

그렇다면 왜 인간의 생물학적 본능은 우리를 빛으로 이끄는 것일까? 왜 빛은 기분을 북돋우는 데 이토록 중요한 걸까? 아침 햇빛에는 청색광이 풍부하게 포함되어 있고, 이는 체내에 남아 있는 멜라토닌을 제거하는 데 도움이 된다. 일주기(하루를 주기로 하여 나타나는 생물 활동이나 변화) 전문가 사친 판다Satchin Panda에 따르면 멜라토닌(우리 몸에 언제 잠들어야 하는지 가르쳐주는 호르몬)은 잠에서 깬 뒤에도 1시간 동안 몸에 남아 있을 수 있으며, 그런 경우 졸리거나 머리가 다소 멍한 느낌을 받을 수 있다. 청색광(파장이 짧고 진동수가 크며 에너지가 높은 빛)이 풍부한 밝은 아침 햇빛은 또한 스트레스 호르몬인 코르티솔이 생성되도록 촉진한다. 사실 인간은 각성 상태를 유지하고, 집중력과 활력을 높이려면 소량의 코르티솔이 필요하다.

많은 사람이 햇빛에 끌리는 이유는 이것만이 아니다. 인간은 시각에 의존하는 주행성 생물이어서 밝은 햇빛에 온몸이 휩싸여 있을 때 안전함을 느끼기 때문이다. 실제로 호주에서 발표된 연구[1]에 따르면, 빛이 편도체를 둔화시킨다고 한다. 간단히 말해, 편도체는 무언가 잘못되었음을 감지하면 투쟁-도피 체계를 활성화해 생존에 필요한 생화학물질로 우리 몸을 가득 채운다. 우리가 만성 스트레스나 불안에 시달릴 때는 빛이 편도체를 진정시킨다.

호수만큼 빛이 풍부한 곳은 찾기 어려운데, 여기에는 깨끗한 수면에 태양이 비칠 때 생기는 윤슬이 어느 정도 기여한다. 윤슬은 미세한 반짝임 수천 개로 구성되어 있으며, 각각의 반짝임은 햇살 조각이 특정 각도로 수면에 반사되어 우리 눈으로 도달할 때 생긴다. 산들바람에 물살이 출렁이며 윤슬의 반짝이는 패턴이 변화하면, 빛과 시각적 자극이 끊임없이 생성된다. 넓은 호수만큼 풍성한 빛을 생성하는 곳은 바다뿐이다(2장 '해안' 참조).

밝은 아침 햇빛은 불안 해소제 이상의 역할을 한다. 최신 연구에 따르면, 청각으로 학습하는 과제를 받은 피실험자는 어두운 상태 또는 주황색 광이 있는 상태에서보다 청색광이 있는 상태에서 더 나은 성과를 보였다. 2023년에 발표된 연구[2]에서는 피실험자가 학습 과제를 수행하는 동안 뇌를 정밀 검사했다. 검사 결과, 청색광이 있는 상태에서는 뇌의 다양한 경로 간 연결이 강화되어 피실험자의 집중력과 기억력이 향상되었다. 신경과학자들은 인간 뇌가 낮 동안 학습하도록 진화했다고 생각하며, 이러한 견해는 다른 실험에서 청색광이 풍부한 조명을 교실에 설치했을 때 학생들의 학업 성취도가 더 높게 나타난 결과와도 일치한다.[3] 아침 호숫가를 걷고 스케치하는 활동은 폭슨 박사가 예술적 역량을 발전시키며 자신감을 높이는 데 도움이 되었을 것이다.

빛은 기분과도 관련이 있다. 인간에게는 낮에 밝은 빛이, 밤에 완전한 어둠이 필요하다는 것을 시사하는 연구 결과가 점점 더 늘어나고 있다(20장 '야경' 참조). 최근 8만 6,000여 명을 대상으로 한 연구에서는 낮에 햇빛에 많이 노출될수록 자해, 불안, 정신증, 외상 후 스트레스 장애PTSD 및 주요 우울장애의 위험도가 낮아지는 경향이 명확하게 드러났으며, 가장 밝은 빛에 노출된 사람은 그 위험도가 20퍼센트 낮았다.[4]

연구자들은 확신할 수 없지만, 우리 눈 뒤에 있는 내인성 감광 망막 신경절 세포intrinsically photosensitive retinal ganglion cell, ipRGC가 빛의 광자 정보를 감지하고, 그 정보를 인체의 일주기(생체) 시계뿐만 아니라 우울증과 관련된 두 개의 뇌 영역(내측 편도체와 외측 고삐핵lateral habenula)으로 전달한다고 추정한다.[5]

아마도 인간은 해가 뜨면 계속해서 좋은 기분을 느끼도록 진화했을 것이다. 아침에 일어나 식량을 찾고, 물을 구하고, 공동체를 돌보며, 살아남으라는 단순한 신호로 받아들이며 말이다.

스털링대학교 크레이그 맥두걸Craig McDougall 박사는 노년층이 넓은 수역 가까이에 살수록 정신 건강에 어떤 변화가 생기는지 조사하고, 스코틀랜드의 호수와 바다 모두 항우울제 사용 감소와 연관성이 있음을 발견했다. 그런데 피실험자가 넓은 담수호 근처에서 시간을 보낼수록 그 연관성이 더욱 두드러지게 나타났다. 맥두걸 박사의 설명에 따르면, "근처에 파란색 공간이 많은 환경은 인근 녹색 공간보다 항우울제 사용 감소에 더 큰 영향을 미치고, 바다보다는 호수가 그 영향력이 더 컸다." 다른 연구에서도 **넓은 수역 근처에 사는 사람이 일반적으로 스트레스를 덜 받는다**고 언급되었는데, 흥미로운 점은 **호수의 경우 '크기'가 중요하다**는 것이다. 맥두걸 박사는 "물의 양이 많을수록 지역 주민의 정신 건강이 더 좋게 나타나며, 이는 항우울제 처방 감소로 이어진다"고 덧붙여 설명했다.[6]

한편, 동물을 대상으로 한 연구는 밝은 빛에 일정하게 노출되지 않으면 학습 능력과 기억력이 저하되고, 뇌 가소성을 조절하는 생화학 물질의 수치가 급격히 감소한다는 것을 시사한다. 어둑한 환경에 계속해서 갇혀 있던 쥐를 대상으로 진행한 두 연구의 저자들은 "수컷보다는 암컷에서 나타난 행동 결핍이 더 심각했다"고 설명했다.[7] 즉, 암컷과 수컷은 밝은 빛의 부족에 다르게 반응한다. 빛이 우리 뇌와 몸에 미치는 영향을 깊이 이해하기 위해서는 추가 연구가 필요하며, '빛 섭취light diet'가 신체 및 정신 건강에 중대한 영향을 미친다는 것은 점점 더 분명해지고 있다.

밖에서 보내는 시간은 길수록 좋다. 연구자들이 40만 명의 영국 성인을 대상으로 수집한 데이터를 분석한 결과에 따르면, 야외에서 빛을 받으며 보낸 시간이 1시간 늘어날 때마다 우울증 발병 위험도는 그에 상응하게 감소했다. 더욱이 피실험자가 자연광 아래에서 보낸 시간이 길수록 항우울제 사용은 줄고 행복감은 커졌다.[8] 최근 중국 연구진이 항저우 호수의 회복적 효과를 조사한 결과, 호숫가 산책자들이 가장 큰 행복감을 느꼈다고 지목한 날은 정확히 맑은 날이었다.[9]

그렇다면 진정 인간은 흐르는 물보다 고요한 물을 선호할까? 그렇다. 연구자들이 스코틀랜드의 피실험자에게 모든 유형의 물에 대한 기분, 감정, 반응을 일기에 기록하도록 요청한 결과, 피실험자들은 **"호수나 저수지 같은 고요한 수역이 강이나 개울 같은 흐르는 물보다 더 큰 평온함을 가져다주었다"**고 답했다.[10]

풍부한 빛 외에, 고요한 수역의 어느 요인에서 회복적 효과가 나오는 걸까? 일부 과학자는 고요한 물이 명상과 성찰을 유도한다는 점에 주목하지만, 앞에서 언급한 연구를 이끈 연구자 메건 그레이스Megan Grace는 호숫가의 공간감이 중요한 역할을 한다고 생각한다. 그녀는 다음과 같이 설명했다. "피실험자들은 특히 호숫가 공간의 개방감을 좋아했고, 강가 산책로처럼 폐쇄적인 길에 비해 호숫가 산책로를 훨씬 더 편안하게 느꼈다."[11]

폭슨 박사도 이에 동의하는 이야기를 했다. "호수는 놀랄 만큼 고요하고 한결같다. 바다도 좋아하지만, 특히 아기와 함께 바다에 있을 때는 파도와 조수를 살피게 된다. 제네바 호숫가에서는 걷고 스케치하며 온전히 휴식을 취할 수 있다." 고요한 물은 밀물, 변덕스러운 물살, 해파리, 갑작스럽게 높아지는 파도에 대한 걱정을 덜어주는 덕분에 더욱 안전하게 느껴진다.

파란색 공간을 연구하는 캐서린 켈리 박사는 모든 물이 이롭다고 말한다. "물속이나 물가에 있으면 혈압이 낮아지고 호흡이 느려지며 부교감신경계가 원활히 작동하게 된다. 부교감신경계는 인체에서 '휴식, 회복, 안정'을 담당하는 체계로, 뇌의 효과적인 작용과 건강한 면역 반응에 필수적이다. 물은 인간을 편안하게 한다. **물속이나 물가에서는 불쾌감을 유발하는 스트레스 호르몬인 코르티솔 및 아드레날린 수치가 감소한다.**"[12]

켈리 박사는 **고요한 물**이 지닌 놀라운 힘 또한 인정한다. "반사된

빛은 시각적 환경을 인간 감정과 연결한다. 호수의 물은 바람과 빛을 받아 쉽게 반짝이거나, 출렁이거나, 잔물결을 일으키는 질감을 지닌다. 이러한 특성은 심리학자들이 '부드러운 매혹'이라 일컫는 상태를 유발하는데, 이는 굳이 애쓰지 않아도 자연스럽게 주의가 머무는 상태로 심미적 즐거움을 동반한다. 이런 상태에서는 뇌가 일상적인 걱정에서 잠시 벗어날 수 있다."[13]

물이 인간 정신에 깊이 영향을 미친다는 것을 확신하지 못하는 사람은 2023년 조사 결과에 주목하라. 이 조사에서 행동과학자들은 물이 풍부한 지역과 물이 부족한 지역에 사는 사람들의 사고방식을 비교했다. 그 결과 명백한 차이가 발견되었다. 물이 부족한 지역의 거주민은 '신중하고 미래 지향적'이어서 계획을 세우고 앞날을 생각하는 데 더 많은 시간을 썼다. 반면 물이 풍부한 지역의 거주민은 현재를 즐기며 사는 경향이 강했다. 연구자들은 물이 부족한 환경이 "절약하고 미래를 대비하는 사고방식을 유도한다"고 말하며, 진화 과정에서 인간은 물이 풍부하든 부족하든, 그 상황에 명확한 반응을 나타내도록 설계되었다고 부연 설명했다.[14]

다만, 물이 깨끗한지는 확인하자. 물 위를 둥둥 떠다니는 페트병과 과자 봉지를 보고 싶어 하는 사람은 없다. 맑고 깨끗한 물을 찾고 싶다면 스코틀랜드의 호수, 핀란드의 호수, 알프스의 호수로 향하자. 호수는 모든 면에서 지구의 눈이다.

노트

호수가 스트레스를 완화하는 데 얼마나 걸릴까? 홍콩 연구자들이 물을 바라보는 사람들의 뇌파를 EEG로 측정한 결과, 호수를 바라보고 3분 이내에 스트레스 수치가 급격히 감소했다.[15]

산책을 화창한 날로만 제한하지 말자. 2023년 한 연구에 따르면 '잔잔한 물이 있는 공간'은 맑은 날보다 '흐린 날'에 정서적 회복력이 더 컸다.[16]

스케치북과 연필을 가져가자. 폭슨 박사에 따르면, 그림 그리기는 생각의 수렁에서 빠져나오는 데 도움이 된다. 그녀는 스케치하는 사람들에게 작품보다 관찰에 집중하라고 권한다.

일기도 그림처럼 치료 효과가 있다. 연구에 따르면 호숫가 산책 경험을 일기에 기록한 사람은 자신을 깊이 성찰하고, 호수 생태계에 적극적으로 몰입하게 되었다. 노트를 챙기고, 호수가 어떤 감정을 불러일으키는지 기록해 보자.

호수 수면에서 반사되는 빛의 양은 수면의 면적·맑기·깊이(넓을수록, 맑을수록, 얕을수록 좋다), 태양의 각도(낮을수록 좋다), 물의 움직임 등 여러 요인에 따라 달라진다. 에너지와 기분을 북돋우는 청색광을 누리고 싶다면, 아침에 호숫가를 산책하자.

윤슬은 해 질 무렵에도 장관을 이룬다. 해 질 녘, 햇빛이 대기를 수 킬로미터 통과하는 동안 청색광이 대부분 산란하면 진홍색, 분홍색, 호박색, 금색의 반짝임이 수면에 생긴다. 이 반짝임은 이제 하루를 마무리할 시간이라는 신호를 우리 몸에 보낸다.[17] 고요한 수면을 비추는 달도 '달빛의 반짝임(20장 '야경' 참조)'을 만들어내며, 그 신비롭고 우아한 빛은 한번 경험해 볼 만한 가치가 있다.

햇빛은 인간의 마음뿐만 아니라 심장(그리고 생식 능력!)에도 좋다. 2024년 연구에 따르면 자연광에 많이 노출될수록 심부전(심장 기능 상실) 발생률은 낮아지고,[18] 고령 여성의 생식 능력은 향상하는데,[19] 이는 단순히 비타민D 때문만은 아니다.

일부 연구자는 유리(안경 포함)가 차단하는 짙은 자색광과 적외선이 시력, 세균 억제, 뇌 건강에 의외로 이로울 수 있다고 추정한다.

호수는 인기 있는 천연 수영장이다. 야생에서의 수영 또한 마음의 평정을 유지하는 데 도움이 된다는 증거가 있다. 야생 수영은 도파민과 노르에피네프린 등 좋은 기분과 활력을 유발하는 생화학물질이 다량 분비되도록 우리 몸을 자극한다. 수건을 챙기고 호수에 몸을 담가보자.

광학자 조지프 쇼Joseph Shaw가 말했듯, "주의를 기울이기만 하면 누구나 아름다운 빛의 쇼를 볼 수 있다. 빛의 패턴을 무심결에 알아차릴 수도 있고, 몇 시간 동안 자세히 관찰할 수도 있다. 물 위에서 반짝이는 빛을 관찰하다 보면, 자연에서 많은 것을 배우고 감탄하게 된다."[20] 그렇다, 빛의 쇼를 감상하기에 호수만 한 곳은 없다.

Chapter 11

버려진 기찻길

폐철로 위의 생화학적 유대감

㊞ 더는 사용되지 않는 기찻길

㊞ 유대감을 강화하거나 회복하고 싶은 가족과 친구들,
창의력과 상상력의 연료가 필요한 사람,
슬픔에 빠져 있거나 사별한 사람, 현대의 기술 중심 사회에
좌절감을 느끼는 사람, 공간 부족으로 답답함을 느끼는 부모

"산책 초보자가 걷기에
부담 없는 길을 찾는다면
버려진 기찻길이 제격이다."

제프 빈터 Jeff Vinter

『빈터의 철도 안내서 Vinter's Railway Gazetteer』

the
walking
cure

작가들에게 좋아하는 산책 코스를 물으면, 십중팔구는 더 이상 사용되지 않는 기찻길을 언급할 것이다. 영화로도 제작된 소설 『트레인스포팅Trainspotting』의 저자 어빈 웰시Irvine Welsh는 고향 에든버러에서 가장 좋아하는 산책로가 포토벨로Portobello 해변으로 이어지는 폐철로 구간이라고 말한다. 저명한 작가 헌터 데이비스Hunter Davies는 기찻길 산책에 마음을 빼앗기고 그와 관련된 책을 썼다. 한편, 베스트셀러 작가 에마 힐리Emma Healey는 영감이 필요할 때면 과거 기찻길이었던, 노퍽의 레이크넘 웨이Lakenham Way를 자주 찾는다.

왜 작가들은 버려진 기찻길을 매력적으로 느끼는 걸까? 힐리는 폐철로를 완전한 시골도 도시도 아닌 '중간 지대'로 여긴다. 또한 '감각적이고 영감을 선사하는 곳'이자 '마치 글쓰기처럼 느껴지는 길'이라 말한다.[2] 나도 프랑스의 외딴 시골에서 그와 비슷한 경험을 한 적이 있다. 내가 머무르던 숙소의 뒤편에는 '부아 베르트voie verte'라고 불리는 76킬로미터 길이의 오래된 기찻길이 있었다. 나는 매일 그 길을 걸었고, 마치 눈앞의 철로처럼 글이 술술 풀려나왔다. 이 기찻길은 인적이 드물었기에 이따금 '혼잣말로' 글을 쓰면서 떠오르는 구절들을 휴대전화에 녹음했다.

전 세계에는 숨겨져 있거나 기억에서 사라진 철로가 수없이 존재하지만, 많은 사람이 그러한 경관을 외면한다. 우리는 출발점으로 되돌아오는 산책로를 선호하고, 볼거리나 즐길 거리가 많은 길을 원한다. 본능적으로 탁 트인 전망을 좋아하는 까닭에 산이나 언덕으로 향하며, 천성적으로 물을 사랑하는 까닭에 강이나 호수, 운하, 바다로 향한다. 그래서 많은 사람은 좋아하는 산책 장소로 기찻길을 꼽지 않는다.

그런데 과학은 인간이 기찻길 산책로를 너무 성급하게 배제했다는 것을 시사한다. 철로를 따라 천천히 걸을 때, 우리는 뇌 깊은 곳에서 변화가 일어나 참신한 아이디어를 품고 집으로 돌아가게 된다. 걷기와 자연이 창의적인 사고를 자극한다는 것은 이미 알려져 있다. 2021년 『하버드 비즈니스 리뷰』에서는 창의적 사고를 촉진하는 네 가지 요소에 '걷기'와 '녹색 공간'이 속한다고 언급했다.[3] 그런데 버려진 기찻길은 여기서 한발 더 나아간다.

버려진 기찻길은 운하를 따라 만들어진 길인 운하 견인로와 마찬가지로 지도를 보거나 방향을 찾을 필요가 없다. 철로 위에 올라서서 원하는 만큼 그 길을 따라 걸으면 된다. 철로는 대부분 도시 지역(많은 경우 기존 기차역 근처)에서 출발하므로 차가 없어도 쉽게 접근할 수 있다. 이보다 중요한 점을 꼽자면, 우리는 철로를 걷는 동안 걱정으로 주의가 흩어지는 걸 완전히 멈출 수 있다. 길을 잃지 않을 것이고, 걷기만 하면 된다는 점을 확신하기에, 우리는 창의적 사고를 억제한다고 여겨지는 화학물질에서 뇌를 완전히 해방시킬 수 있다(13장 '운하 견인로' 참조).

실제로 버려진 기찻길은 운하 견인로보다 방해 요소가 적으므로 깊이 있는 창의적 사고에 특히 도움이 된다. 가능한 한 정신적 방해 요인에서 벗어나고 싶은 사람에게는 버려진 기찻길이 다른 어느 장소보다 적합하다. **더 이상 사용되지 않는 기찻길은 모든 산책로를 통틀어 가장 고요하고 일정하다.**

버려진 기찻길은 길을 찾기 쉽다거나 방해 요소가 없다는 점 외에, 상상력 측면에서 큰 가치를 지닌다. 운하의 경우 여전히 (여가용의 작은) 배가 다니지만, 이곳은 본래의 존재 이유와 완전히 단절되었다. 버려진 기찻길은 유령처럼 잊힌 길이자 자신의 과거로부터 단절된 경관이다. 그럼에도 이곳을 걷는 동안에는 오래전 인적이 끊어진 역사, 터널, 신호기, 다리에 이르기까지 철로의 역사와 계속 마주하게 된다. 버려진 기찻길을 산책할 때 우리는 상상력을 발휘해 과거로 되돌아간다. 그런데 아득하고 먼 과거(12장 '치유적 경관' 참조)가 아닌 조부모와 증조부모의 시대로 돌아간다. 버려진 기찻길에서는 과거가 너무도 가까이 있어서 마치 생생하게 살아 있는 듯 느껴진다.

이처럼 근래에 기억에서 잊힌 경관을 걷는 일은 깊은 감정적 울림을 준다. 폐철로는 한때 항구와 채석장, 도시와 탄광, 마을과 공장을 연결했으며, 이는 현대 세계를 형성한 산업 시대를 상기시킨다. 철도는 또한 산이나 바닷가 또는 먼 친척 집 같은 낯선 장소로 수많은 가족들을 데려갔다. 철도의 등장과 더불어 휴가라는 개념과 모험을 위한 여행이라는 개념이 나타났다. 지난 세기 발발한 세계대전 동안 기차는 군인 수천 명을 태우고 유럽과 아프리카, 아시아를 횡단하며 전쟁 양상을 바꾸기도 했다.

상상력을 조금만 발휘하면 석탄이나 채석한 돌을 가득 실은 화물열차의 기적 소리를 들을 수 있다. 바닷가로 향하는 아이들의 들뜬 외침, 철로가 덜커덕대는 소리도 들을 수 있다. 폐철로는 유령 같은 장소로서 인간 성취의 덧없음, 기술의 무상함, 그리고 변화와 상실이 인류의 삶과 풍경을 어떻게 바꾸었는지 상기시킨다. 여기서 우리는 한 세대 전의 세계를 재구성할 수 있다. 우리의 삶으로 들어왔다가 사라진 것들을 살펴보며, 그 변화와 상실이 우리 자신을 어떻게 형성해 왔는지 성찰할 수도 있다. 수작업으로 일군 절개지, 공들여 깔아

놓은 선로, 정교하게 설계한 다리들을 잇는 폐철로를 혼자서 걷다 보면, 인간이 쌓은 모든 것들의 덧없음을 되새기게 된다. 하지만 이와 동시에 인류는 늘 불확실성 속에서 살아왔으며, 그 속에서 생존하고 심지어 번영했다는 것 또한 떠올리게 된다.

한때 활기 넘쳤던 장소이자 속도, 진보, 근대성의 상징이었던 폐철로는 세상 만물이 항상 보이는 그대로가 아니라는 것을 일깨운다. 기찻길을 따라 걸으며 상상력을 발휘하는 동안 우리는 변화란 복잡하고 미묘하다는 것을, 부재에도 아름다움과 영혼이 담겼다는 것을, 부패와 쇠퇴는 삶의 일부분에 불과하다는 것을 이해하게 된다. 그리고 이 유령 같은 경관을 산책하며 감정을 해소하는 동안 우리는 부패와 쇠퇴가 사실은 희망의 풍경이라는 것을 깨닫게 된다. 버려진 기찻길은 오늘날 희귀한 야생 생물이 이동하는 통로가 되었다.

어떻게 이런 일이 일어났을까? 버려진 기찻길은 그대로 방치되며 사람과 살충제의 영향을 받지 않았기 때문이다. 그런데 이보다 더 흥미로운 이유는 절개지에 있을 수 있다. 절개지란 철로를 평평하게 유지하기 위해 (흔히 수작업으로) 깎아낸 경사면을 의미한다. 나는 프랑스의 부아 베르트를 걸으면서 절개지를 사랑하게 되었다. 절개지는 내가 세상에 드러나지 않도록 안전하고 편안하게 감싸며 나를 올바른 길에 머물게 하는 두 팔처럼 느껴졌다. 나중에는 절개지가 이 경관이 지닌 독특한 특징이며, 야생 생물이 번성하도록 돕는다는 것을 알게 되었다.

절개지에는 햇빛이 잘 드는 남향 경사면과 바람을 막는 북향 둔덕이 모두 존재하는 덕분에 다양한 풀, 꽃, 나무가 자랄 수 있다. 이러한 환경은 다양한 곤충과 이끼와 균류 그리고 수많은 새와 작은 포유류를 불러들인다. 게다가 다수의 오래된 기찻길은 길이가 상당히 길어서 생물에게 귀중한 이동 통로가 되며, 포유류가 도로에서 로드킬을 당할 가능성을 낮춘다. **실제로 현재 수많은 폐철로는 희소한 식물과 곤충, 조류와 포유류의 서식지가 되었다.**

폐철로의 이점은 여기서 끝나지 않는다. 부아 베르트는 내가 처음으로 경험한 폐철도 산책로는 아니었다. 어린아이를 키우던 시절, 내가 가장 좋아한 길이자 나의 정신 건강을 지켜주었던 산책로는 서식스Sussex를 가로지르며 22.5킬로미터 길이에 달하는 쿠쿠 트레일Cuckoo Trail이었다. 여기서 나는 아이들과 반려견과 함께 수많은 날을 보냈다. 이 평평하고 고른 산책로에서 첫째 아이는 자전거를 타고, 둘째 아이는 기차놀이를 하고, 막 걷기 시작한 셋째는 아장아장 돌아다녔다. 나는 갓난아기를 유아차에 태워서 밀고, 개는 목줄 없이 안전하게 뛰어놀며, 연로한 시부모님은 여유롭게 걸을 수 있었다. 폐철로는 운하 견인로, 도로, 절벽과 달리 초보 부모에게 불안감을 유발하지 않는다. 자동차나 낭떠러지가 없어 긴장할 필요가 없기 때문이다. **버려진 기찻길만큼 즐겁고 포용적인 경관은 없다.**

쿠쿠 트레일에서 한 가지 더 깨달았다. 버려진 기찻길은 사람 간의 유대감을 아름답게 형성해 준다는 것이다. 우리 가족은 안전한 철로 위를 오르내리며 걷고 난 뒤 깊어진 친밀감을 안고 집으로 돌아갔다. 당시 나는 이것이 신선한 공기와 녹지 그리고 운동의 효과라고 생각했다.

내 생각이 어느 정도는 맞았다. 하지만 과학적 발견에 따르면, '철로 유대감'에는 호르몬이자 신경전달물질인 옥시토신이 한몫했을 수 있다. '사랑 호르몬'으로도 불리는 옥시토신은 한 세기 전에 발견되었으며, 이때는 출산 진통을 유발하는 물질로만 밝혀졌다.

이후 1970년대 동독 과학자들은 올림픽에서의 경쟁력을 높이기 위한 가능성을 모색하던 중 옥시토신의 혈중 농도가 신체적·정신적 노력에 반응해 증가한다는 것을 발견했다. 예컨대 마라톤 선수가 신체적으로, 체스 선수가 인지적으로 노력하는 동안 선수의 몸에서는 더 많은 옥시토신이 생성되었다. 알고 보니, 옥시토신의 역할은 자궁 수축과 모유 분비를 촉진하는 것 이상이었다.

과학자들은 옥시토신이 미묘하고 복잡한 물질이며, 다양한 생물학적·상황적 요인과 상호 작용한다는 점을 밝혔다. 그리고 그 상호 작용 가운데 상당수는 생식과 아무런 관련이 없다. 이를테면 옥시토신은 동맥을 확장시켜 혈액과 산소, 영양소가 심장에 더 신속히 도달하도록 돕는다고 알려져 있다. 또한 노화와 염증을 예방한다고 추정되며, 일부 연구자는 옥시토신 수치를 높이면 뇌의 인지 기능 감퇴를 막을 수 있는지에 관해 탐구하고 있다.

한편, 옥시토신은 식욕 억제 특성이 있어 체중 감량 치료제로 연구되고 있다. 옥시토신의 진통 효과는 훗날 이 물질이 통증 완화 분야에 활용될 가능성이 있음을 암시한다.[4] 무엇보다 가장 흥미로운 점은 옥시토신의 항불안 및 항우울 효과가 연구되고 있다는 것이다. 혈관을 타고 흐르는 옥시토신이 많을수록 우리는 더욱 차분해지고 기분도 좋아진다. 한 연구팀이 표현했듯, "옥시토신 체계는 건강에 해로운 생리적·정신적 스트레스 반응을 완화하는 기능을 지녔을 수도 있다."[5]

마지막으로, 옥시토신은 창의성을 향상하는 신경 호르몬으로도 연구되고 있다.

그렇다면 우리 몸이 더 많은 옥시토신을 생성하도록 유도하기 위해서는 어떻게 해야 할까? 그리고 버려진 기찻길을 따라 걷는 것은 이 과정에 어떤 도움이 될까? 옥시토신은 운동으로 활성화되는 엑서카인의 일종으로 여겨진다. 연구에 따르면 10~15분간의 활발한 움직임은 남성과 여성 모두에서 혈중 옥시토신 수치를 약 2.5배 증가시켰다.[6] 옥시토신 분비를 촉진하려면 걷기 강도가 심장이 뛰는 수준이 되어야 한다. 앞으로 진행될 연구에서는 우리가 정확하게 얼마나 빨리 걸어야 하는지 밝혀질 것이다.

그런데 걷는 **방식**만 중요한 것이 아니다. 걷는 **장소** 또한 옥시토신 수치를 높일 수 있다. 안전하고, 평온하고, 두려움이 적게 느껴지는 장소에 있을 때 우리는 일반적으로 옥시토신을 더 많이 생성한다. 자연 속에서의 경험과 옥시토신 사이의 연관성을 조사한 2021년 논문에 따르면, "안전하고 평온한 동시에 익숙하고 매력적으로 느껴지는 장소는 옥시토신 분비를 자극하며, 이를 통해 항스트레스 효과를 나타낸다."[7]

흥미롭게도, 우리가 좋아하는 사람과 움직임이 동기화될 때도 옥시토신 수치는 증가한다. 이는 가족이나 친구들과 함께 걷거나 달리는 경험이 기운을 북돋고 정서적 유대감을 형성하는 이유를 설명한다. 이와 마찬가지로 개를 쓰다듬는 행위도 옥시토신 분비를 촉진한다(최신 연구[8]에 따르면, 인간과 개 모두에 해당함).

당시 나는 막 엄마가 되었기 때문에 이미 옥시토신의 바다에서 헤엄치고 있었을 것이다. 무엇보다 쿠쿠 트레일은 우리 가족이 나란히 손잡고 걸을 수 있을 만큼 넓었으며, 손을 잡는 행동 역시 옥시토신 분비를 촉진한다. 물에 빠질 위험이나 달리는 차를 걱정할 필요 없이 우리는 달리고, 뛰고, 춤출 수 있었다. 종종 노래도 부르고(또 다른 옥시토신 생성 요인), 자주 멈춰 서서 지나가는 개를 쓰다듬었다.

현재 옥시토신은 사람(또는 반려동물)에 의해 분비가 촉진된다고 여겨지지만, 유대감에 의해 촉진되는 화학물질이기도 하다. 내가 추정하건대, 미래의 연구자들은 마치 오랜 친구를 우연히 만났을 때처럼 친밀감이 느껴지는 특정 장소들 또한 옥시토신의 급격한 분비를 유도할 수 있음을 발견할 것이다. 베르트람 오피츠 교수는 내셔널트러

스트의 의뢰로 수행한 장소 연구에서 앞서 언급한 바를 암시했다. 그는 "뇌는 의미 있는 장소와 일상적 장소를 매우 다른 방식으로 처리한다. 의미 있는 장소는 강한 감정적 반응을 일으킨다"고 밝혔다. 오피츠는 이러한 유형의 유대감을 '더 높은 수준의 웰빙, 큰 행복과 삶의 만족감을 느끼고 삶이 가치 있음을 인식하는 것'과 연관 지었다.[9]

노트

유럽을 비롯한 전 세계 수많은 지역에는 수천 킬로미터의 버려진 기찻길이 얽혀 있다(영국은 약 6,400킬로미터이며 프랑스, 오스트리아, 이탈리아, 독일은 이보다 훨씬 길다). 이 가운데 상당 구간은 고가교, 터널, 야생 생물로 가득한 절개지가 어우러진 멋진 산책로와 자전거길로 변모했다. 인터넷에서 검색하거나 관련 도서를 구입해 탐험을 시작하자.

버려진 기찻길을 걷는 동안에는 옛사람들이 철도를 이용하던 모습을 상상해보자. 나는 전쟁에서 돌아온 할아버지와 역에서 할아버지를 기다리는 할머니를 떠올린다. 이런 상상이 공감을 불러일으킨다면 더욱 좋다. 연구에 따르면 공감을 느낄 때 옥시토신이 분비된다고 한다.[10]

가족이나 친구와 걸으며 노래를 부르자. 다른 사람과 함께 노래하는 행동은 옥시토신 분비를 촉진하는 또 다른 방법으로 입증되었다. 연구에 따르면 합창단원이 독창자보다 옥시토신 수치가 더 높다고 한다.[11]

자녀, 친구, 연인과 손을 잡거나 포옹하자. 접촉(특히 피부 대 피부)도 옥시토신 분비를 촉진한다.

잠시 멈춰 서서 지나가는 (온순한) 개를 쓰다듬고 껴안자. 동물을 쓰다듬으면 옥시토신이 즉각 분비된다.

걸으며 대화하자. 친밀한 대화는 옥시토신을 생성할 수 있다. 낯선 사람의 친절한 미소와 목소리도 옥시토신 분비를 유도하는 것으로 밝혀졌으니, 지나가

는 사람에게 웃는 얼굴로 인사를 건네자.[12]

햇빛이 생성하는 비타민D는 옥시토신 합성을 돕는다고 알려져 있다. 그러니 화창한 날에는 산책을 나서자.

절개지를 좋아하는 작은 곤충과 지의류를 발견하고 싶다면, 작은 돋보기를 챙기자. 이끼, 버섯, 나방, 애벌레를 관찰할 수 있다!

재정비된 철로는 시골에만 있는 것이 아니다. 파리의 프롬나드 플랑테Promenade Plantée, 런던의 파클랜드 워크Parkland Walk, 그리고 내가 좋아하는 산책로인 뉴욕의 하이라인High Line은 도심 속 폐철로 산책길이다. 파클랜드 워크에서는 오래된 기차 터널이 박쥐 동굴로 변모하기도 했다.

폐허가 된 다른 수많은 장소를 탐험하고 싶은가? 수몰되거나 버려진 마을, 운영이 중단된 원자력 발전소, 기억에서 사라진 공장이나 교회 또는 병원 등을 찾고 싶다면 urbexhub.com과 같은 웹사이트를 방문하자. 이 웹사이트는 세계 곳곳의 오래된 건물 사진으로 가득하다. 혹은 내가 가장 좋아하는 더럼 헤리티지Durham Heritage 산책로도 추천한다.

Chapter 12
치유적 경관

신비한 치유력이 깃든 성지들

- 정의 신체적, 정신적, 영적 치유를 이루는 특성으로 오래전부터
  알려진 장소 또는 공간

- 특효 불확실성에 대한 두려움, 신비와 마법에 대한 갈망,
  불안하게 뛰는 심장, 죽음에 대한 공포

"델포이에서는 응축된 침묵이 느껴진다.
델포이의 돌과 기념비들은 인류가 수 세기에 걸쳐
품었던 모든 의문과 열망, 깊은 욕망과 신성한 사유를
자기 안으로 끌어들였고,
이제 그것들을 영원히 간직하는 듯하다."

클라라 비비안Clara Vyvyan
『사원과 꽃: 그리스로의 여행Temples and Flowers: A Journey to Greece』

the
walking
cure

여행 작가 지니 레디Jini Reddy는 삶에서 더 많은 마법과 신비로움을 갈망하기 시작했고, 그것을 영국 전역의 다양한 경관에서 찾기로 했다. 아버지와 여동생을 모두 잃은 레디는 회고록 『원더랜드: 경관 속 마법을 찾아서Wanderland: A Search for Magic in the Landscape』에서 "평범함을 넘어서는 방식으로 땅을 경험하고 싶었다. 좀 더 열려 있고 색다르며 신비롭기까지 한" 감각을 갈망했다고 밝혔다.

레디에 따르면 "나 자신이 보이지 않는 존재라고 느껴졌다. 내 목소리가 들리기를 바라는 갈망 탓에 병들고 있었다." 그녀는 위태롭다는 것을 알았다. 유일한 치료법은 자신이 어렴풋이 감지한 '얇은thin' 경계 너머의 세계, 즉 '눈에 보이는 세계와 공존하고 상징과 예언으로 이루어졌으며 영적 교감이 가능한 세계'를 찾는 것이었다. 레디는 자신이 경험한 '내밀한 타자성(출생지는 영국, 혈통은 인도계, 성장 배경은 캐나다, 부모의 출생지는 남아프리카공화국)'을 동기 삼아 비밀스러운 치유의 샘부터 잊힌 대지의 신전, 숨겨진 미로까지 탐험하기 시작했다.

레디의 여정은 막연하고 혼란스러운 희망에서 시작되었다. 그러나 마지막에 심오한 변화가 찾아왔고, 이런 고백을 남겼다. "마치 내 DNA가 변형된 것 같았다. 인간이 느낄 수 있는 가장 예리하고 명료하며 편안하고 충만한 느낌이었다. 외로움과 단절을 겪은 뒤, 운이 좋으면 이런 상태에 도달하게 된다."

이는 단순한 운이었을까? 아니면 다른 무언가가 작용한 결과일까? 레디가 걸었던 경관은 치유의 장소로서 역사적인 명성이 있었다. 수 세기 동안 이러한 장소를 오갔던 사람들은 보이지 않는 희망을 품고 있었다. 남성은 병이 낫기를, 여성은 아기가 생기기를, 그리고 수많은 사람은 내면의 평화나 육체적 회복을 바랐다. 오늘날 대부분의 현대인은 숨겨진 샘이나 선돌이 둥글게 늘어선 환상 열석stone circle에 치유 효능이 있다고 믿지 않는다. 하지만 어쩌면, 우리도 레디처럼 회의론에 조심스럽게 의문을 제기해야 할지도 모른다.

수학자에서 사회지리학자로 변신한 윌 게슬러Wil Gesler 박사는 1990년대에 장소와 문화와 역사의 교차점을 연구하기 시작했다. 이는 일종의 웰빙 지리학이다. 게슬러는 전통적인 치유의 장소 세 곳

(프랑스의 루르드Lourdes, 영국의 바스Bath, 그리스의 에피다우로스Epidauros)을 연구한 뒤 육체적, 정신적, 영적 치유를 달성한다고 오래전부터 알려진 특정 환경을 설명하기 위해 '치유적 경관'이라는 용어를 고안했다.

오늘날 치유적 경관이라는 개념은 신성한 우물과 성스러운 샘부터 병원, 온천 그리고 원주민 조상의 유적지에 이르기까지, 회복과 관련된 모든 장소를 포괄하도록 확장되었다. 흥미롭게도 이러한 장소들 가운데 일부의 치유력은 과학자와 연구자 사이에서 확인되었다.

가장 잘 검증된 치유적 경관은 루르드에 자리한 치유의 샘이다. 1858년 어린 베르나데트 수비루Bernadette Soubirous는 환시를 통해 성모마리아 발현을 목격했다. 이후 방문객과 순례자 수백만 명이 건강을 기원하며 이곳을 찾았다. 그리고 많은 이들이 기적적으로 치유되었다고 주장했다. 1883년 루르드에는 '기적의 치유'를 조사, 인증, 기록하기 위한 의료국이 설립되었다. 의료국의 기록에 따르면 1914년까지는 매년 최소 100건의 치유 사례가 발생했으며, 그 이후로는 보고된 사례의 수가 꾸준히 감소했다.[1]

과학자들은 2012년부터 본격적으로 이 기록들을 면밀히 조사하기 시작했다. 발견된 사실은 흥미롭고 놀라웠다. 많은 치유 사례가 실제로 일어났으며 오래 지속된 것처럼 보였기 때문이다. 요약하면 "치유 사례는 이상하고 기묘하며 현재 우리의 이해 범위에서 벗어나 있지만, 여전히 인상적이고 믿기지 않을 만큼 효과적이다.[2] 루르드 현상은 여러 면에서 놀라우며, 아직도 과학적 설명이 필요하다."

연구자들은 많은 치유 사례가 "신경정신과적 현상의 일부이며 자기 암시와 위약 효과가 여러 사례에 영향을 미쳤을 가능성이 있다"고 추정했다. 연구자들의 견해에 따르면, 루르드(그리고 다른 치유 장소들)에서는 '기대와 희망, 믿음과 신뢰, 열정과 경외심, 명상과 환희'의 수준이 높았으며, 이 모든 요소가 '장소의 영적 분위기'를 복합적으로 구성했다.

최근 연구에서는 루르드 순례자 가운데 거의 절반이 초월적인 경험을 보고했다. 일부 순례자는 "신성한 존재와 소통했다고 느꼈고, 다른 일부는 초자연적이며 강력한 무형의 무언가를 경험했다"고 밝혔다.[3]

연구에 따르면 치유력으로 유명한 스코틀랜드의 성지에서도 사람들은 위안과 신성함을 느꼈다.[4] 이후 캐나다 퀘벡, 중국, 인도네시아, 인도, 네팔의 성스러운 경관도 과학의 엄밀한 검증을 거쳤고, 연구자들은 예외 없이 그리고 불가사의하게도 '신체적·정신적 건강상 상당한 이점'을 발견했다. 한 연구자가 말했듯 성지는 "수천 년에 걸쳐 진화하고 성장한 끝에 주요 사회문화적 현상이 되었다." 즉, 이러한 곳을 개인적 변화의 장소로 만들어내는 원동력은 우리가 그 장소를 알고, 상상하고, 믿는 행위 그 자체다.[5]

위약 효과를 과소평가하면 안 된다. 위약의 치유 효과는 널리 입증되었으며, 이 효과는 우리의 생각과 믿음, 기대감에서 나온다. **인간은 자신의 마음을 활용해 생리학적 치유 반응을 촉발할 수 있다.** 그런데 연구에 따르면 위약 효과는 주변 사람들과 환경의 영향을 받아 증폭될 수도 있다. 가령 우리가 좋아하고 신뢰하는 의사가 투여하는 위약은 훨씬 효과적으로 작용한다.[6]

스탠퍼드대학교의 마음과 몸 연구소Mind & Body Lab는 인간의 사고방식이 신체적·정신적 건강을 형성한다는 점을 꾸준히 발견했다. 이곳 연구자들은 '위약 효과는 신비롭고 설명할 수 없는 힘이 아니라, 심리적·상황적 요인에서 발생하는 산물'이라고 믿는다. 이들의 연구는 마음가짐의 강력한 효과, 즉 우리가 무엇을 어떻게 생각하느냐가 감정적·심리적·생리적으로 우리 자신을 변화시킬 수 있다는 것을 밝힌다. 이는 우리가 어떤 경관을 걸으며 그곳이 치유의 장소라고 믿으면, 매우 높은 확률로 스스로 치유될 수 있다는 의미다. 연구자 에스더 스턴버그Esther Sternberg는 치유적 경관을 설명하며 "무언가가 치유력을 지닌다는 믿음은 극도로 강력하다"고 강조했다.[7]

한편, 산티아고 순례길을 걷는 순례자를 대상으로 한 연구에 따르면, 순례자가 경험하는 증폭된 웰빙 감각에는 변화무쌍한 자연 경관이 무척 중요한 역할을 한다. 순례길에서 경험하는 다채로운 색조, 질감, 소리, 신체 감각의 각성 등 여러 요소 또한 웰빙 감각을 고조하는 데 기여하며, 이는 순례자의 경험에 종종 '초월적' 특성을 부여하는 것으로 보였다.[8] 스탠퍼드대학교의 마음과 몸 연구소에서 수행된 실험에서 신뢰할 수 있는 의사가 투여한 위약이 더 강한 효능을 나타냈듯, **특정 장소의 장엄함은 그곳에서 우리가 느끼는 희망의 감정을 확대할 수 있다**고 추정된다.

이후 다른 연구들도 비슷한 결론에 도달했다. **상징적 의미가 내재한 장소에는 치유의 가능성이 있다**는 것이다. 미국 미시간주의 비종파 영성 수련원에서 수행한 연구에 따르면, 해당 수련원을 방문한 사람들은 희망감이 눈에 띄게 증가했으며, 희망감은 우울증과 심장병의 증상 완화에 효과적이다.[9] 스코틀랜드[10]와 스톤헨지에서 치유 장소를 조사하는 연구자들은 '기이함에 가까운' 현상을 발견했다. 클레어 놀런Claire Nolan 박사가 스톤헨지에서 정기적으로 걷는 사람들을 인터뷰했을 때, 몇몇 사람들은 "그 경관에서 손에 잡힐 듯이 또렷하고 특별한 '느낌'을 받았다"고 대답했다.[11]

많은 사람은 선돌과 경관 덕분에 자신의 존재를 더 깊이 인식하고, 시간과 영속성, 전통과 연속성에 관해 성찰할 수 있었다고 언급했다. 또한 그 장소에 있는 것만으로도 자신이 과거와 지구, 우주와 밀접하게 연결되어 있음을 명료하게 느낄 수 있었다고 말했다. 일부는 스톤헨지와 인근의 세계 최대 환상 열석 유적지인 에이브버리Avebury 경관이 '정신적 웰빙의 필수 요소'라고 표현했다. 평화, 경외심, 연결감에 대해 말하는 사람들도 있었다. 놀런은 선돌이 일종의 심리적 안정감을 제공하며, 현대 사회의 스트레스에서 벗어나 사색할 수 있는 장소로 기능한다고 설명했다.

놀런의 이야기가 이어졌다. "사람들은 자신이 그 경관과 역사의 살아 있는 일부처럼 느껴진다고 자주 묘사했다. 일부는 이것이 정서적으로 지지받는 느낌이라고 표현했다. 나는 선사 시대 유적들 사이를 걷는 것은 시간과 세상과 우주 속에서 자신의 위치가 어디인지 깊이 이해하는 과정에 도움이 되리라 확신한다. 이는 자신의 삶을 조망하며 더 큰 의미를 찾는 데 유용하다."[12] 놀런은 이러한 장소가 인간의 마음과 영혼에 자양분이 되는 과정을 명확하게 이해할 필요가 있다고 주장하며 연구를 마무리했다.

그렇다면 이 '자양분'은 어떻게 작용할까? 영적으로 중요한 경관, 다른 말로 레디가 언급한 '얇은' 장소는 우리가 잘 알지 못하는 신비롭고 마법 같은 대상을 경험하게 한다. 이곳에서는 우리의 몸과 마음과 영혼이 순간 재연결된다. 잠시 우리는 헤아릴 수 없는 불확실한 것과 공존한다. 찰나에 불과할지라도, 미지의 대상과 편안하게 공존한다는 느낌은 우리를 진정시키며 불안과 스트레스를 마음 한구석으로 밀어두도록 도와준다.

이러한 경험이 중요한 이유는 무엇일까? 최근 연구에 따르면 정신적인 스트레스와 신체 건강은 예상보다 더 밀접하게 관련되어 있다. 미국의 소크 생물학 연구소Salk Institute for Biological Studies에서 수행한 연구에 따르면, 스트레스(분명히 밝히자면, 인간에게 불확실성보다 심각한 스트레스는 거의 없다)를 받을 때 생성되는 생화학물질은 암세포와 감염에 맞서 싸운다고 알려진 백혈구의 한 유형이자 주요 면역세포인 T세포의 활동을 극단적으로 방해한다. 또한 인간 조직에서 T세포를 조사한 결과, 놀랍게도 노르아드레날린(심리적 스트레스가 분비를 촉진함)이 과도하게 분비되면 T세포는 암세포와 병원균을 포기하고 오히려 혈중의 스트레스 호르몬 주위로 몰려들었다.

연구자들이 베타 차단제를 사용해 스트레스 호르몬의 생성을 억제하자, 이탈했던 T세포가 다시 돌아와 정상 활동하기 시작했다. 스트레스 호르몬은 면역세포의 기능을 멈추며 우리를 위험에 노출시킬 수 있는 것으로 보인다. 베타 차단제를 사용하든 선돌 주위를 걷든, 스트레스에 대처하는 행동은 T세포의 회복력을 향상해 우리 몸을 더 강하고 튼튼하게 만든다.[13] 요컨대, 미지의 대상(종종 불안감을 일으키는)에 마음을 열고 기꺼이 마주하는 경관에서는 막강한 치유 효과를 얻을 수 있다.[14]

오늘날 경험적 접근과 증거를 중요하게 여기는 과학자들조차도 인간은 초월적 경험을 하도록 타고났으며, 심지어 그런 경험이 꼭 필요할 수도 있음을 인정한다. 물리학자 앨런 라이트먼Alan Lightman은 영적 경험이 음식이나 물만큼 필수적이라고 설명하며, 다음과 같이 말했다. "세상 만물은 원자와 분자로 이루어졌으며 그 이상은 없다. 영적 경험조차 원자와 분자에서 비롯될 수 있다. 그런데 이러한 영적 경험 중 일부는 물질적 용어만으로 온전히 이해될 수 없다."[15]

영적인 감각을 갖는 것은 고난을 극복하고 포기하지 않으며 희망을 지속하는 데 중요하다는 사실이 반복적으로 입증되었다. 연구에 따르면, 이주민·난민·망명 신청자 가운데 자신을 '영적'이라고 생각하는 사람은 트라우마에서 회복할 가능성이 비교적 높았다.[16] 응급실 간호사 가운데 자신을 '영적'이라고 생각하는 사람은 번아웃을 겪을 가능성이 비교적 낮았다.[17] 스위스의 심장마비 환자를 대상으로 한 설문 조사에서는 영성이 우울증 감소와 유의미한 연관성이 있는 것으로 나타났다.[18] 암 환자 간병인을 대상으로 한 연구에서는 영성이 '간병의 어려움에 대처할 때 유용한 자원'이라고 결론지었다. 즉, (종교를 믿는 사람이든 아니든) 영적인 감각은 삶의 우여곡절을 헤쳐나가는 데 도움이 되는 것으로 보인다.

노트

한때 영적으로 치유된다고 여겨진 장소들, 이를테면 우물, 성스러운 샘, 강의 발원지나 하구 그리고 합류점을 찾아보자. 전통적으로 순례자들은 이러한 수원에 몸을 담그거나 그 물을 마셨다.

신성한 물을 마시기 전에는 검증된 휴대용 정수 필터를 사용하고, 목욕은 안전한 상황에서만 하자.

영국 순례 신탁British Pilgrimage Trust은 오래된 나무(특히 주목), 동굴과 수도원, 교회와 예배당, 대성당과 사원, 신성한 언덕과 유적지 그리고 고분과 환상 열석을 치유의 장소에 잠재적으로 포함한다. 자세한 내용은 다음 웹사이트에서 확인할 수 있다. britishpilgrimage.org/holy-places

많은 순례길은 치유적 경관에서 출발해 그 경관을 가로질러 가다가 그 안에서 끝난다는 점이 특별하다(17장 '순례길' 참조).

아주 오래된 포도밭조차도 그곳의 상징적 의미, 전통, 역사가 공유되고 나면 치유 잠재력을 지니게 된다고 밝혀졌다.[19] 치유적 장소에 얽힌 이야기를 아는 것이 무척 중요하므로 미리 알아두거나 전문가를 동반한 가이드 투어를 하자. 전문가 없이 가는 것도 고유한 이점이 있다. 레디에 따르면, '얇은' 경관에서는 땅이 우리를 안내할 수 있다. 그녀는 때때로 지도 없이 자신의 감각과 선호에 따라 걸었다.

일부는 이러한 장소가 인간 활력에 영향을 미치는 강력한 에너지 장field을 지닌다고 믿는다. 과거 조상의 활동(그것이 기적의 치유든 아니면 평범한 움직임이든)이 신비한 에너지로 남아서 감지될 수 있다고 생각하는 사람들도 있다.[20] 내 의견이 궁금한가? 상상력을 자극하며 우리를 삶의 맥박에 더 가까이 데려다주는 모든 대상은 (데이터로 뒷받침되든 그렇지 않든) 탐험할 가치가 있다고 생각한다.

아직도 치유의 장소에 회의적인가? 그렇다면 2023년 네덜란드 연구자 다섯 명이 조사한 기적의 치유 사례를 살펴보자. 이는 암스테르담대학교 의료 센터에서 철저히 평가하고 확인한 사례들이다. 연구자들은 이 치유 사례가 놀라울 뿐 아니라 과학적으로 설명 불가능하다고 결론지었다.[21]

좀 더 신비한 대상을 찾고 싶다면, 천문고고학에 심취한 예술가 캐서린 몰트우드Katharine Maltwood의 작품을 살펴보자. 그녀는 오래된 지형을 태양, 별, 달과 연관 지었다. 또는 역사적 유적들이 직선으로 연결되어 있다는 가설인 레이 인ley line의 역사를 확인하자(인터넷에서 검색하거나 내 책 『걷는 존재』의 21장 '나만의 선을 따라 호기심 키우며 걷기'를 참조하라).

희망을 좀 더 느끼고 싶으면 어떻게 해야 할까? 하버드 의대 정신과 교수인 애덤 스턴Adam Stern[22]은 감사의 감정(5장 '공동묘지' 참조)을 품은 채 '빠르게 산책하기'를 추천한다. 왜 걷기가 희망 분자를 방출하는지 궁금하다면 프롤로그를 보라.

Chapter 13

운하 견인로

창의성의 자양분

(정의) 운하는 배가 내륙을 통과할 수 있도록 하거나, 농업용수를 공급하기 위해 건설한 인공 수로다.
견인로는 운하 옆에 난 길로, 원래 말이 배를 끄는 데 사용되었다.

(특효) 글이 막힐 때, 답이나 해결책이 좀처럼 떠오르지 않을 때, 삶이 너무 급박하게 느껴질 때, 휴식이 필요할 때

"물에게 청한다.
'물이여, 나를 일으켜다오.'
그러자 물이 답한다.
'기꺼이.'"

운하 계관시인 조 벨Jo Bell
「리프티드LIFTED」

the
walking
cure

지난 10여 년 동안 영국의 운하 및 강 신탁Canal & River Trust은 시 학회와 협력해 매년 한 명의 운하 계관시인에게 자리를 제공해 왔다. 영국의 어느 운하든 그 견인로를 따라 걷다 보면 계관시인이 자신이 새로 지은 시를 낭송하는 모습을 볼 수 있다. '워터 라인'이라 불리는 이 프로젝트는 수많은 운하 계관시인은 물론, 견인로를 걷다가 시를 창작하고 싶은 충동에 사로잡힌 사람들로부터 수십 편의 시를 탄생시켰다. 계관시인 로이 맥팔레인Roy McFarlane은 2023년 다음과 같은 시를 썼다. "이 2,000마일(약 3,220킬로미터) 물길은 (…) 다른 세계로 향하는 통로, 창조와 영감의 길"[1]

그렇다면 운하 견인로는 왜 이토록 많은 사람들의 상상력을 자극하며 새로운 것을 창조하는 데 영감을 주는 걸까?

여타 경관과 다르게 운하와 견인로는 중간 지대에서 작동한다. 완전히 자연적이지도 인공적이지도 않고, 물도 흙도 아니며, 전형적인 시골도 도시도 아니다. 물과 길이 야생 생물과 어우러지는 장소이자 도시와 시골을 연결하는 수상 동맥으로서, 운하와 견인로는 온갖 요소가 융합된 독특한 풍경을 자아내며 우리에게 위로와 영감을 동시에 선사한다. 운하 계관시인에게 물어보자. 그러면 그들은 운하란 과거와 현재가 교차하는 곳이자, 도시와 시골이 만나는 경계이자, 인공과 야생이 공존하는 장소로서 이러한 요소들이 서로 교차하는 매혹적인 지점에 운하가 존재한다고 답할 것이다. 이와 같은 물의 경관은 어디에도 없다. 운하 견인로의 둑에서 왜가리가 날개를 펼치는 순간, 그 풍경은 오래전 잊힌 삶의 조각을 어렴풋이 보여주며 우리에게 관심과 호기심을 불러일으킨다. 산업, 역사, 건축, 물과 야생 생물, 녹색 공간과 파란색 공간, 평화와 사람이 이처럼 매혹적으로 조화를 이룬 경관은 다른 어디에도 없다.

상상력을 자극하는 장소로서 운하의 잠재력을 새롭게 인식하는 사람은 이제 시인뿐만이 아니다. 글래스고 캘리도니언대학교에서 사무직 근로자 2,000여 명을 대상으로 수행한 연구에 따르면, 부두와 운하가 내려다보이는 사무실에서 일하는 사람들은 자신이 비교적 창의적이라고 느꼈다. 응답자 가운데 3분의 1은 단순히 더 창의적이

라고 느끼는 것을 넘어서 실제로 더 생산적이라고 주장했다.²

시인도 근로자의 의견도 모두 옳다. 운하는 물이 인간에게 주는 즐거움을 가장 매혹적인 모습으로 담고 있다(물의 반짝임, 유혹적인 반영, 잔물결이 이루는 정교하고 반복적인 무늬, 풍부한 야생 생물, 둥둥 떠 있는 배). 인간이 두려워하는 물의 요소는 운하에서 거의 발견되지 않는다. 거대한 파도의 위협도, 인간을 끌어당기는 급류도, 길을 막는 밀물도 없다.* 운하를 따라 걷다 보면 길들이지 않은 물에 대한 인간의 오랜 두려움조차 사라진다. 운하는 길들인 물이기 때문이다.

그런데 왜 운하 견인로를 걷는 것은 창의성 향상에 도움이 될까? 그 답은 스트레스 호르몬의 부재와 직선형 운하의 확실성이라는 독특한 조합에 있을 수 있다. 최근 신경과학자들은 보다 유연하고 연결적인 사고방식, 즉 독창적인 아이디어와 혁신적 관점을 도출한다고 여겨지는 사고방식에 기여하는 뇌의 메커니즘을 탐구하고 있다. 미국 신경학자 케네스 하일먼Kenneth Heilman의 주장에 따르면 창의성은 '연합적이고 수렴적인 사고'에서 나오며, 이러한 사고는 서로 다른 뇌 회로가 만나고 융합할 때 발생한다.³ 그런데 호르몬 노르에피네프린(아드레날린의 뇌 버전)이 각 신경 회로를 자기 영역 내에서만 작동하도록 차단하면, '연합적이고 수렴적인 사고' 또한 제한된다.

뇌를 하나의 회로 집합체로 생각해 보자. 이는 마치 물감이 칸칸이

- 바다, 호수, 강보다 운하에서 익사하는 사람의 수가 훨씬 적다.

채워진 팔레트와 같다. 팔레트에서 새로운 색이 나타나기 위해서는 물에 녹은 물감들이 흘러나와 섞이며 어우러질 수 있어야 한다. 노르에피네프린(부신에서 생성되며 투쟁-도피 체계의 일부)이 존재할 때, 뇌라는 팔레트의 물감은 그 자리에 단단히 달라붙는다. 그런데 노르에피네프린이 사라지면, 뇌가 이완되고 회로끼리 서로 연결되기 시작하며 기억과 참신한 아이디어가 떠오르게 된다. 즉, 인간은 상상력을 꽃 피우려면 체내의 스트레스 호르몬에서 완전히 자유로워야 한다.

그렇다면 운하와 견인로는 하일먼의 창의성 가설에 어떻게 부합할까? 우선, 운하 견인로에서는 지도를 읽거나 방향을 찾을 필요가 전혀 없다. 그저 한 발 한 발 내디디며 길을 따라 걷기만 하면 된다. 얼마나 걸을지도 원하는 만큼 조절하면 된다. 운하 견인로는 대부분 수백 킬로미터에 걸쳐 이어지므로, 아이디어가 떠오를 때까지 느긋하게 걸을 수 있다. 길을 잃을 리가 없으니 걱정은 내려놓고 걷기만 하면 된다.

상상력을 방해하는 것은 노르에피네프린만이 아니다. 스트레스 호르몬인 코르티솔 역시 뇌에서 서로 멀리 떨어진 영역 간의 연결을 억제할 수 있음이 거듭 밝혀졌다.[4] 노르에피네프린이 그렇듯, 코르티솔도 스트레스를 받으면 수치가 상승한다(때로는 9배까지 상승한다). 신경과학자들에 따르면, 코르티솔은 방향 찾기에 관여하는 뇌 회로를 방해한다. 따라서 가능한 한 창의적으로 생각하고 싶은 사람은 물론

이고, 이미 스트레스를 받은 사람에게는 따라 걷기 쉬운 길이 꼭 필요하다.[5] 이 모든 내용을 종합하면 다음과 같은 결론에 이른다. **운하의 느리고 절제된 흐름만큼 마음을 진정시키는 것은 없다.**

운하 계관시인 조 벨에게는 바로 그 느림이 중요하다. 그녀가 설명하길 운하에서는 "물의 흐름부터 바지선의 움직임까지 모든 것이 느리다. **물과 느림이라는 조합은 마음을 잠잠하게 가라앉힌다.** 그리고 세밀한 관찰을 통해 시를 쓸 수 있게 한다. 자전거를 타는 사람이나 조깅하는 사람조차, 운하 견인로에는 너무 성급한 존재다."[6]

창의성에는 고독도 필요하다. 하일먼이 지적했듯, "창의적 아이디어는 '내면 관찰'을 통해 나온다." '내면 관찰'을 방해하는 모든 요소는 우리가 상상력을 발휘하지 못하도록 막는다. 이는 아이디어가 적절히 숙성하려면 단순히 걷기 쉬운 경관이 필요하다는 의미만은 아니다. 혼자여야 할 필요가 있다는 의미이기도 하다. 수다스러운 친구, 헤치고 나가기 어려운 군중, 갑작스럽게 들리는 소음 등 어느 유형이든 과도한 방해 요소는 우리를 자신에게서 멀어지게 하고, 내면의 목소리를 듣기 어렵게 한다. 당연하지만, 하일먼은 무시할 만한 '각성 수준'이 창의적 사고를 자극하는 데 중요하다고 덧붙인다. 여기서도 운하는 그 조건에 부합한다. 운하는 길고 일정하게 뻗어 있으며, (대개) 예측 가능한 방해 요소가 드문드문 나타난다. 그리고 이러한 방해 요소는 반복적으로 등장하는 경우가 많다(가끔 나타나는 배, 다리, 수

문, 갑문). **이 고요한 단조로움과 간헐적 흥미로움의 조화는 새로운 아이디어를 싹 틔우는 완벽한 토양이다.** 즉, 운하에는 뇌가 지루해지는 것을 막을 만큼의 자극은 있지만, 이것이 생각의 정처 없는 흐름을 방해할 만큼의 자극은 아니다.

이것이 전부가 아니다. 심리학자의 견해에 따르면, 운하의 직선적 특성(구불구불한 강이나 밀물과 썰물이 반복되는 바다와 대조적으로)에 우리의 뇌를 깊이 사로잡는 무언가가 있다. 인간은 직선 경로를 좋아한다. 이는 쉽게 측정할 수 있고, 우리가 목적지를 향해 효율적으로 움직이고 있음을 뇌에 알리며, 모퉁이 뒤에 무엇이 숨어 있을지 모른다는 두려움으로 집중이 깨지거나 불안을 느끼는 것에서 자유롭게 해 주기 때문이다. 인간은 보통 곡선을 보는 것을 선호하는 경향이 있지만(4장 '언덕' 참조), 끊임없이 이어지는 직선에도 애정이 있다. 펜실베이니아주립대학교 연구원에 따르면 우리는 직선의 단순함, 대칭성, 질서 정연함을 좋아한다.[7]

길을 찾을 필요가 없어 완전히 편안한 상태에서 운하 견인로를 걷는다고 상상해 보자. 우리는 곧게 뻗은 한 쌍의 선이 우리를 목표 지점까지 정확히 데려다주리라는 확실성과 목적성을 느낀다. 물론 모든 운하 견인로가 완벽하게 직선인 것은 아니며, 옥스퍼드 운하는 구불구불하기로 악명 높다. 하지만 많은 운하 견인로는 반듯하고 질서 정연하며, 이 직선성과 느린 속도가 결합해 인간 뇌에 본능적인 만족감을 준다. 운하 산책 애호가이자 저명한 시인인 조너선 데이비드슨

Jonathan Davidson은 다음과 같이 말했다. "운하는 내게 약간의 방향성과 확실성을 주는 듯한 느낌이다. 그 정도면 창의적 사고에 집중하기 충분하다. 운하처럼 시도 어딘가로 향하도록 지어져야 한다."

선과 형태가 인간 뇌에 미치는 영향에 관한 연구는 아직 초기 단계에 있으므로, 선구적 연구자(또는 한 명의 시인)의 작업에 의존하기보다 자신에게 직접 실험해 보는 것은 어떨까? 나는 내게 실험해 본 적이 있다. 몇 년 전 보르도에서 출발해 툴루즈까지 열흘 동안 가론Garonne강과 가론 운하를 따라 걸었다. 처음에는 강을 따라 걷기 시작했지만, 갈수록 운하 견인로로 자연스럽게 가게 되었다. 가론강은 미친 듯이 구불구불했고, 전체적으로 유실된 구간도 있었다. 길이 어느 지점에서 사라질지 알 수 없었고, 일부 구불구불한 구간은 몇 킬로미터나 이어졌다. 인생에서 방향성과 안정성을 갈망하던 시기에 운하의 부름이 점점 더 크게 들려왔다.

결국 나는 인적이 없고 구불구불한 강을 떠나 작은 보트와 개를 산책시키는 사람들이 있는 직선형 운하로 옮겨갔다. 운하에서는 아이디어, 이미지, 문장들이 신기하게도 정돈된 방식으로 떠올랐고, 심지어 페이지에 적을 준비까지 된 것처럼 보였다. 마치 운하의 깔끔한 선이 나의 글을 형성하고 구조화한 느낌이었다. 나는 감정적으로는 강에 끌렸지만 정신적으로는 운하에 몰입했고, 마침내 새로운 목적의식과 함께 아이디어, 메모, 시 두어 편이 빼곡하게 적힌 노트를 들고 툴루즈에 도착했다.

여기에 평평하고 반듯한 운하 견인로의 또 다른 이점이 있다. 운하를 걷는 동안 잔잔해진 마음에서 떠오른 그 모든 반짝이고 창의적인 아이디어를 곧장 적어둘 수 있다는 것이다.

노트

어느 운하에서 시작해야 할지 모르겠는가? 영국 운하 7대 불가사의 목록을 참고하자. 이는 반세기 전 작성된 목록으로 영국에서 특히 인상적인 운하들이 수록되어 있다. 더 많은 정보를 원한다면, 모든 운하 산책자에게 환상적인 자료를 제공하는 웹사이트인 canalrivertrust.org.uk를 방문하자.

미국에는 플로리다 걸프 해안의 케이프 코럴Cape Coral, 포트 로더데일Fort Lauderdale, 메릴랜드주의 체서피크 시티Chesapeake City, 앨라배마주의 버밍햄, 오리건주의 포틀랜드, 텍사스주의 샌안토니오 등 여러 상징적인 운하 도시가 있다. 길이가 긴 운하를 걷고 싶다면 뉴욕주 북부를 관통하는 약 640킬로미터 길이의 이리Erie 운하를 찾아보자.

몇몇 흥미로운 운하는 베네치아, 암스테르담, 함부르크, 아미앵, 베를린, 브뤼주Bruges, 파리에서 발견된다. 영국의 버밍엄은 운하로 유명한 다른 도시들보다 운하 길이 많다.

체서피크 시티의 C&D 운하박물관, 런던의 운하박물관, 암스테르담의 운하박물관 등 운하박물관을 찾아보자.

프랑스 남부의 미디Midi 운하는 세계에서 오래되고 인상적이기로 손꼽히는 운하이자, 프랑스에서 가장 유명한 운하다. 미디 운하의 견인로는 지도 없이 장거리 도보 여행을 하기에 제격이며, 역사와 공학에 대한 호기심과 시적 영감을 풀어놓고 싶은 사람에게 완벽한 장소다.

운하는 봄과 가을에 특히 아름답고, 8월에 가장 붐빈다. 활기찬 분위기를 원한다면 8월을, 고요와 평화를 원한다면 다른 달을 선택하자.

코르티솔은 강한 일주기 리듬을 보이며, 보통 잠에서 깬 뒤 1시간 이내에 최고치에 도달한 뒤 점차 감소한다.[8] 코르티솔의 창의성 억제에서 완전히 벗어나고 싶다면, 오후 또는 밝은 저녁에 운하 견인로를 걷자.

얼마나 오래 걸어야 할지 모르겠는가? 최신 연구에 따르면, 단 5분만 걸어도 앉아 있을 때보다 더 독창적인 아이디어가 나온다고 한다.[9] 신경과학자 천충陳冲 박사는 "몇 분만 걸어도 창의적 사고를 향상할 수 있다"고 말한다.[10]

홀로 걷기가 부담되는가? 운하는 황량한 곳부터 배, 자전거 타는 사람, 산책객으로 붐비는 곳까지 무척 다양하다. 많은 사람이 활발히 오가는 번화한 도시 운하를 찾거나 8월에 걷자. 그리고 아이디어를 얻기 위해 걷는 경우, 두렵거나 불편함이 느껴질 때는 걷지 말자. 두려움은 아드레날린과 코르티솔을 유발해 창의적 사고를 멈춘다.

운하 견인로는 대부분 휠체어, 어린이 자전거, 유아차로 다니기에도 적합하도록 설계되었다. 이는 운하 견인로가 영감이 필요한 동시에 바퀴 달린 이동 수단이 필요한 사람에게도 알맞은 장소임을 의미한다.

운하 견인로 산책에는 등산 스틱이나 무거운 등산화가 필요 없다. 운동화 한 켤레면 충분하다.

운하는 대부분 도시와 마을과 연결되므로 주유, 주차, 환경 오염의 부담을 덜 수 있다. 대중교통을 이용해 산책 출발점까지 이동하고, 산책 도중 다리를 건너 출발 지점으로 되돌아오는 왕복 코스를 고안해 보자.

물과 간식을 챙기자. 일부 운하 견인로는 쇼핑하고 먹고 마실 수 있는 장소가 의외로 부족하다.

운하는 언제나 차량이 없어 매우 조용하고, 창의적 아이디어를 또렷이 떠올릴 수 있을 만큼 평화롭다. 이보다 더 좋은 점은 오염이 없어 창의력 근육을 키우기에 도움이 된다는 것이다. 케임브리지대학교의 연구 결과에 따르면, 오염이 심각한 지역에 기반을 둔 기업은 혁신적 성과를 적게 도출했다. 연구진은 "오염이 사회의 창의성을 낮춘다"고 결론지었다.[11]

방해 요소를 최소화하기 위해 휴대전화는 가방에 넣어두자. 대신에 작은 공책과 연필을 꺼내자. 그리고 문학적이든 아니든, 떠오르는 단어를 적자. 놀라운 결과가 나올지 모른다!

운하 견인로는 지면이 평평해서 빠른 속도로 걷기에 적합하지만, 과도하게 빨리 걷고 싶은 유혹은 참아야 한다. 몸을 과하게 밀어붙이면, 상상력을 죽이는 스트레스 호르몬이 체내에 다량 분비되기 때문이다.

운하 견인로는 새로운 아이디어를 떠올리는 데 특히 적합하다. 그런데 지도 읽기와 방향 찾기가 필요하지 않다는 점에서 성찰하고, 생각하고, 숙고하는 것이 목적인 모든 걷기에도 완벽하다.

운하든 개울이든 흐르는 물 옆을 걷는 것은 외로움 해소에 도움이 되고, 행복 호르몬인 세로토닌의 분비를 늘리는 데에도 좋다(10장 '호수' 참조).

운하는 생물 다양성과 여러 종류의 배, 다리 등 건축적 요소가 풍부하다는 측면에서 청소년의 호기심을 자극하기에 완벽한 장소다.

마지막으로, 나의 경험상 운하 견인로는 팟캐스트나 오디오북에 몰입하기 가장 좋은 산책로다.

Chapter 14

이행대

새가 전하는 경이로운 감동과 지혜

- 정의 두 생태계 또는 서식지 사이의 전이 지역으로,
        더 다양한 생물종을 품는 경우가 많다.
- 특효 불안, 혼동, 정신적 자극이 필요한 사람,
        확실성과 예측 가능성이 필요한 사람

"울새가 달콤하게 지저귀면
나는 산책을 나선다."

도로시 워즈워스 Dorothy Wordsworth
『도로시 워즈워스의 일기 Journals of Dorothy Wordsworth』 1권

the
walking
cure

2019년 1월, 두 남성이 BBC 프로그램 '윈터워치Winterwatch'에 출연해 과거 자살 시도에 얽힌 자세한 이야기를 솔직하게 고백하며 시청자들을 놀라게 했다. 한 명은 유명 TV 진행자 크리스 패컴Chris Packham으로, 반려견이 자신의 정신과 생명을 구했다고 밝혔다. 다른 한 명인 작가 조 하크니스Joe Harkness는 새들이 자신을 구원했다고 말했다. "다락 출입구 위에서 목숨을 끊으려는 순간, 사람들의 설득으로 마음을 돌렸다. 나중에는 치료와 약물도 도움이 되었지만, 새와 함께한 경험만큼 효과적인 것은 없었다."

조의 첫 번째 깨달음은 산책 중 찾아왔다. 고개를 들자, 말똥가리 두 마리가 나무 꼭대기 위에서 힘차게 비행하는 모습이 보였다. "새들은 너무도 위풍당당했다. 바람을 타고 활강하다가 공중으로 솟구치는 모습이 진정 매혹적이었다. 새와 함께 날아가 마음의 족쇄에서 해방되고 싶었다."

조는 술을 끊고 삶을 다시 바로잡으면서 주위의 새들을 알아가기 시작했다. "새는 현재 순간에 나를 고정해 주는 닻, 일종의 마음챙김과 같다. 새들은 내게 자연과의 연결감, 다른 탐조가와의 연결감, 무엇보다 나의 내면과의 연결감을 느끼게 해주었다."

조는 자신의 경험을 펴내 베스트셀러가 된 책 『버드 테라피Bird Therapy』에서 탐조는 정적인 활동이 아니라고 설명하며 다음과 같이 덧붙였다. "탐조인은 쌍안경과 카메라를 들고 여러 서식지와 장소를 오간다. 때로는 수 킬로미터를 걷기도 한다."

반려동물이 스트레스, 외로움, 불안을 완화한다는 사실은 이미 잘 알려져 있다.[1] 과학적 연구는 거의 이루어지지 않았지만, 야생동물도 정확히 같은 역할을 하는 것으로 추정된다. 2009년 연구자들은 일련의 미국 도시공원에서 야생동물과 상호 작용하는 행인 약 4,000명을 관찰하고 인터뷰했다. 분석 결과, 인터뷰 응답자의 90퍼센트는 야생동물과 만난 덕분에 산책 만족도가 높아졌다고 답했다.[2]

10년 후, 두 명의 연구자는 최근 접한 해양 야생동물을 주제로 수백 명을 인터뷰했다. 연구자들은 조사 경과를 정리하면서 눈이 번쩍 뜨이는, 겸허해지는, 마법 같은, 장엄한 등의 단어가 반복 사용된다는 점에 깊은 인상을 받았다. 인터뷰에 응해준 사람들은 깊은 '연결감'을 느꼈다고 말했고, 대부분은 그 만남을 통해 '변화되었다'고 했다. 그런데 가장 큰 깨달음은 야생동물이 자신을 알아보거나 마주 보고 있다고 느꼈을 때 일어났다고 밝혔다.[3]

명쾌하게 설명하기는 어렵지만, **야생동물과의 만남은 우리를 자기중심적 사고에서 벗어나게 한다.** 세상이 자신을 중심으로 돌아간다는 생각을 멈추고, 오히려 인간은 생명의 광대한 그물망을 구성하는 일부분에 불과하다는 점을 깨닫는 것이다. 인터뷰를 진행한 연구자들에 따르면, 사람들은 동물과의 교감을 통해 '사랑, 소속감, 충만감 같은 감정의 변화와 관점의 전환'을 경험했다.[4]

수많은 증거는 인간이 야생동물과 교감할 때 충만감을 느끼며 풍요롭게 살아간다는 것을 시사한다. 이 특별한 교감을 두고, 작가 헬렌 맥도널드Helen Macdonald는 감동적인 글을 남겼다. 그녀는 이러한 교감의 순간을 "세상이 잠시 멈칫하고, 방향을 전환하고, 예상치 못한 의미로 가득 차는 순간"이라고 묘사했다.[5]

그런데 인간은 단순히 감정으로만 반응하지 않는다. 몸으로도 반응한다. 지난 수년간 연구자들은 혈액 및 타액 검사부터 EEG와 fMRI에 이르는 기술을 활용해 인간이 비인간 생명체를 관찰했을 때 어떤 생리적 변화가 일어나는지 조사했다. 그 결과는 놀라웠다. 물고기가 헤엄치는 모습을 보기만 해도 혈압과 심박수가 낮아졌다.[6] **야생에서 생명을 관찰하는 활동은 인간의 기분뿐만 아니라 생물학적 상**

태도 변화시킨다.

중요한 점은 이러한 감정이 순간적이지 않고 오래 지속된다는 것이다. 피실험자 1,300명을 대상으로 자신의 웰빙과 환경에 대한 성찰이 기록된 일기 데이터 수천 개를 수집해 분석한 결과, '새'가 기쁨의 주요 원천으로 나타났다.[7] 피실험자들은 새를 보거나 새소리를 듣는 순간 기쁨의 전율을 느꼈고, 이 감정은 새와 만난 뒤 몇 시간 동안 지속되었다. 킹스칼리지 런던의 정신의학·심리학·신경과학 연구소 소속 라이언 해먼드Ryan Hammond는 이를 '오래 지속되는 연결'이라 일컫는다. 새는 삶이 이미 만족스러운 사람이든, 우울증 진단을 받은 사람이든 동등한 수준의 기쁨을 안겨주었다.

이와 비슷한 결과는 독일 연구진이 65개 요양원 거주자의 탐조 활동을 조사했을 때도 나타났다. 연구진은 두 가지 구체적인 궁금증을 품었다. 첫째, 새를 관찰하는 활동은 거주자를 진정 더 행복하고 건강하게 만들까? 둘째, 새를 관찰하는 활동은 거주자의 신체적·정신적 건강에 장기간 지속되는 변화를 가져올 수 있을까?

다시 말하자면, 두 질문에 대한 답은 명백히 '그렇다'였다. 8주간의 탐조 활동을 마친 뒤, 상당수 거주민은 허약하거나 병을 앓거나 치매 진행 단계였음에도 활동량이 늘고, 기억력이 향상되고, 서로 간의 상호 작용이 빈번해졌다. 수석 연구자가 설명하길 "인지 자원, 이동성, 생물심리사회적biopsychosocial 건강이 향상하는 것을 확인했다. 이는 심각한 인지적·신체적 장애가 있는 거주자도 마찬가지였다." 연구진은 또한 탐조 활동이 많아질수록 거주자들은 싫증을 내기보다 오히려 그 활동에 애착을 갖게 된다는 것을 발견했다.[8] 이는 웰빙의 긍정적 순환 고리가 형성된 것이었다.

행복해지기 위해 야생동물을 꼭 직접 볼 필요는 없다. 단 6분짜리 새소리 음성 파일만 들어도 불안하고 우울한 감정과 망상이 줄어들었다. 해먼드는 『워싱턴 포스트』와의 인터뷰에서 "헤드폰으로 듣는 새소리로도 정신적 웰빙에 유익한 뇌 경로가 활성화되었다"고 언급하며, **새소리는 혈압과 코르티솔 수치를 낮춰 스트레스를 줄인다**고 설명했다. 한편, 교통 소음을 듣는 것은 사람들을 더 우울하게 만들었다.[9]

새를 보았을 때만 우리 기분이 좋아지는 것은 아니다. 나비 관찰도 새 관찰만큼 마음에 평온과 희망을 준다. 연례 나비 개체 수 조사에 참가한 사람들을 대상으로 연구한 결과에 따르면, 참가자들은 나비 개체 수 조사가 진행되는 도중 그리고 이후에 불안감이 낮아지고 '자연과의 연결감'이 향상되었다. 실제로 나비를 단 15분간 관찰해도 불안 수준은 10퍼센트 감소했다.[10]

이 가운데 가장 중요한 연구 결과를 꼽자면, **"새소리(그리고 야생동물 전반)가 다양하고 풍부할수록 인간은 더 행복해진다"**고 밝혀졌다. 뇌가 새로움을 좋아한다는 것을 고려하면(16장 '아웃랜드' 참조) 이는 그리 놀랍지 않다. 연구자들을 진정 놀라게 한 것은 인간이 다양한 야생동물을 가치 있게 여긴다는 점이었다. 독일 연구자들은 조류 생물 다양성의 가치를 금액으로 환산하려 시도한 끝에, 다음과 같은 결론에 도달했다. "삶의 만족도에 조류종의 풍부함이 미치는 영향은 소득이 미치는 영향과 비슷한 수준일 수 있다."[11] 사람들은 조류의 다양한 종을 포기하기보다 차라리 돈을 포기하려는 경향을 보였다.

야생동물과 '만나고' 싶다면, 조 하크니스의 생명을 구한 새처럼 삶을 풍요롭게 하는 새와 만나고 싶다면, 우리는 어디를 걸어야 할까? 야생동물 신탁The Wildlife Trusts의 에마 로버트쇼Emma Robertshaw는 다음과 같이 설명했다. "건강한 습지와 이탄지peatland(이끼 등의 식물이 습한 땅에 쌓여 분해된 석탄의 일종이 오랜 시간에 걸쳐 층을 이루며 만들어진 땅), 그리고 대서양 우림은 아마도 (영국에서) 생물 다양성이 가장 풍부한 서식지일 것이다. 종 다양성이 풍부한 초원에서도 놀라운 경험을 할 수 있다. 이보다 더 나은 선택은 덤불이 우거진 숲과 초원이 맞닿은 습지 구역의 가장자리로 가는 것이다. 여기서는 맹금류·섭금류wader·갈대숲에 사는 조류·사슴·토끼 등을 볼 수 있으며, 운이 좋다면 수달이나 족제비가 길을 가로질러 가는 장면을 목격할 수도 있다."

과학자들은 이러한 경계 지역, 즉 생태계가 서로 겹치거나 전이되는 공간을 이행대ecotone 또는 경계대edgeland*라고 부른다. 다양한 연구에서는 생물종의 풍부도가 이행대에서 정점에 도달하는 경향이 나타났다. 이행대는 생물 다양성의 핵심지이자 두 경관이 만나는 경계 지대로, 실제 새로운 종의 진화를 촉발할 수도 있다. 생물학자들은 카메룬의 우림과 대초원이 만나는 숲 가장자리(경계 지대)에서 야생동물을 연구하기 시작했을 때, 녹색직박구리가 이 우림 깊은 곳의 같은 종과는 다른 음조로 지저귄다는 사실을 발견했다. 이 새들은 숲 가장자리 특유의 환경 소음을 극복하기 위해 자기 음조를 변화시켰다. 이들은 또한 더 무거운 몸, 긴 다리와 날개, 두꺼운 부리를 지니도록 진화했는데, 생물학자들은 이러한 진화 결과가 더 개방적이고 노출된 환경인 숲 가장자리에서 살아가려면 필요한 특성이라고 추정했다.[12]

우리가 사는 이행대에서 새로운 종으로 진화하는 중인 새를 발견할 가능성은 낮지만, 특정 새를 주의 깊게 관찰하고 소리에 귀 기울여 보자. 연구에 따르면, 어떤 유형의 새는 다른 유형보다 우리 눈과 귀에 더 큰 즐거움을 선사한다. 인간은 일반적으로 작고 공격적이지 않으며 색이 화려한 새를 선호하는 편이다. 그런데 조 하크니스는 색뿐만 아니라 다양한 새와 새의 서식지에도 끌린다는 것을 깨달았다.

- '경계대'라는 용어는 일반적으로 교외의 농장 지대와 주거 단지가 반半농촌 관목지로 확장되는 경계의 좁은 땅을 일컫는 용어다. 그러나 여기서 나는 이 용어를 '이행대'의 동의어로 사용하고 있다.

실제로 조는 새로운 탐조 장소로 이주한 뒤, 본능적으로 그 장소가 마음에 들지 않는다고 느꼈다. 몇 주 동안 조는 왜 새로 옮긴 장소가 오래전부터 야생동물 관찰에 활용된 습지인데도 이전에 자신이 탐조하던 장소만큼 마음에 들지 않는지 이해하지 못했다. 그러던 중 정확한 이유를 깨달았다. 새로운 장소는 서식지 다양성이 낮아 조류의 개체 수가 적기 때문이었다. 조는 『버드 테라피』에 다음과 같이 썼다. "그 서식지는 내게 영감을 주지 않았다. 때때로 나를 혼란스럽고 불안하게 했다. (…) 회복에 도움이 되는 환경은 다양한 서식지와 환경이 융합되어야만 가능하다는 것을 실감했다." 그에게 회복에 도움이 되는 환경이란 '황야, 야생화 초원, 계곡 습지, 혼합림, 울창한 관목지'가 풍부한 이행대를 의미했다.

이후 조는 새가 자신의 정신 상태에 지대한 영향을 미친 또 다른 이유를 발견했다. "새의 논리와 일관성을 쉽게 이해할 수 있었기 때문이다. 새는 예측 가능한 시간과 장소에 나타났다. 새가 오고 가는 그 반복적인 패턴이 내게 위로가 되었다. 새 덕분에 나의 삶에는 리듬이 생겼고, 그 리듬이 불안을 누그러뜨렸다."

조가 『버드 테라피』를 출간한 때에 마일스 리처즈Miles Richards는 '기쁨 평가'라는 방법을 활용해 어떤 새가 인간에게 가장 큰 기쁨을 주는지 조사하고 있었다. 리처즈는 새가 작고 색이 알록달록할수록 더 많은 기쁨을 가져다준다는 것을 발견했다. 그의 연구에서는 박새,

울새, 황금방울새가 큰 '기쁨을 주는 새'로 확인되었고 까마귀, 까치, 비둘기는 새 인기 순위에서 최하위권에 머물렀다.

그런데 이보다 중요한 것은 새를 단순히 관찰하고, 개체 수를 세고, 기록할 때보다 '기쁨 평가' 방식을 도입했을 때 탐조의 진정 효과와 회복력이 향상된다는 발견이었다. 피실험자들은 새를 30분 동안 관찰하고 그 새가 자신에게 어떤 감정을 불러일으키는지 인식한 뒤, 불안이 현격히 감소했다고 보고했다.

어떻게 그럴 수 있을까? 리처즈는 '기쁜 감정이 고조되면 탐조 효과는 증폭'되며, 이는 불안 완화(느리고 안정적인 호흡과 심박수)로 이어진다고 생각한다. 그의 견해에 따르면, 우리는 '기쁜 감정을 알아차리고 평가'할 때 더 행복해진다. 더욱이 단 30분간의 탐조와 기쁨 평가만으로도 '웰빙은 직접적이고 측정 가능한 수준으로 개선'되었다. 기쁨 평가를 진행한 사람들은 또한 관찰한 사실과 수치를 단순 기록만 한 집단과 비교했을 때 자연과 더 깊이 연결되었다고 느꼈다.

특정 새가 인간을 차분하게 하고 매혹하는 이유를 설명하는 마지막 가설이 있다. 새소리는 안전을 알리는 소리다. 일종의 본능적인 안전 신호다. 새는 자기 존재를 알리고 위치를 공유할 만큼 안전하다고 느낄 때만 지저귄다. 다람쥐도 이러한 사실을 안다. 이는 오하이오의 조류학자가 회색다람쥐grey squirrel에게 포식자의 소리를 들려준 직후 새소리를 들려주는 실험을 통해 발견한 결과다. 매의 소리를 들은 뒤 새의 지저귐을 들은 다람쥐는 매의 소리를 듣고 침묵에 노출된

다람쥐보다 더 빨리 평상시의 경계 수준으로 돌아왔다. 조류학자는 새의 일상적인 지저귐이 다람쥐에게 안전을 나타내는 것처럼 보인다고 언급했다.[13] 나는 인간도 이를 본능적으로 알아차린다고 생각한다. 새소리가 없는 경관은 불길하고 불안하게 느껴진다.

아마도 이러한 까닭에, 연구에서 **일부 새소리가 기분을 좋게 하고 정신적 각성과 집중력을 향상한다**는 결과가 도출되었을 것이다.[14]

노트

이행대는 어디에나 있다. 강둑, 모래 언덕, 숲 가장자리와 들판이 만나는 경계, 민물과 바닷물이 섞이는 구역 그리고 도시가 시골 황무지로 넘어가는 지역이 이행대다. 그런 곳을 찾아 조용히, 천천히 움직이자. 가능하다면 쌍안경과 위장 텐트를 가져가자.

조류종의 다양성과 개체 수 감소는 인간이 아직 완전히 파악하지 못한 방식으로 우리의 정신 건강에 영향을 미칠 수 있다. 새 보호를 위한 정책적 활동에 참여하자. 적절한 장소에서 새에게 먹이를 주자. 그리고 새를 소중히 여기자.

새의 먹이가 되는 토종 식물은 지난 수년간 53퍼센트 감소했으며, 이는 식물 또한 보호받아야 한다는 점을 시사한다. 정원에서 살충제와 조명 사용을 피하고, 곤충이 번성할 수 있는 야생 구역을 만들자.

모든 새가 동등한 기쁨을 주는 것은 아니다. 이를테면 인간은 까마귀, 비둘기, 갈매기를 그리 좋아하지 않는다. 이런 새들이 고운 소리로 우는 새인 명금류와 같은 기분 전환 효과를 줄 것이라 기대하지 말자.

명금류는 주로 관목지, 가시덤불, 산울타리를 좋아한다. 새소리 앱(나는 멀린 Merlin을 선호한다)으로 새를 식별하고, 그 새들이 자신에게 어떤 느낌을 주는지 확인해 보자.

새가 없는가? 인터넷으로 새소리를 들어보자. 이것만으로도 기분을 개선하고 우울감을 완화할 수 있다.

한편, 야생 서식지 보호를 위한 정책적 활동에 참여하자. 연구에 따르면 '새소리 등 야생동물의 소리'를 들을 수 있는 지역에 사는 사람들이 더 행복하다고 한다.[15]

Chapter 15

도시공원

공동체, 안전, 그리고 치유

- 정의) 지역 주민과 방문자에게 휴식, 재충전, 여가, 교육, 운동, 영감 또는 즐거움을 제공하는 도시 구역
- 특효) 질병, 요양 및 회복, 외로움, 노쇠, 도시 생활로 인한 피로와 자연 결핍 상태

"본에서 1마일 떨어진 곳에 정원이 있다.
키 큰 나무들이 울창한 숲으로 조성된 곳.
어떤 날에는 본 주민의 절반이
이곳에서 산책을 즐기는 모습을 볼 수 있다."

앤 래드클리프 Ann Radcliffe
『1794년 여름의 여행기 A Journey Made in the Summer of 1794』

the
walking
cure

20년 전 나의 남편은 런던의 한 병원에서 죽음의 문턱에 있었다. 일주일간 혼수상태에 빠져 있다가 중환자실에서 나와 여러 병동으로 연이어 옮겨졌다. 양쪽 폐의 폐렴에 이어 부신 기능 부전을 겪은 그는 너무 쇠약해져 걷기조차 불가능한 상태로 여겨졌다. 의료진은 남편이 계속 누워 있기를 바랐다. 하지만 그는 젊었고, 점차 기력을 되찾으며 침대에서 일어나 나와 함께 복도라도 오가며 걷겠다고 고집을 부렸다. 우리는 복도에서 병원 앞의 좁은 흡연 구역으로 갔다. 여기서 우리는 담배 연기를 뿜어대는 흡연자와 천천히 지나가는 대형 트럭들 사이를 함께 오갔다. 마침내 우리는 작은 공원을 발견했고, 그곳을 걸었다. 남편은 장미 정원을 천천히 절뚝이며 오가는 유일한 입원 환자였다.

스페인 연구진은 '절대 안정bed rest'이라는 병원 관행이 타당한지 조사했다. 이들은 다음 질문을 던졌다. 만약 병원 환자가 침대에서 보내는 시간을 줄이고 움직이는 시간을 좀 더 늘리면 어떤 일이 일어날까? 환자는 가장 좋은 결과를 얻으려면 얼마나 긴 시간 동안 어떤 운동을 해야 할까? 이들은 지난 20년간 발표된 모든 연구 결과와 논문을 체계적으로 검토했다. 중증 질환으로 입원한 환자 4,000명을 대상으로 조사한 결과, 운동은 회복에 필수적인 요소였으며 가장 적절한 형태의 운동은 '걷기'였다.

연구진은 걷기가 80퍼센트 이상의 효과를 나타낸다고 밝혔다. 그리고 가장 이상적인 걷기 시간은 하루 약 70분이며, 최소 하루 25분은 걸어야 효과가 나온다고 결론지었다. 또한 매일 천천히 걷는 입원 환자는 '퇴원 후 증후군'을 피할 수 있다고 설명했는데, 퇴원 후 증후군이란 퇴원 이후 흔히 나타나는 취약함과 쇠약함을 아우르는 개념이다. 침대에서 너무 긴 시간 동안 절대 안정을 취한 환자들은 이후 재입원하거나, 요양원 치료가 필요하거나, 다시 병에 걸리거나, 심지어 사망할 확률이 더 높다고 한다.

이로써 절대 안정이라는 오래된 개념이 처음으로 뒤집혔다. 나는 이 보고서를 읽으면서 남편이 병원 복도를 이리저리 오가던 장면, 병원에 작은 정원마저 부족했다는 점, 남편에게 생명 줄이 되어주었던 런던의 공원을 다시 떠올렸다. 남편은 퇴원한 뒤에도 3개월 동안 직장에 복귀하지 못했다. 이 기간 우리 동네의 공원은 그가 다른 사람들을 만나고, 우리 아이들과 놀고, 분수 급수대에서 물을 마시고, 힘들면 벤치에서 쉴 수 있는 안전하고 평온한 장소가 되었다.

공원과 공공 정원은 우리 도시에 꼭 필요한 폐 역할을 한다. 이는 병원의 환자와 퇴원자에게만 해당하는 이야기가 아니다. 최근 발표된 수많은 연구는 평범하고 오래된 (녹지) 공원이 도시 거주자의 웰빙과 관련된 모든 측면에 얼마나 귀중한지 명백히 보여준다.

2021년 서잉글랜드대학교 연구 결과에 따르면, 청년층은 15분간 도시공원에서 산책한 경우가 거리를 산책한 경우보다 스트레스와 불안 수준이 14~19퍼센트 더 낮았다.[1] 남성을 대상으로 한 연구에서는 도시공원을 걷고 난 뒤 차분하고 편안해지며 심박수가 낮아지고, 불안이 완화된 것으로 나타났다.[2] 고령층 대상 연구에서는 포장도로를 걸을 때보다 공원을 걸을 때 혈압과 맥박이 '유의미하게 감소'했으며, 도로 걷기는 '심혈관 건강에 부정적인 영향'을 미친다고 평가되었다. 일본의 한 연구에 따르면, 성인은 도쿄의 공원과 정원을 걸은 뒤 '긴장과 불안, 분노, 우울, 피로, 혼동'이 급격히 감소하고 활력이 증진되었다.[3]

이 같은 연구 결과는 이제 무척 흔하다. 공원과 공공 정원은 어느 도시 지역이든 가장 가치 있는 자산일 것이다. 인류가 기후 변화로 심각한 더위와 불편에 시달리고 아파트 거주자가 늘어날수록 **도시**

공원은 숨 쉬고, 움직이고, 생각하며, 회복할 수 있는 안식과 유대의 공간이 될 것이다.

그런데 모든 공원이 똑같지는 않다. 점점 더 많은 증거가 일부 공원은 다른 공원보다 인간의 행복, 건강, 평온에 더 도움이 된다는 것을 분명히 드러낸다. 2020년 연구자들이 다양한 공원을 걷는 사람들을 관찰한 결과, 공원의 구조는 "산책자에게 곧장 영향을 미치며, 다양한 경관 유형이 서로 다른 생리적 반응과 기분 상태를 유발했다."[4] 공원이 어떻게 설계되고, 식물이 배치되고, 관리되는지는 그 공원에 대한 인간의 반응을 결정하며 몇 초 안에 유쾌감 또는 불쾌감을 유발할 수 있다.

그렇다면 어떤 유형의 공원을 찾아야 할까? 건강을 회복하는 중이었던 나의 남편처럼, 많은 사람은 가장 가까운 공원으로 향할 것이다. 그런데 여건이 되는 사람이라면 멀리 떨어진 공원도 찾아볼 가치가 있다. 공원이 부족하거나 노후한 지역의 주민들은 이 내용을 계기로 도시 계획 담당자에게 개선을 요구하기를 바란다.

무엇보다 크기가 중요하다. 우리는 대개 공원이 **클수록** 오래 걷는다. 또한 **포장된 바닥이 적고 녹지가 많은 공원에서 더 오래, 멀리 걷는다.** 겨울 산책이라면 상록수와 녹색 잎이 풍부한 공원이 적합하다. 어느 계절이든 상관없이 콘크리트보다 잎사귀가 더 많은 공원을 선택하자. 물론 풍성한 녹지는 즉각적인 스트레스 완화 효과가 있다고 꾸준히 입증되었지만, 녹지가 공원 구석에 몰려 있거나 방치된 듯한 모습은 선호되지 않는다. 안타깝게도 많은 여성이 남성보다 공원에서 덜 안전하다고 느끼는 현실을 고려할 때, 녹지는 시야를 가리기보다 넓히는 방식으로 조성되어야 한다.

우리는 정서적으로 회복되고 싶을 때 물이 있는 공원을 선호한다(분수, 연못, 호수 등 수역이 크면 클수록 좋다. 큰 수역이 인간을 행복하게 만드는 이유는 10장 '호수' 참조). 연구에 따르면 인간은 공원에서 물을 마주치면 대개 발걸음을 늦추는데, 이는 인간이 물 주변에서 시간 보내기를 즐긴다는 것을 시사한다. 물은 인상적인 야생동물을 불러들이며, 인간은 공원에 있는 오리, 나비, 새 같은 야생동물도 좋아한다(야생동물이 인간의 기분을 북돋는 이유는 14장 '이행대'를 참조하라).

물과 야생동물만 인간을 기쁘게 하는 것은 아니다. 인공 구조물(다리, 서양식 정자인 퍼걸러, 출입구)도 회복에 도움이 되는 공원의 주요 요소로, 인간의 두뇌에 흥미를 일으키고 호기심을 자극한다. 그리고 이러한 구조물은 공원이 실제 야생과는 다르게 사람이 머무르는 장소라는 점을 상기시켜 줄 것이다.[5]

인간은 공원과 정원에 무엇보다 성숙한 숲과 활짝 핀 꽃이 있기를 바란다. 크고 오래된 나무와 아름다운 꽃 군락은 카페, 벤치, 다리, 연못을 비롯한 다른 어느 요소보다 인간이 정서적 균형을 회복하는 데 도움이 된다. 야외 산책자의 뇌를 정밀 검사한 연구에 따르면, 수령이 짧은 나무보다는 오래된 나무가 있을 때 더 깊은 이완 상태에 도달했다. 오래된 나무는 인간의 마음을 차분히 가라앉힌다. 이는 오래된 나무가 어린 나무보다 스트레스에 대항하는 피톤치드를 훨씬 많이 방출하기 때문일 것이다. 그렇지 않다면, 오래된 나무의 무게감과 둘레가 우리에게 안정성, 불변함, 확실성을 말해주기 때문일 것이다. 또는 오래된 나무의 위풍당당함과 장엄함이 우리를 자기중심성에서 벗어나게 해주는 덕분일 것이다(1장 '숲' 참조).[6]

우리는 소음이 없는 도시공원을 선호한다. 연구자들이 베이징에 있는 공원의 인기도를 조사한 결과, 공원 위치를 기준으로 인기가 다르게 나타났다. 넓은 순환 도로 사이에 있는 공원은 사람들에게 가장 낮은 수준의 긍정적 감정을 일으켰다.[7] 인간의 마음을 평온하게 하는 공원에는 소음이 없어야 한다. 급정거하는 소리, 사이렌, 자동차 경적은 도시공원이 고요하다는 환상을 무너뜨린다.

조용한 공원은 대체로 공기가 깨끗하며, 우리는 공원에서 깊게 호흡하기를 좋아한다. 다수의 연구에 따르면, 대기 오염은 호흡기 감염, 심장병, 뇌졸중, 폐암을 유발할 뿐 아니라 뇌의 화학적 작용에도 영향을 미친다. 많은 연구에서는 대기 오염과 치매, 우울증, 자살에 이르는 정신 질환 사이에 연관성이 있다고 보고되었다. 일부 신경과 전문의는 대기 오염이 뇌의 신경 염증을 촉발한다고 의심한다. 따라서 우리는 거주지나 직장을 늘 원하는 곳으로 선택할 수는 없지만,

공원은 오염된 공기에서 멀리 떨어진 곳으로 찾아야 한다.

　꽃 또한 공원 방문객의 감정에 영향을 미친다. 인간은 꽃의 색, 정교하고 반복적인 형태, 꽃을 맴도는 나비를 좋아한다. 꽃은 인간의 영혼을 고양시키며 인간의 감정을 밖으로 분출시킨다. 많은 공원이 안타깝게도 똑같은 꽃들만 심지만, 연구에 따르면 인간은 '꽃의 다양함'을 좋아한다.[8] 우리는 꽃향기도 좋아한다. 실제로 많은 사람에게는 공원에서 얻는 후각적 경험이 시각적 경험보다 유의미할 수 있다(냄새가 기분에 미치는 놀라운 영향에 관한 자세한 내용은 6장 '꽃과 초원'을 참조하라). 멕시코시티에서 회복력이 가장 뛰어난 장소를 조사한 연구자들은 녹색의 '향기' 경관이 '자연을 눈으로 경험하는 것'만큼 의미 있음을 발견했다.[9]

　마지막으로, 인간은 넓게 펼쳐진 잔디밭에는 그리 매력을 느끼지 못한다(물론 운동하기에는 훌륭한 장소다). 한 연구팀은 공원 산책객의 혈압과 맥박이 물 근처에서 떨어졌다가, 운동장이 시야에 들어오자마자 다시 상승한다는 것을 발견했다. 공놀이를 하지 않는다면, 운동장 대신 공원을 선택하자. 만일 거주지 인근 공원에 잔디밭밖에 없다면, 지역 의회에 꽃과 나무를 심고 산책로, 인공 호수, 벤치를 조성해달라고 요구하자.

　이 모든 내용이 의미하는 바는 무엇일까? 나는 30년간 매일 도시공원을 걸어온 사람으로서, 지역의 공원을 더욱 소중히 여겨야 한다는 것을 깨닫는다. 이와 동시에 공무원들이 도시 공간을 개선하도록 반복적으로 촉구해야 한다고 생각한다. 여러분이 이용하는 공원이 낡고, 관리가 되지 않으며, 회복에 도움이 되는 요소가 부족하다면, 개선을 위한 투자를 요구하자. 권한을 가진 사람들에게 도시공원은 **우리 공동체**의 공간이자 심장이라는 것을 상기시키자. **도시공원은 아마도 도시에서 가장 중요한 장소일 것이다.**

노트

공원은 깨끗하게 유지되어야 한다. 쓰레기가 있으면 줍고, 쓰레기통이 없다면 설치를 요구하자. 공원은 모든 사람에게 안전하게 느껴져야 한다. 공원이 어떤 식으로든 안전하지 않다고 느껴진다면, 그 이유를 파악하고(관목이 너무 많은가? 지나치게 어두운가? 위협적인 개가 있는가? 벤치 관리가 제대로 되지 않는가?), 변화를 요구하자.

일부 도시공원은 주민이나 공무원이 아닌 사람도 참여 가능한 위원회가 운영한다. 변화를 원한다면 참여하자.

공원이 없는가? 방치된 땅에 정원을 가꾸는 환경 운동인 게릴라 가드닝 모임을 조직하고, 죽은 공간이나 황무지에 씨앗과 풀을 심자.

초미세먼지2.5(PM2.5)는 인간의 웰빙에 가장 큰 영향을 미친다고 추정되는 오염 물질로, 심각한 정신 질환뿐만 아니라 공격성 증가, 감정 조절의 어려움, 위기 대처력 저하의 원인이 된다. 초미세먼지는 차량과 공장 및 석탄 발전소에서 발생하니 이러한 지역의 공원은 방문을 삼가고, 정부에 더 엄격한 기준의 대기질 관리 및 정책을 요구하자.

공원은 도시에서 가장 역동적인 공간으로, 수많은 시민이 제시하는 다양한 요구를 충족한다. 스케이트보드를 타는 사람들을 위해 마련된 콘크리트 구역을 비난하기보다, 화창한 토요일 오후에 공원으로 모여드는 사람들의 활력을 만끽하자. 이것이야말로 도시 생활에서 가장 신나는 순간이다.

Chapter 16

아웃랜드

지속 가능한 놀라움을 찾아서

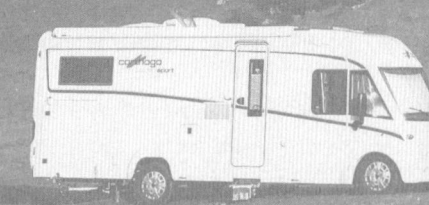

(정의) 한 나라의 외곽이나 외딴 지역. '외국'을 의미하는
고대 영어 ūtland에서 유래했다.

(특효) 기후 불안, 초조, 지루함, 비행에 대한 죄책감,
환경을 바꾸고 싶은 욕구, 멀고 이국적인 장소를 갈망하지만
시간이나 돈이 부족한 사람

"그레이즈 인 로드Gray's Inn Road 근처에서
경이로움, 신비로움, 경외심, 새로운 세계와
미지의 영역에 대한 감각을 찾지 못하는 사람은
다른 곳에서도 그런 비밀을 찾을 수 없을 것이다."

아서 매켄Arthur Machen
『머나먼 것들Far off Things』

the
walking
cure

2023년 기후 운동가 디애나 코코Deanna Coco는 시드니 하버 브리지에서 차선을 막은 혐의로 15개월 징역형을 선고받았지만, 판사가 그녀에게 '기후 불안'이 진단되었음을 고려하고 형을 취소했다. 기후 불안은 생태 불안이나 생태 분노라고도 불리며, 기후 변화가 유발하는 스트레스는 매우 현실적인 문제다. 연구원 수전 클레이턴Susan Clayton은 기후 불안을 주제로 여러 연구를 수행했으며 젊은 사람들, 특히 젊은 여성들 사이에 기후 불안을 호소하는 비율이 유독 높다는 것을 발견했다. 클레이턴과 연구진이 10개국의 16~25세 1,000명을 대상으로 설문 조사를 진행한 결과, 응답자의 84퍼센트는 기후 변화를 걱정한다고 답했고, 59퍼센트는 매우 걱정한다고 답했다. 응답자

의 거의 절반은 기후 변화에 대한 감정이 일상생활에 부정적인 영향을 미친다고 답했다.[1]

연구자들은 '생태 감정은 본능적이고 초월적인 감정'이며, '우울·불안·슬픔·분노·두려움 같은 강렬한 감정'[2]으로 드러난다고 언급했다.[3] 한편, 기후 불안은 종종 은밀한 죄책감을 동반한다. 실제로 클레이턴의 설문 조사 응답자 가운데 50퍼센트 이상이 생태 죄책감을 느낀다고 보고했다.

많은 사람에게 죄책감을 유발하는 활동 목록의 최상단에는 비행기를 타고 가는 여행이 있다. 스웨덴에서는 비행이 유발하는 죄책감을 의미하는 **플뤼그스캄**flygskam이라는 신조어도 탄생했다. 하지만 최근까지만 해도 먼 나라로 여행하는 일은 흔히 통과 의례로 여겨졌다. 그것은 자국과 다른 경관·날씨·문화를 경험하고, 낯선 미지의 대상을 만나며, 지루하고 반복적인 일상에서 벗어나는 기회였다.

대부분의 인간은 새로움을 즐긴다. 새로운 대상을 접할 때 뇌는 도파민을 분비해 우리에게 보상하며, 이러한 까닭에 우리는 새로움을 기분 좋게 느낀다. 이는 코로나19 봉쇄 기간에 낯선 장소를 찾아 산책한 사람이 기존 산책로만 고집한 사람보다 정신 건강이 더 좋았다고 보고된 이유이기도 하다. 진화생물학자는 인류가 수렵 채집인이자 유목민으로서 낯선 지형을 탐험하도록 진화했고, 그런 탐험을 통해 보상받았다고 가정한다. 도파민 분비는 인류가 탐험하도록 유도

했으며, 이것이 없었다면 호모 사피엔스는 살아남지 못했을지도 모른다.

따라서 **인간 뇌가 새로운 것을 추구하고 종종 갈망한다**는 사실은 그리 놀랍지 않다. 새로운 대상을 접하는 경험이 새로운 신경세포의 성장을 촉진한다는 점에서, 여행은 뇌를 성장시키는 데 꼭 필요한 활동이다. 우리 뇌는 특히 공간적 새로움을 좋아하며, 이는 기억력과 학습 능력을 향상하는 것으로 밝혀졌다. 연구에 따르면, 학습 직전이나 직후 낯선 장소에 노출된 피실험자는 책상 앞에 계속 앉아 있던 피실험자보다 기억력과 이해력이 더 뛰어났다.[4] 한편, 새로운 대상을 반복적으로 접한 노인은 비교적 오래 살고, 생후 첫 3주간 새로운 환경에 노출된 새끼 쥐는 그 이후 최소 1년 동안 비교적 좋은 학습 능력을 보였다. 네덜란드에서 발표된 연구에 따르면, '새로운 기회를 탐색하고 새로운 상황을 추구하고 새로운 환경을 탐험하는 행동은 포유류의 환경 적응에 필요한 핵심 특성'이라고 설명했다.[5] 다시 말해, **인간은 탐험하도록 설계되었다.**

이제 내가 무슨 이야기를 하려는지 눈치챘을 것이다. 지난 수십 년간 항공 여행, 특히 멀고 이국적인 장소로 떠나 변화와 흥분을 경험하는 여행은 저가 항공사의 등장 덕분에 터무니없이 싼 가격으로 가능해졌다. 저가 항공편이 없다면 대부분의 사람은 멀리 떨어져 있는 이국적인 곳으로 떠날 돈도 시간도 없을 것이다. 그런데 비행을 포기한다는 것은 진정 새롭고 낯설며 흥미로운 경관을 경험할 기회를 포기하는 것일까?

 꼭 그렇지는 않다. 연구에 따르면 인간의 마음을 자극하는 것은 주로 **예상하지 못한** 데서 오는 새로움이다. 다행히도 **예상하지 못한 일은 생각보다 훨씬 가까운 곳에서 찾을 수 있다.** 판에 박힌 일상에서 벗어나기 위해 죄책감을 유발하는 장거리 비행을 반드시 해야 할 필요는 없다. 영국 작가 닉 헌트Nick Hunt가 발견한 것처럼 말이다.

 헌트는 여행의 새로움과 놀라움을 늘 사랑했다. 실제로 그것을 너무도 좋아해서 여행 작가가 되었다. 하지만 2018년 무렵 '여행이 초래할 수 있는 피해'에 점점 더 큰 불안을 느끼기 시작했다. 기후 붕괴가 더는 먼 미래의 비상사태가 아닌 임박한 재앙처럼 느껴졌다. '비행이 성층권에 가하는 화학적 폭력'에 구역질이 났고, 어린 시절의 경관이 사라지는 것에 공포와 괴로움을 느꼈다. 그리하여 집과 더 가까운 장소에서 '변화를 가져다주는 여행'과 '감동을 선사하는 경관'을 찾기 시작했다.[6]

 헌트는 버스만 타도 갈 수 있는 가까운 곳에 낯선 경관이 존재한다는 것을 깨달았다. 이를테면 유럽에서 가장 넓은 자갈 지대인 던저니스Dungeness, 우림을 연상시키며 태초의 또 다른 세계로 들어서는 듯한 느낌을 주는 데번Devon의 삼림 지대, 그리고 스코틀랜드에 고립된 북극의 일부로 불리는 스코틀랜드의 툰드라 지대까지 다양했다.

 헌트에게 이국적인 경관이 얼마나 가까이 존재하는지 처음 가르쳐준 곳은 켄트주의 오래되고 평범한 자갈 지대였다. 그는 저서 『아웃랜디시: 유럽의 낯선 경관을 걷다Outlandish: Walking Europe's Unlikely Landscapes』에서 "사하라 사막에 왜 가는가, 켄트에 가면 되는데?"라고 썼다. 켄트의 끝없이 펼쳐지는 자갈밭 위에서, 그리고 원자력 발전소가 드리운 종말적 분위기의 그림자 아래에서 헌트는 다음과 같이 기록했다. "하늘은 영국의 하늘이 아니었다. 진홍색 빛이 바람에 휘날리는 마람풀marram grass과 바다를 떠다니는 배의 골격 위로 쏟아졌고, 잠시 현실에서 떨어져 나온 기분이 들었다. 별안간 나는 영국이 아닌 북미 황무지에 있었다. 잠깐이었지만 시간과 공간에서 나를 해방시키기에 충분했다. 마치 순간 이동한 느낌이었다."

나중에 헌트는 기차를 타고 여러 이국적인 장소들을 걸어서 여행했다. 이를테면 폴란드의 정글, 스페인의 사막, 헝가리의 대초원, 아일랜드의 피오르, 그리고 프랑스와 이탈리아 현지에서는 각각 칼랑크calanque와 칼란키calanchi라고 불리는 악지(심하게 침식되어 경작할 수 없는 광활한 땅으로 초목이 거의 없다) 등이다. 하지만 그는 '지질학적으로 특이하며 다른 장소로 이동하게 해주는 관문' 같은 경관이 인근의 예상치 못한 곳에서 발견될 수 있다고 주장한다. 더욱이 이처럼 독특한 지형들은 헌트를 새로운 공간으로 데려갈 뿐만 아니라, '시간 너머'로도 데려가며 그에게 먼 과거와 가능한 미래를 어렴풋이 엿볼 기회를 제공했다. "던저니스에서 불꽃을 일으켰던 부싯돌과 원자력 발전소의 폐기물 사이에 수천 년의 시간이 놓여 있었다. 나는 잠시 과거와 미래 사이에 서 있었다"고 설명했다. 그러면서 "아웃랜드outland(이 단어의 사전적 의미는 이번 장 서두에서 언급한 정의와 같지만, 본문에서는 낯설고 이국적인 지형을 일컫는다-옮긴이)가 놀랍게도 우리를 오늘에서 벗어나 '깊은 과거'로 향하도록 이끈다"고 덧붙였다.

이번 장을 집필하면서 나는 딸과 함께 서식스주의 라이Rye부터 켄트주의 가장 외곽에 자리한 던저니스까지 22킬로미터를 걸었다. 몇 시간을 걷다 보니 우리 두 사람은 영국에서 가장 독특하고 희귀한 식물과 지의류 사이에 있었고, 부츠를 신은 채로 수 킬로미터 자갈밭을 힘겹게 걸어야 했다. 머리 위로는 가동을 멈춘 발전소가 으스스한 모습으로 솟아 있었고, 인근 군사 기지에서는 총성이 울려 퍼졌다. 이 장소는 기묘하고도 초현실적으로 느껴졌다. 일상 세계에서 잠시 밀려난 우리는 원자력 발전에 대해, 바위에서 자라나는 빛바랜 회색의 지의류에 대해, 파도에 깎인 조개껍질과 뼛조각이 질서 정연하게 늘어선 자갈밭의 골에 대해, 예술가들이 거주하는 나무 오두막에 대해, 그 예술가들이 황량한 돌투성이 정원에 전시한 원목 조각상에 대해 곰곰이 생각했다.

헌트가 옳았다. 이는 일상적인 산책이라기보다 '상상 속으로 떠나는 순례' 같았다. 나와 딸은 들뜬 기분과 피로, 그리고 약간의 자기만족을 안고 집으로 돌아왔다. 비행기를 타지 않고도, 탄소 발자국을 남기지 않고도, 놀랍도록 이국적인 경관 속으로 모험을 떠날 수 있었다. 런던 시민이라면 누구든 기차나 버스를 타고 똑같은 모험을 할 수 있을 것이다. 나와 딸은 몇 주 동안 던저니스 산책을 주제로 대화했다. 신경과학자들이 약속한 대로, 그 경험은 우리 두 사람의 기억에 선명하고 또렷이 자리 잡은 것 같았다. 더 중요한 것은 비행기를 타지 않고도 감동받고, 활력을 되찾으며, '전율'할 수 있음을 직접 경험했다는 점이다.

물론, 기후 불안에 시달리는 사람만 낯설고 이국적인 경관으로 떠나야 하는 것은 아니다. **인근 아웃랜드를 걷는 것은 무료한 마음을 달래는 값싸고 시간을 아끼는 효율적인 방법이다.** 어떤 이유로든 낯섦, 놀라움, 모험, 예상치 못한 무언가를 갈망하게 되는 때, 하지만 북극이나 사막, 우림 또는 웅장한 협곡이나 피오르 등 **멀고 이국적인 어딘가**로 가기에는 주머니 사정이 넉넉하지 않거나 휴가가 길지 않은 그런 때 말이다.

낯설고 이국적인 장소들은 왜 그토록 기억에 남을 만큼 충격적이고, 상상을 자극할 만큼 흥미진진한 걸까? 그 이유의 일부는, 이를테면 켄트 지역 과수원의 내부에서 메마른 황무지를 발견하는 상황처럼, 예상치 못한 발견이 주는 놀라움과 충격에 우리 뇌가 어떻게 반응하느냐에 있는지도 모른다. 매사추세츠공과대학교 연구에 따르면, 갑작스럽고 예상치 못한 변화에 놀란 생쥐는 뇌의 청반locus coeruleus이라는 영역에서 노르아드레날린이 즉각 분비되었다. 분비된 노르아드레날린은 생쥐의 행동을 변화시켰다. 이후 생쥐들은 쉽게 위험을 감수하고 더욱 활발하게 행동했다. 분비된 노르아드레날린은 뇌의 운동 피질로 이동했는데, 운동 피질은 근육 움직임을 촉진하는 신경 자극을 내보내는 영역이다.

다른 실험에서는 변화에 놀랐던 생쥐가 새로운 행동을 더 빠르게 학습하고, 주어진 과제를 더 높은 정확도로 수행한다는 것이 밝혀졌다. 이러한 결과를 토대로 연구자들은 놀람 자극으로 분비된 노르아드레날린이 새로운 상황에서의 빠른 학습을 돕는 것은 아닌지 의문을 던졌다. 이들이 내린 결론에 따르면, 놀라움이라는 요소는 목표 지향적 주의력을 잠시 높이는 역할을 한다.[7] 이 놀라움의 효과가 아웃랜드 산책자에게 어떤 도움이 되는지에 관한 나의 견해는 이어지는 '노트'를 참조하라.

노트

새로운 환경은 우리가 아직 경험하지 않았을 때만 낯설고 예상할 수 없는 대상이 된다. 산책과 경관의 낯섦을 증폭시키고 싶다면, 사전에 인터넷으로 지도와 사진을 너무 자세히 들여다보지 말자. 미리 확인한 내용이 적으면 적을수록 좋다.

우리는 예상하지 못한 것을 더 선명하게 기억한다. 뜻밖의 장소는 마법처럼 기억 속에 새겨져 오래도록 영향을 남기게 된다. 그러니 휴대전화나 카메라는 가방에 잠시 넣어두고, 새로움(그리고 뇌)이 특별한 임무를 수행하게 하자.

연필과 스케치북을 챙기자. 경관을 그림으로 그리거나 (손으로 쓴) 글로 묘사해두면 그 경험이 기억에 더 깊이 남을 것이다.[8]

아웃랜드는 거의 어디서든 찾을 수 있다. 영국의 다른 우림으로는 스노도니아Snowdonia의 쿰 머나흐Cwm Mynach, 스코틀랜드 아가일argyll의 크리넌 우드Crinan Wood가 있으며, 최근 크리넌 우드에서는 지의류 245종이 기록되었다. 안타깝게도 이러한 경관은 현재 생물 다양성이 위협받고 있어 보호 조치가 시급하다.

나에게 특별한 의미가 있는 아웃랜드(영국에서 모두 기차나 페리로 갈 수 있는 곳)로는 체코 보헤미아의 미로 같은 암석 동굴, 알바니아의 펠리컨 서식지인 카라바스타Karavasta 석호, 카나리아 제도의 라고메라La Gomera섬의 오래되고 광활한 월계수 숲이 보존된 가라호나이Garajonay 국립공원이 있다.

좀 더 평범하고 문자 그대로가 아닌 측면에서 아웃랜드는 거의 어디서나 찾을 수 있다. 식물원, 버려진 채석장, 골짜기, 깊은 협곡, 암석 지형, 심지어 잊힌 공동묘지는 놀라울 정도로 낯선 식물과 균류, 곤충이 살아가는 서식지인 경우가 많다. 그리고 이러한 장소는 우연히 발견되는 쪽이 더 바람직하다. 이 장소들을 발견할 때 느끼는 순수한 놀라움이 촉매 역할을 하면서 뇌를 깨우고 상상력에 불을 지피며, 마치 탐험가가 된 어린아이처럼 전율을 느끼게 하기 때문이다.

탐험할 준비를 하고, 큰길보다 오솔길을 택하자. 때로는 길을 잃은 상황에서 가장 예측 불가능한 장소, 공간, 만남을 경험하게 된다.

인적이 드문 시간대에는 경관이 돌연 더 신비롭게 보일 수 있다. 우리는 화창한 낮에 셀카봉을 든 인파에 둘러싸인 선돌보다, 고독한 새벽 안개 속에서 모습을 드러낸 선돌 또는 은은한 달빛에 비친 선돌을 보았을 때 전율을 느낄 가능성이 높다.

극적인 날씨 변화 또한 익숙한 경관을 낯설게 만들 수 있다. 예컨대 폭풍(그리고 이따금 폭풍 전에 나타나는 신비로운 빛), 눈, 서리는 한 장소를 완전히 다른 곳으로 변화시킨다. 이런 기회를 잡아서 좋아하는 장소를 다시 방문하고, 그 새로움에서 활력과 영감을 얻자.

놀라움과 충격을 경험할 때는 화학물질(코르티솔, 도파민, 특히 노르아드레날린)이 뇌 전체에 빠르게 퍼져 나가며 우리를 민첩하고, 조심성 있고, 활기차게 만든다. 이러한 순간은 경관을 아주 면밀히 관찰할 완벽한 기회다. 뇌는 놀랐을 때 특히 주의를 기울이도록 준비되므로, 평소라면 그냥 지나쳤을 것들을 더 잘 알아차리고 기억할 가능성이 높다. 이는 또한 (필요하다면) 걷는 속도를 높일 기회이기도 하다. 여분의 도파민, 코르티솔, 아드레날린이 체내를 순환하는 상태에서는 더 빠르게, 그리고 더 멀리 걸을 수 있다.

재활용 소재를 사용해 윤리적이고 친환경적인 의류와 등산화를 생산하는 기업이 많이 있다. 재사용 가능한 물병, 디에틸톨루아미드diethyltoluamide, DEET를 함유하지 않는 방충제, 바다에 무해한 무기질 성분의 자외선 차단제를 챙기자. 그리고 걷기는 탄소 발자국을 거의 남기지 않는다는 점을 기억하자.

(Chapter 17)

순례길

몰입의 심리학

㉠ 정의 　걷는 이들을 위해 지정된 시골길 또는 야생적인 느낌의 길로,
매우 긴 편이라 걷는 데 여러 날이 걸리기도 한다.
길이는 수 킬로미터에서 수백 킬로미터까지 다양하며
일반적으로 다양한 지형과 경관을 아우른다.

㉠ 특효 　감정적 혼란, 불안, 변화를 향한 끊임없는 갈망, 상처받은 마음

"나는 쉴 곳을 얻을 때까지 걷고,
음식을 얻을 때까지 걷는다.
대개 하루 평균 40킬로미터를 걷는다."

피스 필그림 Peace Pilgrim

the
walking
cure

라라 에번스Lara Evans는 가장 친한 친구가 갑자기 목숨을 끊었을 때 큰 상실감에 빠졌다. 라라가 말했다 "망연자실했다. 왜 그랬는지 이해할 수 없었고, 친구를 구하지 못했다는 죄책감에 시달렸다. 몇 주간 끊임없이 곱씹다가, 어느 날 끝없이 맴도는 자책을 더는 견딜 수 없게 되었다. 파괴적인 생각에서 벗어나려면 걸어야 한다고 생각했다. 오래 걸어본 적도 없고, 혼자 걸어본 적도 없었지만 산티아고 순례길을 걷기로 했다."

　라라는 순례길의 출발점에 도착했을 때, 마음이 불안하면서도 조금은 가벼워진 상태였다고 기억한다. "순례길을 걷기 시작한다는 생각만으로도 기분이 나아졌다. 친구에게 어울리는 방식으로 친구에 대한 기억을 기린다는 느낌도 들었다. 그가 내 순례길 동행자가 되리라는 것은 알았지만, 그래도 많이 긴장되었다."

라라는 2주 후 돌아왔고, 그사이 320킬로미터 넘게 걸었다. 그보다 더 중요한 것은 순례길을 걷는 동안 그녀가 혼란과 죄책감을 대부분 떨쳐냈다는 것이다. "매일 걷는다는 행위에는 특별한 무언가가 있었다. 이를테면 단순함, 리듬, 삶에서 껍질은 제거하고 본질만 남기는 경험이다. 모든 것이 배낭 속 소지품으로 축약되고, 끊임없이 앞으로 나아간다는 감각이 느껴지자, 오랫동안 나를 괴롭혔던 고통이 조금씩 녹아 감당할 만한 슬픔으로 변했다."

라라는 감정적으로 극심한 고통을 겪는 시기에 순례길 걷기나 장거리 도보 여행을 떠나는 수백만 명에 속한다. 아주 오래전부터 인간은 삶의 가장 심오한 질문에 대한 답을 찾기 위해 긴 여정을 떠났다. 그리고 많은 사람은 매일 반복되는 장거리 걷기를 통해서만 인생의 가장 암울한 고통을 해소하는 시간과 공간, 고독을 얻을 수 있다. 그런데 왜 장거리 여정이 고통을 해소하는 데 이토록 효과적일까? 왜 우리는 경로를 신중하게 선택해야 할까?

2021년 덴마크 심리학 연구진은 장거리 걷기의 심리 치료적 특성을 조사했다. 이들은 아주 긴 걷기 여정이 실제로 기분과 사고방식을 변화시키는지 궁금했다. 장거리 걷기에 관한 모든 연구가 검토되었고, 결과는 명확했다. 장거리 걷기는 '정신 건강 문제를 해결하는 치료법'이었으며 스트레스, 우울, 불안을 완화했다. 수치화되지 않은 데이터에 따르면, **걷는 거리가 길수록 '정신적 고통'에 미치는 효과가 더욱 뚜렷하게 나타났다.**[1]

이러한 연구 결과를 검증하기 위해, 연구진은 최근 며칠간의 걷기를 마치고 돌아온 중년 성인 집단을 (아주 심층적으로) 인터뷰했다. 연구진은 다음과 같이 결론지었다. "**장거리 걷기는 사람들이 경계 공간 또는 전환적 공간으로 들어서게 한다**. 그리고 이러한 공간은 개인적 변화가 필요한 상황에서 유익하거나, 어쩌면 치료 효과를 발휘할 수 있다."

과거의 여러 연구도 이러한 결과를 뒷받침한다. 많은 도보 여행자가 긴 거리를 걸은 뒤 삶에서 극적인 변화를 체험했다고 보고했다. 그러나 덴마크 심리학자들은 여전히 의아했다. 왜 장거리 걷기가 심리적으로 도움이 될까? 이들의 견해에 따르면, 그 답의 일부는 장거리를 걷는 동안 우리에게 주어지며, 우리가 고통과 **공존**하게 되는 공간에 있었다. 연구진은 "장거리 걷기는 생각하고, 기억하고, 감정이 지속되는 한 그 감정을 온전히 느낄 수 있는 공간을 제공한다"고 설명했다. 그러면서 한 발을 다른 발 앞에 두는 행위 자체가 마치 무언가를 **하고 있다**는 느낌, 즉 (매우 간단하고 부담 없는) 일종의 행동을 취하고 있다는 느낌을 준다고 덧붙였다.

그러나 덴마크 심리학자들을 가장 놀라게 한 것은 장거리 도보 여행자의 마음 상태로, 이를 '정신적 개방 상태mental openness'라고 불렀다. 이들의 결론에 따르면, 정신적 개방 상태는 장거리 걷기의 '핵심적이고 본질적인 요소'였다. 이는 목적지까지 심리적 거리감이 없고, 목적지에 도달해야 한다는 강박도 없어야 가능한 상태였다. 연구진은 **"장거리 도보 여행자들이 사실상 '정신적 개방 상태에 들어가고' 있었다"**고 설명하며, 이러한 마음 상태는 이후 수많은 순례자와 도보 여행자가 경험하는 존재론적 변화의 연료가 되었다고 밝혔다.

정신적 개방 상태는 또한 심리학자 미하이 칙센트미하이Mihaly Csikszentmihalyi가 1970년대에 정의한 '몰입'이라는 강력히 변화된 의식 상태를 증폭하는 것으로 보인다. 칙센트미하이는 몰입이란 인간이 최고의 기량을 발휘하고 최고의 기분을 느끼게 하는 최적의 의식 상태라고 설명했다.[2] 몰입 상태에서는 우리가 하는 일에 완전히 몰두하는 나머지 시간 흐름이나 주변 세계를 잊게 된다. 연구자들은 이 상태를 매우 보람되며 거의 도취에 가까운 심리 상태라고 표현한다. 몰입의 '구루'인 스티븐 코틀러Steven Kotler는 몰입이란 "우리가 가장 살아 있다고 느끼는 시간"이라고 아주 간단하게 묘사한다.[3]

몰입은 50년 넘게 논의되었지만, 최근에야 과학자들은 몰입을 가능하게 하고 유지하는 뇌 활동의 명확한 변화를 밝혀내기 시작했다. EEG, MEG˚ 그리고 fMRI를 활용한 수십 건의 실험 결과에 따르면, 몰입한 뇌는 특정 뇌 영역이 활성화되는 동시에 다른 영역이 부분적으로 휴면 상태에 들어가는 독특한 신경생물학적 특성을 보인다. 연구자들은 몰입 상태의 뇌가 뇌파의 변화, 뇌 연결 경로의 변화, 특정 뇌 영역의 활성화 및 비활성화, 신경화학물질의 수치 변화 등 다양한 변화를 겪는다고 추정한다. 실제로 여러 신경과학자는 몰입한 뇌의 상태가 깊은 명상 중인 뇌 또는 환각제 영향을 받은 뇌의 상태와 놀라울 정도로 유사하다는 점을 밝혔다.[4]

몰입 상태에서는 도파민, 노르아드레날린 같은 신경화학물질의 수치가 상승한다. 연구자들은 우리 기분을 좋게 하는 엔도카나비노이드(프롤로그 참조)가 몰입 상태에서 '일종의 주요 신경 조절자 역할'을 할 것이라 생각한다.[5] 실제로 점점 늘어나는 증거에 따르면, 엔도카나비노이드 체계가 몰입 상태의 시작에 중요한 역할을 한다는 것을 시사한다. 그리고 엔도카나비노이드가 본격적으로 작용할 때, 공포 또는 위협 탐지 중추로 불리는 뇌 영역인 편도체가 반半휴면 상태에 빠진다. 이때 체내를 순환하는 엔도카나비노이드는 지나가는 사이렌 소리(편도체)를 묻어버리는 조화로운 클래식 음악 소리라고 생각하면 된다.

장거리 걷기는 종종 몰입 상태를 불러일으킨다. 2005년 연구자들은 자신들이 인터뷰한 애팔래치아 트레일 도보 여행자의 60퍼센트

- 자기뇌파검사Magnetoencephalography의 약자로, 뇌의 자기 활동을 기록하는 검사다.

이상이 몰입을 경험했다고 보고하며, "대부분의 여행자에게 그것은 매일 일어나는 일이었다"고 덧붙였다.[6] 몰입 상태를 지속적으로 경험하고 나면, 장거리 걷기가 정신 건강의 개선에 효과적인 이유를 깨닫게 된다.[7] 실제로 코틀러는 자연 속을 걷는 것이 몰입 상태에 진입하는 이상적인 방법이라고 생각하는데, 걷기가 전전두엽 피질(분석, 조직, 규제, 계획을 좋아하는 뇌 영역)을 비활성화하는 까닭이다. 그는 전전두엽 피질의 활동을 줄이는 것이 몰입을 달성하는 데 필수적인 단계라고 설명한다.

최신 연구에 따르면, 몰입의 시작은 여러 요인으로 촉진될 수 있다. 그러한 요인에는 새로움, 복잡성, 예측 불가능성 및 도전 의식, 명확한 목표 또는 목적의식, 위험 요소, 일종의 신체화embodiment 또는 감각적 몰입 등이 포함된다.

더욱 흥미로운 점은, 몰입 상태에 진입하기 위해서는 초기에 스트레스가 필요하다고 추정된다는 것이다. 라라에게는 그 초기 스트레스가 낯선 나라에서 혼자 걷게 될지 모른다는 불안감에서 비롯했다.[8] 실제로 장거리 걷기는 앞서 언급된 몰입 촉발 요인을 다수 충족한다. 이를테면 도전 의식, 예측 불가능성(이를테면 날씨), 신체화, 명확하고 방향성 있는 목적의식 등이다. 코틀러는 '나무 사이를 누비거나 언덕을 빠르게 뛰어 내려가는' 방식으로 일상적인 산책에 색다름과 위험을 더한다. 그런데 낯선 장거리 경로에는 구석구석마다 몰입을 유도하는 위험과 불확실성이 존재한다.

최근에는 몰입의 경험이 오래 지속되는 효과를 가져온다는 것이 밝혀졌다. 몰입은 우리가 평소 마음 상태로 돌아간 뒤에도 그 흔적을 남긴다. 우리는 더 행복해지고, 삶에 더 큰 의미가 생기고, 더 큰 동기를 얻고, 공감 능력과 회복 탄력성이 높아진다. 이를 개인의 몰입 후 성장으로 생각하자. 영국 순례 신탁의 공동 창립자인 가이 헤이워드 Guy Hayward는 순례의 **지속 기간**을 중요하게 여긴다.

관련해 그는 이렇게 설명했다. "걷기 일정이 하루하루 지나며 일주기 리듬이 안정화되면, 억눌렸던 감정이 표면으로 떠올라 치유되기 시작한다. 정리되지 않았던 감정이 매듭지어지면, 우리는 어떤 식으로든 변화한 채 돌아오게 된다. 걷기라는 물리적 행위는 말 그대로 시간과 공간을 따라 이동하는 신체의 몰입이며, 이 신체적 몰입이 정신적 몰입을 돕는다."[9] 한편, 몰입은 단기적으로 창의성과 통찰력을 향상한다. 실제로 코틀러는 몰입 상태에서 창의성이 400퍼센트 증가한다고 밝혔다.

그렇다면 장거리 걷기 중 몰입 상태에 이르기 위해서는 왜 장소와 경관이 중요할까? 몰입과 유사한 심리적 상태는 도보 여행자가 걷기 도전적이거나, 풍경이 아름답거나, 의미 있는 장소에서 혼자 걸을 때 쉽게 나타난다. 장소가 낯설수록 도전 의식을 더 불러일으킬 것이다. 그런데 지형이 지나치게 험난하면 두려움과 불안이 몰입을 방해할 것이다. 다른 사람과 만날 가능성은 두려움을 완화하므로, 이정표가 잘 배치되어 있고 다른 여행자들이 오가는 길 또는 마을을 거쳐 가는 길은 몰입 상태를 방해하기보다 오히려 돕는다.

풍경은 새로움과 예측 불가능성이 지속되려면 끊임없이 변화해야 한다. 실제로 일부 심리학자는 **풍경의 일정한 변화(예를 들어 다양한 풍경을 아우르는 경로)가 문제 해결책을 탐색하는 데 유용하다**고 본다. 장거리 걷기를 통한 개인적 변화를 연구하는 롭 손더스Rob Saunders 박사는 "도보 여행자는 새로운 관점에서 참신한 해결책이나 삶의 의미를 발견할 수 있다"고 설명했다.[10]

물론 대부분의 장거리 경로는 여러 경관을 필연적으로 통과하고, 대부분의 전통적인 순례길은 과거 순례자들이 머물렀던 마을과 예배 장소를 가로지른다. 익숙한 경관으로부터 거리를 두는 일은 다른 관점에서 성찰할 기회를 제공한다. 사라 마르퀴는 도보 여행 회고록 『자연 그대로의 자연』에서 "더 멀리 갈수록 더 많이 보인다"고 썼다.

가능하다면 물(강, 바다 또는 호수)을 지나는 경로를 찾자. 개인적 변화를 유도하는 장거리 도보 여행에 관해 연구하는 마르틴 마우Martin Mau 박사는 도보 여행자와의 인터뷰에서 물이 '의미 있는 요소'로 자주 언급된다고 밝혔다.[11]

한편, 네덜란드 환경심리학자들은 넓은 공간감이 자기self와 자아ego에 대한 인식을 약화하며 기분을 개선한다고 설명했다. 연구에 따르면, "사람들은 넓은 환경에서 불안과 스트레스를 덜 느끼고, 경관과 깊은 연결감을 형성하며, 자신에 대한 집착을 줄이게 된다." 인지 심리학자 토마스 판 롬파이 역시 비슷한 이야기를 했다. "인류의 흔적이 전혀 없고 야생적이며 조밀한 환경에서는 특히 불안이 증가하는 경향이 있다. 좀 더 초월적인 경험, 즉 자기와 자아를 잊고 경관과 더 깊은 연결감을 형성하는 경험을 하기 위해서는 탁 트인 공간이 중요하다."

롬파이는 또한 신비로움이 깃든 경관이나 길을 찾을 것을 제안한다. "**모퉁이 너머나 언덕 너머에 무엇이 있는지 모르는 길은 상상력을 자극한다.** 나아가 예측 불가능성을 제공하며 우리를 몰입 상태로 진입시킨다."[12]

심리학자들의 견해에 따르면, 침묵하는 시간은 내면의 대화를 촉진한다는 점에서 장거리 걷기에 꼭 필요한 요소다. 저공 비행하는 항공기, 굉음을 내는 대형 트럭, 낙엽을 빨아들이는 청소기 소리에 시달리면, 내면의 목소리가 사라질 뿐만 아니라 스트레스 수치가 높아져 몰입 상태로 진입하는 것이 불가능해진다. 이러한 이유로 장거리 걷기 시, 간선 도로나 혼잡한 도로를 피해야 한다. 장거리 걷기에는 목동들이 다니던 오래된 길, 오솔길, 조용한 시골길, 많은 사람이 걷는 순례길 등이 이상적이다. 이러한 길에서는 다른 사람과 대화할 기회를 얻을 수도 있다.

실제로 다른 사람과 시간을 보내는 활동(기도, 식사 또는 단순히 대화)은 순례에서 전통적으로 중요한 부분이었다. 침묵의 시간이 성찰에 필요하긴 하지만, 심리학자들은 다른 (모르는) 순례자들과의 관계 또한 치유 효과를 높인다는 점을 발견했다. 한 연구자는 "순례 도중에는 '마음이 통하는 낯선 사람'과 이야기를 나누고 자신의 어려움을 공유하면서 비교적 빠르게 타인과 가까워진다"고 설명했다. 그리고 이러한 관계가 일시적이라는 측면이 오히려 친밀감 형성을 가속하며, 이 친밀감이 치유 과정에 중요한 역할을 한다고 덧붙였다.

낯선 사람과 빠르게 친밀해지는 이 '지름길' 현상은 네덜란드 심리학자 파울 판 랑어Paul van Lange가 연구했으며, 그는 이 현상을 '비타민 S'라고 부른다. 그가 설명하길 "우리가 인식하지 못하더라도, 대부분의 인간관계에는 힘의 역학이 작용한다. 그런데 서로 낯선 두 사람은 진정으로 평등하고 취약성도 동등하다. 게다가 낯선 사람은 서로의 인맥에 속하지 않으므로 개인 정보를 퍼뜨릴 가능성이 낮다."[13] 라라의 경험은 이를 증명한다. 새로운 친구 세 명과 함께 순례길 걷기를 마치고 돌아온 그녀는 이렇게 말했다. "우리는 아주 빠르게 가까워졌고, 세 대륙에 걸쳐 살지만 10년이 지난 지금도 정기적으로 만나고 있다."

그런데 물집, 근육통, 어깨 결림처럼 피할 수 없는 육체적 고통은 어떻게 설명해야 할까? 다시 한번, 인체의 생물학이 우리를 인도한다. 장거리 걷기에 따른 통증은 종종 인체가 스스로 완화하기도 한다. 엔도르핀endorphin과 엔케팔린enkephalin 같은 아편성 펩타이드opioid peptide, 그리고 아난다마이드anandamide로도 알려진 엔도카나비노이드는 지구력 운동을 하는 생쥐에게서 통증과 불안을 완화하는 것으로 알려졌다.[14]

얼음찜질을 너무 성급하게 하지 말자. 심리학자들은 (경미한) 신체적 고통이 장거리 걷기의 본질을 구성하는 핵심 요소라고 생각한다. 일부 학자들은 '기억의 장소로서의 몸'이라는 표현을 사용하며, 매일 몇 시간씩 걷는 동안 고통이 어떻게 의미를 지니게 되는지 설명한다. 장거리 걷기 중에는 우리의 상처받은 마음과 영혼이, 물집 잡힌 발과 기분 좋게 쑤시는 종아리라는 실제 상처에 반영된다. 롬파이는 신체적 고통이 "우리가 느끼는 심리적 또는 정서적 고통을 대신해 표현하는 수단이 될 수 있다"고 설명했다. 그렇다. 심지어 물집도 감정 해소의 기능을 수행할 수 있다.

마지막으로, 장거리 걷기는 마음 건강과 더불어 신체 건강에도 유익하다. 장거리를 걸으면 혈압이 낮아지고, 면역력이 올라가고, 체중이 줄어드는 등 생리적 이점을 얻을 수 있고,[15] 수면의 질 또한 개선된다.[16]

노트

익숙한 경관으로부터 거리를 두는 행위는 다른 관점을 통해 성찰할 기회를 제공하므로, 완전히 낯선 장소를 걸어보자. 2009년 연구에 따르면, "여행에서 중요한 변화를 경험한 사람들은 집에서 멀리 떨어진 곳을 방문했다."
평소 바다를 걷는다면 산으로 가자. 언덕이 많은 곳에 산다면 평지로 가자. 다양하고 변화무쌍한 경관을 지나는 길을 찾는 것이 바람직하다.

고요함은 필요하지만 혼자 걷는 것은 꺼려지는가? 요즘 많은 단체가 침묵 순례 프로그램을 제공한다. 단체 순례에 참여하되, 침묵할 시간대를 미리 정하자. 다른 사람과 함께 조용히 걷는 것은 무척 뜻깊은 경험이 될 수 있다.[17]
나는 호모 사피엔스의 흔적과 길들여지지 않은 자연의 야생성 사이에서 섬세하고도 짜릿한 균형을 이루는 경로를 좋아한다. 이를테면 웨일스 산맥을 가로지르는 오래된 목동의 길, 스페인의 또 다른 순례길로 불리는 등대 길 등이다. 이러한 길에서는 시간적 공간과 지리적 공간이 충돌하면서 새로운 관점의 감각을 되찾을 수 있는 수많은 기회가 생긴다.

'장거리 걷기'라는 말이 마음에 들지 않는가? 킵 레딕Kip Redick 교수는 장거리 걷기와 몰입 상태를 결합해 '영적 산책'이라고 표현한다.[18] 자신을 영적 산책자라고 생각해 보자.
휴대전화를 끄자. 연구에 따르면, 도보 여행자들은 화면이 나타내는 협소하고 현대적인 세계에서 벗어나는 기쁨, 그리고 인류 조상이 한때 마주했던 '몸으로 직접 경험하는 공간'으로 도피하는 기쁨을 자주 언급했다.

결혼 생활이나 가족 관계가 무너지고 있는가? 순례를 고려해 보자. 스페인의 산티아고 순례길을 걷는 부부와 가족을 연구한 결과, 순례길 걷기는 "부부 간의 유대와 신뢰를 강화하고, 의사소통과 상호 연결감을 개선하며, 배려와 애정이 드러나게 하고, 자녀와의 관계를 돕는다."[19]

낯선 사람과의 만남을 피하지 말자. 이러한 만남은 순례의 치유 효과를 강화할 뿐만 아니라 우리의 뇌를 확장할 수도 있다. 판 랑어의 연구에 따르면, 낯선 사람과 소통하는 것은 휴면 상태인 신경망을 활성화해 '정신 건강'을 증진하는 경우가 많다고 한다.[20]

어느 장소에서 시작해야 할지 모르겠는가? 훌륭한 입문서로 배리 스톤Barry Stone의 저서 『죽기 전에 꼭 걸어야 할 길 1001곳1001 Walks: You Must Experience Before You Die』과 론리 플래닛에서 출간한 『유럽의 경이로운 도보 여행Epic Hikes of Europe』이 있다. 가이드가 동행하는 (그리고 침묵하는) 순례를 원한다면 영국 순례 신탁을 이용해 보자.

2004년 EEG를 활용한 몰입 상태 연구는 궁극적으로 몰입이란 놓아버리는 것, 즉 뇌에서 분석과 통제를 담당하는 영역인 전전두엽의 활동이 감소하는 것이라고 결론지었다.[21] 그러니 항복하라, 항복하라, 또 항복하라.

(Chapter 18)

산

호르몬이 빚어내는 고도의 마법

(정의) 주변 지형보다 가파르게 솟아오른 육지로, 언덕보다 규모가 크고 흔히 꼭대기가 뾰족하다.

(특효) 혼란, 관점 상실, 면역력 저하, 자만심, 불안, 우울, 침체된 기분

"산이 부르고 있으니,
나는 가야 한다."

존 뮤어 John Muir
누이에게 보내는 편지

1881년 리지 르 블론드Lizzie Le Blond는 갓 10대를 벗어난 나이였지만 신혼여행 중 임신해 이제 막 아들을 출산한 초보 엄마였고, 불행한 결혼 생활을 이어가고 있었다. 그녀는 알프스의 샤모니Chamonix로 떠나면서 가족에게 말썽 많은 폐를 치료하려면 알프스의 공기가 필요하다고 말했다. 하지만 나는 그녀가 자신의 마음과 기분 그리고 만족스럽지 못한 결혼 생활에 대한 치유책을 찾아 샤모니로 떠났다고 생각한다.

    리지는 몽블랑의 그림자 아래에서 매일 걷기 시작했고, 어느 날 문득 자신이 몽블랑의 3분의 2 지점까지 올라와 있음을 깨달았다. 그날 어떤 깨달음이 찾아왔는지는 아무도 모른다. 하지만 그로부터 2년 뒤,

수많은 산행(두 차례 몽블랑 등정을 포함) 끝에 리지는 첫 번째 저서 『겨울의 알프스 고지대:건강을 찾아 떠난 산악 등반The High Alps in Winter: Or, Mountaineering in Search of Health』을 썼다. 리지는 이후 4,000미터가 넘는 봉우리 35곳을 걷고 등반했으며, 그중 상당수는 여성이 시도한 적 없는 곳이었다.

리지의 산행과 등반은 인생을 송두리째 바꾸는 계기가 되었다. 그녀는 런던의 사교 모임으로 돌아가는 대신 작가가 되었고, 메달을 수상한 뛰어난 사진작가가 되었으며, 영화를 제작한 최초의 여성이 되었다. 그리고 여성 알파인 클럽을 창립하고 회장을 맡았다. 이 모든 것은 명문가 출신 여성일지라도 양장점에 들르거나 저녁 만찬을 주도하는 것 이상의 일을 하리라 기대되지 않았던 시기에 이루어졌다. 리지는 1932년 산이 자신을 영원히 바꾸어놓았다고 설명하며 "나는 산에 깊은 감사를 느낀다. 내게 채워져 있던 관습이라는 족쇄를 깨뜨려 주었기 때문이다"라고 썼다.

리지는 산에서 걷고 완전히 변화되어 돌아온 유일한 사람이 아니다. 걷기의 역사는 고지대에서 도보 여행하며 변화를 경험했다고 이야기하는 사람들로 넘쳐난다. 인도 산악인 하리 팔 싱 알루왈리아Hari Pal Singh Ahluwalia는 평생 히말라야를 등반한 경험을 바탕으로 이렇게 말했다.

"산에 다녀온 사람은 결코 예전의 자신으로 돌아가지 않는다."[1]

산에는 어떤 힘이 있기에 인간에게 깊은 영향을 미칠까? 왜 이토록 많은 사람이 산의 험난한 경관의 영향을 받아 변화되는 걸까? 스코틀랜드 작가 낸 셰퍼드는 그 이유가 '산의 희박한 공기' 때문인지 궁금해하며 다음과 같이 썼다. "나는 산을 사랑한다. 나의 몸은 고지대의 희박한 공기에서 가장 좋은 상태가 되며, 그 고양감이 마음에 전달되기 때문이다." 그런데 셰퍼드는 그 이유가 '공간의 광활함에 기뻐하는' 자신의 눈과 관련이 있는지도 궁금했다. 그렇지 않다면 '장거리 등반으로 지속되는 신체 움직임의 리듬' 때문인지도 궁금했다. 셰퍼드는 자신의 산에 대한 사랑이 더 신비로우며 쉽게 설명하기 어려운 무언가에 뿌리를 두고 있다고 결론지었다.[2]

셰퍼드가 옳았다. 사방에서 광활한 전망이 펼쳐지는 **고지대를 걸을 때, 우리는 생화학적으로 변화한다**. 그리고 이러한 미묘한 변화는 우리 몸을 더욱 심오한 경험에 준비된 상태로 만든다.

산은 우리에게 고지대를 제공하며, 그곳에서 우리는 광활한 풍경을 내려다볼 수 있다. 우리 눈은 이러한 풍경을 본능적으로 편안하게 느낀다. 광활한 풍경을 볼 때, 우리 눈은 화면을 응시하거나 스크롤을 하는 동안 사용하는 좁고 집중된 시야에서 전경 시야 또는 파노라마 시야로 전환되기 때문이다. 이러한 시야의 전환은 불안과 두려움을 곧장 진정시키며(신경과학자이자 안과의사인 앤드루 휴버먼은 이를 '환경을 보는 방식을 바꾸어 스트레스 반응을 끄는 것'이라 설명한다[3]), 이는 왜 인간이 넓고 광활한 전망을 사랑하는지 설명한다. 간단히 말해, **전경**

시야는 우리를 진정시킨다.[4]

높은 고도와 폭넓은 시야는 인간에게 새로운 관점도 제공한다. 우리는 산 위에서 물질세계를 내려다본다. 이때 산과 산 위의 무한한 하늘에 비하면 우리 자신이 왜소하게 느껴질 뿐 아니라 인류가 공들여 만든 세상, 이를테면 건물·도로·도시 등이 거의 아무것도 아닌 듯 보인다.

우리를 압도하고 지치게 만드는 것들이 장난감처럼 옹기종기 모여 있는 풍경은 세계와 세계 속에서의 자기 위치를 이해하는 데 도움이 된다. 산 위에서, 우리는 피할 수 없는 어려움과 요구 사항들이 있는 세계로부터 잠시 벗어난다. 힘겨운 등반을 통해 그러한 세계를 우리가 감당할 수 있는 수준으로 '축소'시킨다. 이와 동시에 산은 인간을 있는 그대로, 즉 개미처럼 작고 하찮은 존재로 드러낸다.

이 기묘한 역설, 즉 우리를 압도하는 삶을 내려다보며 하찮다고 느끼는 동시에 그 광대한 풍경 앞에서 자기 자신을 아주 작게 느끼는 역설을 통해, 인간은 과감해지는 동시에 겸손해진다. 그래서 우리는 종종 산에서 새로운 관점을 가지고 돌아온다.

이러한 인지적 변화의 한 형태는 수십 년간 우주 비행사들이 경험했다. 지구가 무한한 우주에 떠 있는 작고 빛나는 구슬에 불과하다는 것을 목격하고 지구로 돌아온 우주 비행사들의 변화된 인식을 표현하기 위해, 작가 프랭크 화이트Frank White는 '조망 효과overview effect'라는 용어를 고안했다.*

물론, 우리가 오르는 산은 우주 비행사들이 도달한 궤도만큼 높지 않다. 하지만 이 둘은 놀라운 유사점을 공유한다. 잠시나마 우리는 번잡한 일상에서 벗어나 자기 자신을 축소하고 시야를 확대하며, 자신과 세상을 기존과 전혀 다른 비율로 바라보게 된다. 흥미롭게도 우리가 인식하는 자신의 크기는 우리가 보는 풍경에 따라 결정된다. 포르투갈 시인 페르난두 페소아Fernando Pessoa가 말했듯 "나는 내가 보는 것의 크기만 하다."[5]

2022년 한국의 한 연구팀은 숲 치유에 관한 수많은 연구 결과(1장 '숲' 참조)를 검토하며, '녹색 공간' 연구자들이 뭔가 간과한 것은 아닌지 의문을 제기했다. 고도가 숲의 건강상 효과에 영향을 미치는 것은 아닐까? 이들은 고도에 관한 데이터를 찾기 위해 수십 건의 연구를 검토했다. 그런 다음 그중 신뢰할 만한 연구 27건을 선별 분석하고, **'피실험자들이 높은 고도로 올라갈수록 우울, 불안, 혼란, 분노의 감정을 덜 느꼈다'**는 사실을 발견했다. 이러한 기분의 변화는 특히 산에 오르기 시작해 해발 900미터에 이르는 동안 가장 뚜렷하게 나타

- 많은 우주 비행사는 지구로 돌아온 뒤 환경에 대한 새로운 인식, 인류와의 유대감, 취약한 지구를 지켜야 한다는 깊은 목적의식을 지니게 되었다. 아폴로14호의 에드거 미첼Edgar Mitchell은 당시 경험을 이렇게 표현했다. "모두 하나로 연결되어 있다는 압도적인 느낌, 그에 따르는 황홀감, 그리고 깨달음을 경험했다."

났으며, 해발 900미터는 영국에서 가장 높은 봉우리인 스카펠 파이크Scafell Pike의 높이와 비슷한 수준이다.[6]

그렇다면 높이 올라갈수록 기분이 고양되는 이유는 무엇일까? 자존감과 자부심 때문일까? 아니면 기분을 개선하는 생화학물질이 체내에 분비되는 까닭일까? 연구자들은 자존감이나 생화학물질도 분명 중요하지만, 온열 지수와 조도 수준은 심리적 회복 효과와 유의미한 연관성이 있으며, 따라서 열과 빛 조건이 회복 효과를 조절하는 변수일 가능성이 있다고 언급했다. 우리가 높은 고도에 오를수록 공기는 차가워지고 원활하게 순환하며 우리를 더 편안하게 한다. 빛 또한 달라진다. 고도가 높은 곳은 대기 밀도가 낮고 오염 물질이 적어서 빛이 밝고 투명하며 더 또렷하게 보인다. 이런 빛이야말로 인간이 사랑하는 유형의 빛이다(인간이 빛을 사랑하는 이유에 관한 자세한 내용은 10장 '호수' 참조).

마지막으로, 연구자들은 오르막을 장시간 걸을 때 필요한 육체적 노력 자체가 불안을 해소하는 핵심 요인임을 밝혔다. 기분 개선의 원인이 프롤로그에서 언급한 희망 분자 덕분이라고 믿고 싶은 유혹을 느낄 수도 있다. 그런데 여기서부터 흥미로워진다. 높은 고도에서는 과학자들이 이제 막 규명하기 시작한 또 다른 현상이 일어나기 때문이다. 우리가 높은 고도로 올라갈수록 대기압은 낮아지고, 우리 몸은 산소를 혈액으로 전달하기 어려워진다. 이를 보상하기 위해 우리 몸은 적혈구생성인자erythropoietin, EPO라는 호르몬을 더 많이 생산하며, 이는 다시 더 많은 적혈구 생성으로 이어진다. 이 적혈구들은 몸 전체에 산소가 효율적으로 전달되도록 돕는다.

EPO가 하는 일은 이것만이 아니다. EPO는 또한 중추신경계에 작용하고, 항우울 특성을 지니는 것으로 보인다. 참가자에게 EPO 또는 위약을 투여한 실험 결과, EPO는 참가자의 기분을 신속히 개선했으며 그 효과는 3일간 지속되었다.[7] **우리가 고지대에서 걸을 때, 체내를 순환하는 EPO는 생화학물질과 함께 작용하며 뇌 상태를 변화시키고 기분을 끌어올린다.** 실제로 EPO는 인간의 인지 능력에 긍정적인 영향을 미친다고 추정되며, 이는 적당한 고도에 사는 사람들이 더 오래 살고 질병에 덜 걸리는 이유일 수 있다.

(영국의 가장 평평한 주에서) 대학교 과정을 절반 정도 마쳤을 무렵, 나 역시 산의 부름을 들었다. 높이와 거리, 시야 그리고 공간이 필요했다. 그래서 외딴 히말라야로 떠났고, 그곳에서 3개월을 걷는 동안 망가졌던 무언가가 서서히 회복되었다. 당시에는 아무도 EPO를 몰랐지만, 몇 가지 검사를 했다면 내 몸이 EPO로 가득 차 있다는 것이 드러났을지 모른다.

검사나 조직 분석으로 검출되었을 생화학물질은 EPO 하나만이 아니었다. 만약 내 혈액과 조직을 검사했다면, 매일 거듭된 고된 등반 덕분에 활성화된 면역세포(자연 살해 세포와 세포 독성 T세포)가 발견되었을 것이다.

종양학자들은 린치증후군Lynch syndrome(젊은 나이에 암으로 이어질 수 있는 유전 질환) 환자가 45분간 격렬히 운동한 경우, 운동량이 적은 환자와 비교하면 면역 체계가 암세포를 훨씬 효과적으로 제거한다는 것을 확인했다. 의사는 심장을 빠르게 뛰게 하는 운동이 면역세포를 활성화한다고 추정했는데, 이 면역세포들은 암 감시 체계처럼 작동하며 암이 될 수 있는 세포를 추적해 파괴한다. 산에 오른 뒤 면역세포의 모습을 상상하고 싶다면, 졸고 있던 경비원이 갑자기 더블 에스프레소 한 잔을 마시고 침입자를 잡으러 나서는 장면을 떠올려보자. 종양학자 에두아르도 빌라르 산체스Eduardo Vilar-Sánchez는 2023년 의학 뉴스 사이트인 '메드스케이프'와의 인터뷰에서 "운동을 하면 암 예방에 어떤 식으로든 효과가 있음을 사람들은 알아야 한다"고 말했다.[8]

최근 산악 등반에 요구되는 격렬한 운동은 미생물군유전체에 이롭다고 밝혀졌다. '호흡이 가빠지는 운동'은 기분 개선과 건강 증진에 도움이 되는 장내 미생물군의 다양성, 풍부성, 복원력, 다기능성을 높이는 것으로 나타났다.[9] 더욱 흥미롭게도 최신 연구에 따르면 적당한 고도(1,500~3,000미터)는 미생물군유전체에 이로우며, '해로운' 프로테오박테리아proteobacteria의 수를 줄이고 유익한 박테리아의 수를 늘린다는 것이다.[10] 왜 그런지는 아무도 모르며, 이에 관한 연구가 분명 이어질 것이다.

낸 셰퍼드가 옳았다. '공간의 광활함', '장거리 등반으로 지속되는 신체 움직임의 리듬' 그리고 '희박한 공기'가 인간을 신경화학적으로 변화시킨다. 공기, 지형, 생화학이 어우러진 이 놀랍고 신비로운 융합 속에서 인간의 마음은 변화하고 정신은 고양된다. 그러므로 리지르 블론드도 옳았다. 산을 걷는 것은 곧 약이다.

노트

산을 오르며 회복 탄력성을 높이고 싶다면 단 이틀이면 충분하다. 연구에 따르면, 알프스 걷기는 단 이틀 만에 심리적 회복 탄력성을 향상했다.[11]

높은 곳을 향해 오르자. 우리 몸은 일반적으로 해발 1,800미터 이상의 고도에서 EPO를 방출하기 시작한다. 그런데 고도에 대한 반응은 사람마다 다르다.[12]

산에서 물이 흐르는 개울을 찾고 그 옆에서 시간을 보내자. 한 연구에 따르면, 산속 개울은 건강에 이롭다고 알려져 있다.[13]

자외선 차단제를 바르자. 고도가 높아질수록 피부가 햇빛에 손상될 위험이 증가한다. 해수면에서 약 300미터씩 올라갈 때마다, 자외선 노출은 4~5퍼센트씩 증가한다. 해발 2,750~3,050미터에서는 자외선이 대략 35~45퍼센트 더 강할 수 있다고 피부암 재단은 설명한다. 하지만 보라색 빛(스펙트럼상 자외선에 인접한 빛-옮긴이)은 꼭 나쁜 것만은 아니다. 최신 연구에 따르면, 적당한 양의 보라색 빛에 노출되는 경우 근시를 예방하고 각성도, 인지, 기억력을 향상하는 데 도움이 될 수 있다고 한다.

고개를 들고 걷자. 인간은 머리가 무겁기 때문에 오르막을 걸을 때 고개를 앞으로 떨구기 쉽다. 그렇게 되면 온몸의 정렬이 틀어져 목, 어깨, 허리에 무리가 갈 수 있다.

가슴을 펴고 어깨를 넓게 벌린 채 걷자. 이렇게 하면 호흡이 훨씬 쉬워진다.

오르막을 걸을 때 허리를 굽히고 싶은 유혹을 느낄 수 있지만, 이 또한 몸의 정렬을 무너뜨린다. 허리보다는 발목을 앞으로 굽히면서 가능한 한 몸을 곧게 유지하도록 노력하자.

걸을 때 팔을 자연스럽게 구부리고 흔들자. 이 움직임은 운동 에너지를 높여서 몸을 위쪽으로 밀어 올리는 데 도움이 될 뿐만 아니라, 칼로리 소모와 혈액 순환을 촉진한다.

등산 스틱을 사용해 상체가 일부 하중을 분담하게 하자. 연구에 따르면 등산 스틱을 사용하는 경우 피로감이 줄어든다. 또한 오르막과 내리막 모두에서 균형을 잡는 데 유용하다.

등산이 힘들까 봐 걱정되는가? 걱정할 필요 없다. 극도의 노력과 집중이 필요한 일을 할 때는 도파민이 분비되어 기분이 좋아진다. 또한 자기 통제력과 회복 탄력성, 선구적 산악인 앙리에트 당주빌Henriette d'Angeville이 말한 '영적 웰빙'을 강화할 수 있다. 힘들다고 느껴지는 어떤 고난이든, 그것을 '자기 몸이 한계까지 움직일 때 느끼는 운동 감각적 즐거움'으로 바꿔 생각하자(리베카 솔닛이 『걷기의 인문학』에서 말했듯이).

참고: 낸 셰퍼드와 리지 르 블론드는 아주 높은 고도에 도달한 적이 없으며, 아주 높은 고도는 많은 사람의 건강과 웰빙에 해로울 수 있다. 적당한 고도를 찾아보자. 나는 1,000~3,000미터 사이의 높이를 좋아한다.

Chapter 19

강

인류의 오래된 파트너

정의) 바다, 호수 또는 다른 강으로 향하는 물길을 따라 흐르는 크고 자연적인 물줄기

특효) 외롭거나 동료가 필요한 느낌, 진정이 필요한 지친 마음, 삶이 예측 불가능한 상황에서 위안을 갈망할 때

"강물이 우리에게 따라오라고 손짓한다.
강을 따라 걷고 싶은 충동은
너무 흔해서 거의 본능이라 해도 될 정도다.
강과 함께 시간을 보내는 것보다
더 매혹적인 소일거리는 없다."

W. H. 허드슨 W. H. Hudson
『영국을 걸어서 Afoot in England』

the
walking
cure

2005년 리 안 포아Li An Phoa는 캐나다 루퍼트Rupert강에서 물을 필터로 조심스럽게 걸러내고 있었다. 이때 한 동료 카누 선수가 자신을 이상하게 바라보고 있음을 알아차렸다. 카누 선수가 말했다. "여기서는 그런 거 필요 없어요. 강물 그대로 마셔도 됩니다." 그는 강둑에 무릎을 꿇고 손으로 물을 떠서 곧장 마셨다.

리 안은 눈물이 고인 채로 말했다. "나는 강 풍경이 인상적인 네덜란드 삼각주에서 태어났지만, 강물을 그렇게 마실 수 있으리라는 생각은 해본 적이 없었다. 하지만 우리 조상들은 그렇게 마셨을 것이다. 그 순간은 내게 무척 감동적이었다." 리 안은 강물만 마신 지 며칠 만에 머리카락이 더 굵어졌다고 느꼈고, 시력이 너무 좋아져 더는 안경을 쓸 필요가 없어졌다고 주장했다.

3년 후 리 안은 걷기 위해 그 강으로 돌아왔다. 하지만 맛있고 달콤했던 그 물은 너무 오염되어 마실 수 없었다. 야생동물들은 수은 중독으로 사라졌다. 한때 강둑에서 살았던 사람들은 댐, 수력 발전소, 공장, 상업 벌목에 밀려나 흩어졌다. 리 안이 입을 뗐다. "그때 깨끗한 강이 건강한 경제의 신호라는 것을 깨닫고, 강물을 마실 수 있게 만드는 데 평생을 바치기로 결심했다."

이후 리 안은 1만 8,500킬로미터가 넘는 강 길을 걷고, 마실 수 있는 강 재단Drinkable Rivers Foundation을 설립하고, TED 강연을 하고, 책을 집필하고, 깨끗한 물을 위해 끊임없이 캠페인을 벌였다. 리 안의 이야기가 이어졌다. "깨끗한 강물은 치아에 좋고, 소화가 잘되며, 장과 입안의 미생물군유전체에 영양을 공급한다. 그리고 수돗물과는 맛이 전혀 다르다. 깨끗한 물을 마시면 미각이 살아나고 타액에 존재하는 유익한 세균의 비율이 높아진다."

많은 사람이 리 안처럼 흐르는 물에 매력을 느낀다. 여행 문학은 강가를 따라 걷는 이야기들로 가득하다. 이를테면 콜린 서브론Colin Thubron은 아무르강(흑룡강)을, 클라라 비비안은 론강을, 아나이스 닌Anaïs Nin은 센강을, 찰스 디킨스는 템스강을 따라 걸었다. 존 카우퍼 포위스John Cowper Powys는 회고록에 "어떤 것도 강가 산책에서 얻는 즐거움과 비교될 수 없다"고 썼다. D. H. 로런스D. H. Lawrence에게 강은 단순한 물 이상의 의미였다. 그것은 '확장된 의식의 한 형태'였다.

흐르는 물이 인간의 정신적 웰빙에 영향을 미친다는 초기 연구 중 하나로, 미국 연구진은 자선 단체 '회복의 강Rivers of Recovery'이 주최한 4일간의 강 여행에 참여한 재향 군인 67명을 조사했다. 연구진은 여행 전후 재향 군인의 심리적 스트레스 수준을 측정하기 위해 일련의 검증 방법을 활용했다. 그 결과, 재향 군인들은 여행 직후뿐만 아니라 한 달 후에도 모든 지표에서 현격한 개선을 나타냈다. PTSD 증상은 19퍼센트, 스트레스 증상은 28퍼센트, 우울은 44퍼센트, 불안은 31퍼센트 감소했으며, 수면의 질은 11퍼센트 개선되었다. 재향 군인은 훨씬 차분하고, 자신감 있고, 긍정적인 느낌을 받는다고 보고했다.[1]

몇 년 후, 또 다른 연구진은 물이 기분을 좋게 하고 활력을 높인다는 증거를 깊이 탐구했다. 이번에는 연구자들이 '파란색 공간'에 관한 초기 데이터를 모두 수집했다. 33개 연구를 평가한 뒤, 이들은 물 근처에서 시간을 보내는 것이 "건강, 특히 정신 건강과 심리사회적 웰빙에 직접적인 도움이 될 수 있다"고 결론지었다. 이들의 분석에 따르면, 파란색 공간과 녹색 공간에 관한 대부분의 실험에서는 물의 존재가 건강 및 웰빙을 향상한다는 증거가 발견되었다. 또한 흥미롭게도, 연구자들의 발견에 따르면 **물 가까이에 있는 것은 큰 사회적 유대감을 불러일으키는 것 같았다.** 이 결과는 이후 다른 연구에서도 반복해서 확인되었다. 연구자들은 정부, 도시 계획가, 도시 개발가에게 파란색 공간에 대한 투자를 촉구하고, 다른 연구자들에게는 물이 인간의 마음에 미치는 영향을 탐구할 것을 제안했다.[2]

그런데 파란색 공간에 관한 많은 연구는 강, 바다, 호수를 하나의 모호한 덩어리로 묶었다. 우리가 알다시피 강, 바다, 호수는 같지 않다. 이처럼 서로 다른 파란색 공간을 계속 뒤섞는 것에 좌절한 킹스 칼리지 런던 연구팀은 강과 운하의 영향만을 연구하는 실험을 준비했다. 대부분의 도시 거주자는 바다나 호수로 가는 것이 때때로 불가능하다. 그리하여 연구팀은 대다수의 도시와 마을에서 쉽게 접근할 수 있는 강과 운하도 인간의 웰빙 감각을 변화시킬 수 있을지 의문을 제기했다.

이들의 연구[3]에서는 피실험자 300명이 14일간 강과 운하 옆을 걸으며 자신의 감정 상태를 스마트폰 앱에 기록했다. 다시 한 번, 연구 결과는 강과 운하 옆에 있는 것이 '비교적 상당히 높은 수준의 웰빙과 관련이 있음'을 시사했다. **사람들은 흐르는 물 옆을 걸을 때 더 차분하고 행복하다고 느꼈고, 이러한 효과는 오래 지속되었다.** 연구진은 또한 피실험자들이 "다른 어느 장소보다 강과 운하를 방문할 때 낮은 물론 (조금 뜻밖에도) 밤에도 더 안전하다고 느낄 가능성이 높았고, 사회적 소속감을 느낄 가능성도 높았다"고 언급했다. 파란색 공간은 사회적 연결감과 동반자 의식을 부여하는 듯 보였고, 이러한 정서는 밤에도 지속되었다. 밤은 (아마도) 강과 강둑이 조용하며 한적할 텐데 말이다.

이 연구에서는 강과 운하가 모든 피실험자(연령, 정신 건강, 성별, 교육 수준에 관계없이)에게 긍정적인 영향을 미쳤으며, 그 영향이 젊은 층과 남성에서 더 두드러지게 나타났다. 킹스칼리지 런던 연구진은 당황하며 고개를 갸웃거렸다. 왜 강과 운하를 방문하는 것이 녹색 공간을 방문하는 것보다 정신 건강에 더 큰 이점을 가져올까? 물고기, 오리, 왜가리 및 기타 수생종을 비롯한 각양각색 야생동물과의 만남 때문이었을까? (이는 인간의 기분에 영향을 미친다고 알려져 있다. 14장 '이행대' 참조) 이들은 답을 찾지 못했지만, 자연 처방에 강 산책을 포함할 것을 의사들에게 촉구했다.

그렇다면 강을 따라 걷는 것은 어떻게 이처럼 쉽게 인간의 지친 심신을 달랠 수 있을까? 진화생물학자들은 물의 풍경이 고대의 기억을 불러일으킨다고 주장한다. 먼 옛날, 아기를 안고 가죽옷과 냄비를 들고 아프리카에서 나온 인류의 먼 유목민 조상에게는 지평선 위에서 반짝이는 물을 발견하는 것이 곧 생존을 의미했다. 민물은 갈증을 해소할 뿐만 아니라 시원한 공기, 먹을 수 있는 물고기와 동식물을 얻을 가능성 그리고 몸을 씻을 기회를 의미했다.

이는 스위스와 오스트리아 연구자들이 산악 경관을 조사했을 때, 산속 개울의 존재가 혈압은 낮추고 심박수는 높인 이유를 설명해 줄

지도 모른다.⁴ 연구자들은 조사 결과를 보고 어리둥절했다. (아주 시끄럽게) 흐르는 산속 개울은 심혈관계를 활성화하는 걸까? 아니면 활력을 높이는 걸까?

해답은 폭포와 빠르게 흐르는 물 주변 공기에 음이온이 많이 존재하기 때문인지도 모른다. 연구에 따르면 폭포 근처에서는 심박수가 더 빨라진다.⁵ 이를 토대로 과학자들은 빠르게 흐르는 물이 체내 혈액, 산소, 영양소의 순환을 가속화하며 활력을 향상하는 것인지 의문을 제기했다. 연구자들의 결론을 요약하면 이렇다. **산속 개울은 건강에 도움이 되는 듯하다.**⁶

물의 진정 및 활력 개선 효과에 대한 또 다른 답은 물의 색에 있을 수 있다. 물은 파란색이 아니다. 그런데 물이 하늘을 반사할 때는 파란색으로 보일 수 있다. 신경외과 의사 아미르 복슈어Amir Vokshoor에 따르면, "진정과 활력을 동시에 선사하는 물의 효과에는 물의 색이 기여할 수 있다. 물의 색은 또한 도파민 효과와 연관된 긍정적 정서 반응을 자극한다." 그는 인간이 파란색을 좋아하는 이유가 주로 파란색 음영으로 구성된 행성에서 진화했기 때문이라고 덧붙였다.⁷

하지만 모든 강이 우리에게 위안과 평온을 주는 것은 아니다. 점점 더 많은 증거가 인간은 더럽고 오염된 물을 본능적으로 거부한다는 것을 시사한다. 인간이 갈망하는 것은 흐르는 아무 물이 아니라, 흐르는 깨끗한 물이다. 더러운 물의 위험성은 물론 보기 흉하다는 점까지 고려하면, 이는 그리 놀라운 일이 아니다. 그런데 연구자들을 놀라게 한 것은 사람들이 불결한 강에 방문하기를 중단하는 즉각성과 속도였다. 한 과학자 집단은 힘을 모아 유럽의 수역을 조사하면서, (EU의 수질 감시 체계에 기반한) 청결도와 방문자 수를 비교했다. 분석 결과에 따르면 수질이 한 단계 증가할 때마다 방문객 수는 6.67명 증가하고, 한 단계 하락하면 방문객 수는 극적으로 줄어들었다(-21퍼센트).[8]

깨끗한 물은 칼슘, 포타슘, 소듐, 불소, 철 등 무기질을 풍부하게 함유한다. 또한 빛을 반사하고 물고기, 파충류, 새, 곤충을 불러들이며 다양한 식물 군집에 영양소를 공급한다. 하우스보트 거주자, 낚시꾼, 조정 선수 또는 단순히 산책하는 사람들에게 자연스러운 공동체 중심지 역할을 하기도 한다. 강가를 걷는 즐거움을 능가하는 산책은 거의 없다.

노트

최신 연구에 따르면 강, 호수, 바다에 가까이 있으면, 매우 높거나 낮은 기온이 유발하는 심장마비를 예방할 수 있다. 열을 흡수하는 물의 분자적 특성 덕분에 물 인근 육지는 기온이 완만하게 유지되기 때문이다. 기온이 급상승하거나 급강하할 때는 강을 따라 걷자.[9]

자녀나 손주들을 가능한 한 자주 강으로 데려가자. 18개국을 대상으로 한 최신 연구에 따르면, 어린 시절 꾸준히 파란색 공간에서 시간을 보낸 경험은 성인이 된 후 정신 건강 장애의 발병률을 낮추는 경향이 있다.[10]

리 안을 비롯한 수많은 강 산책자는 강의 발원지에서 바다까지 걷기를 좋아한다. 그런데 연어가 용감하게 상류로 거슬러 헤엄쳐 가듯, 때로는 강의 흐름을 거슬러 걷고 싶어지기도 한다. 이러한 방식은 좀 더 도전적으로 느껴질 수 있다. 기분에 따라 걷는 방향을 선택해 보자.

강가에 얼마나 오래 있어야 마음이 편안해질까? 그리 오래 있지 않아도 된다. 환경심리학 연구진은 EEG를 활용해 뇌파를 측정하며 낙하하거나, 흐르거나, 고여 있는 민물의 영향을 비교했다. 그 결과 피실험자의 뇌파가 알파 상태, 즉 인간이 깨어 있는 경우 가장 편안한 상태로 전환되는 데 단 3분이면 충분하다는 것이 밝혀졌다.[11]

두 강이 만나는 합류점에 특히 주목하자. 이러한 지점은 한때 영적으로 의미 있게 여겨졌지만, 오늘날에는 생태학적으로 인정받는다. 합류점은 물의 속도,

온도, 화학적 성질이 변화하기 때문에 다양한 식물과 새, 곤충이 모여든다.

마지막으로, 깨끗한 강물을 마신 뒤 리 안의 시력이 좋아졌다는 이야기에 회의적이라면, 깨끗한 물에는 무기질(눈 건강에 필수적인 아연 포함)이 풍부하다는 점을 기억하자. 수돗물은 일반적으로 정수 과정을 거치며 대부분의 영양소가 제거된다. 단, 강물을 마시고 싶다면 항상 고품질의 휴대용 필터를 사용하자.

Chapter 20

야경

둥근 천장이 나타내는 신경화학적 성질

⓪ 이번 장에서는 어둠 속에서 경험하는 모든 경관을 뜻한다.

㊙ 불면증, 잡념, 지루함, 감각 과부하, 몸과 감각으로부터 단절된 느낌, 목적의식 상실

"작은 걱정거리로 짜증 나고 신경이 곤두설 때
별을 한번 바라보면
인간의 관심사가
얼마나 보잘것없는지 깨달을 것이다."

마리아 미첼 Maria Mitchell 1

the
walking
cure

예술가 조지아 오키프는 24세에 텍사스로 이주한 뒤 밤 산책을 시작했다. 대초원 농장에서 성장한 까닭에 어둠이나 끝없이 펼쳐진 공간이 두렵지 않았다. 그러한 것들이 오히려 영감의 원천이었다. 오키프의 안전을 염려하는 친구들에게 그녀는 이렇게 대답했다. "거기에는 두려워할 게 전혀 없어. 왜냐하면 아무것도 없으니까."

오키프는 홀로, 때로는 자매와 함께 칠흑같이 어두운 평원을 성큼성큼 걸었다. 밤하늘을 날아다니는 새들의 울음소리와 메마른 텍사스 팬핸들Texas Panhandle 지역을 휩쓰는 거센 바람 소리가 귓가를 울렸다. 오키프는 한밤중 산책을 마치고 "나는 별빛, 어둠, 바람을 사랑한다"고 썼다. 오키프의 편지에는 '밤의 공허함', '크고 고요한 달빛',

'경이로운 별빛'에 관한 이야기가 끊임없이 등장한다. 어둠은 오키프의 마음을 사로잡았다. 때때로 어둠은 그녀와 동행하는 듯, 그녀를 무시하는 듯했다. 가끔은 '거대하고 형태가 없고 무시무시한' 어둠이 그녀를 뒤쫓는 듯했다. 그런데 좀 더 솔직해지는 순간, 오키프는 밤 산책에서 느낀 두려움을 편지에 털어놓았다. "두려웠다. 말하지는 않았지만 그랬다. 정말 끔찍하게 두려웠다."[2]

이 두려움과 황홀감의 소용돌이에서 오키프는 영감을 찾았다. 별들이 날카롭게 빛나는 하늘, 흔들리는 달, 쪽빛의 무한한 공허 등 어둠 속에서 보고 느낀 것들을 그리기 시작했다.

밤 산책을 즐긴 사람은 오키프만이 아니다. 찰스 디킨스는 아버지의 죽음 후 슬픔과 불면증을 이겨내기 위해 런던 전역을 밤새 미친 듯이 걸어 다닌 것으로 유명하다. 결혼 생활이 무너진 시기에도 디킨스는 밤 산책을 다시 시작했다. 이번에는 새벽 2시에 일어나 '밤의 한가운데를 지나서' 켄트까지 48킬로미터 넘게 걸었다. 그는 친구에게 보낸 편지에 이렇게 썼다. "누워 있는 것보다는 일어나서 무언가를 하는 쪽이 낫다."

화가 그웬 존Gwen John은 밤이 오면 파리의 공원과 교외를 돌아다닌 뒤 그 풍경을 작은 수채화로 남겼다. 작가 새뮤얼 존슨Samuel Johnson은 친구와 함께 런던 거리를 누비며 '야행성 방황'을 의미하는 'noctivagation'이라는 용어를 고안했다. 최근에는 작가 로버트 맥팔레인Robert MacFarlane이 본래 '몽유병'을 의미했던 단어 'noctambulate'

를 '밤에 걷는 행위'라는 의미로 가져다 썼다.

나는 이전 책을 집필하던 시기[3]에 오키프가 좋아했던 밤 산책로 몇 곳을 한밤중에 걸어보았다. 하지만 어둠 속에서 혼자 걷는 것이 편안해지기까지는 몇 년이 더 걸렸다. 어느 겨울, 연이은 뜻밖의 죽음을 애도하며 잠을 이루지 못하다가 자리에서 일어나 코트와 부츠 차림으로 집 주변의 탁 트인 들판으로 향했다. 행동이 슬픔의 해독제라고 생각했다. 나는 찰스 디킨스만큼은 대담하지 않았지만, 슬픔에 잠긴 밤이면 식탁 주위를 빙빙 돌았던 브론테 자매들보다는 좀 더 대담했다.

시간이 지나면서 밤에 더 자주 걷게 되었다. 시골에서 가이드가 동행하는 야간 도보 여행에 참여하고, 불 꺼진 도시에서 친구들과 걷고, 가족을 이끌고 캄캄한 숲속을 지나고, 혼자서 나방이나 반딧불이 또는 운석을 찾아다녔다. 밤은 다른 어느 경관과 다르다. 밤 산책은 이제 내가 가장 좋아하는 활동이며, 특히 잠 못 이루는 밤에 큰 도움이 된다.[4]

프롤로그에서 언급했듯 (나에게) 안전은 걷기에 가장 중요한 조건이다. 하지만 그 긴장감 때문에 밤 산책은 짜릿하게 느껴지며, 나는 밤을 하나의 '경관'으로 이 책에 포함했다. 그런데 우리가 스스로에게 안전하다고 말할 때(늑대와 노상강도는 오래전 사라졌고, 새벽 3시 축축한 들판에 숨어 있을 공격자는 없을 것이라고), 우리 뇌는 그와 전혀 다른 판단을 내린다.

우리는 주행성 생물로 진화했다.[5] 그래서 시각 자극이 없으면 긴장되고 불안해질 수 있다. 인간 뇌는 부신피질자극호르몬 방출호르몬corticotropin-releasing hormone, CRH을 분비한다. 이 호르몬은 인체의 방어 체계 전반을 조율하며, 뇌하수체가 또 다른 호르몬인 부신피질자극호르몬adrenocorticotropic hormone, ACTH을 분비하도록 자극한다. 부신피질자극호르몬은 혈액을 타고 부신으로 이동해 스트레스 호르몬인 코르티솔을 생산한다. 갑작스러운 코르티솔 분비는 우리가 재빨리 도망치는 데 필요한 에너지를 공급한다.

여기에 정말 흥미로운 점이 있다. 최신 연구에 따르면, 소량의 부신피질자극호르몬 방출호르몬은 몸과 마음에 이득을 준다.[6] 일부 생물학자는 또한 이 호르몬을 미량 투여하면 항암 및 항우울 효과를 얻을 수 있다고 본다. 왜 그럴까? 부신피질자극호르몬 방출호르몬의 부작용이 항염증성 글루코코르티코이드anti-inflammatory glucocorticoid[7]의 분비와 '기억력 향상'이기 때문이다. 감각이 예민해진 뇌는 생존을 위협할 가능성이 있는 모든 대상을 기억하기 위해 과도하게 작동한다. 그런 기억의 대상에는 나무에서 퍼덕이며 날아올라 우리를 놀라게 하는 비둘기 등 사소한 것도 포함된다. 따라서 밤에 산책하는 사람들은 걷는 동안의 경험이 더욱 생생히 기억에 남는다.

밤에 시야가 제한되면 인체는 여러 방식으로 그에 보상한다. 우선, 눈이 희미한 빛이라도 잡아내려고 애쓸수록 몸과 뇌는 극도로 경계

하는 상태가 된다. 귀가 열리고, 코가 민감해지고, 자신의 신체 위치·자세·평형 및 움직임 등에 대한 감각인 고유감각proprioception이 날카로워진다. **밤 산책을 할 때 우리는 필연적으로 인간적 특성은 약화되고 동물적 특성은 강화된다.** 냄새에 더 민감해진다. 귀가 아주 작은 소리도 감지한다. 발바닥 아래 지형을 또렷하게 인식한다. 피부에 나뭇가지가 스칠 때면 깜짝 놀란다. 이 모든 감각은 익숙하지 않은 장소에서 더 극대화된다.

경계심이 고조된 상태에서는 발을 딛는 위치에 온전히 집중하므로 반추 사고를 멈추게 된다. 우리 뇌는 추락, 익사, 불, 포식자 등 오래된 두려움에서 몸을 안전하게 지켜야 할 때 반추에 귀중한 자원을 낭비하지 않는다. 그래서 밤 산책을 할 때면 환경에 깊이 몰입하며 현재 순간에만 집중하게 된다.

눈이 약한 빛에 적응해 어둠이 익숙해지면 두려움은 사라진다. 적어도 바스락거리는 관목 소리나 올빼미 울음소리가 들리기 전까지는 말이다. **이 조용하고 차분한 순간 속에서 우리는 야경의 마법 같은 특성을 경험한다.** 이를테면 밤의 향기, 침묵, 세상을 홀로 소유한 듯한 기묘한 감각, 사물의 가장자리만 보여 왜곡된 풍경 등이다. 이 모든 것들은 우리 마음을 잔잔하게 가라앉힌다.

밤에는 나방을 유혹하는 향을 내뿜는 식물, 어둠이 내린 후에야 모습을 드러내는 곤충, 올빼미를 포함해 야행성 새가 이동하며 내는 소리, 그리고 밤에 맞게 변화한 우리의 뇌까지 낮에 경험할 수 없는 것에 노출된다. 우리는 감각이 박탈된 듯이 느낄 수 있지만 실제로는 전혀 그렇지 않다. 낮처럼 온갖 색이 풍부한 풍경은 없지만, 낮 동안 놓친 것들을 듣고, 느끼고, 냄새 맡을 수 있다.

게다가 경외심 연구자들(그런 연구자도 존재한다!)은 밤하늘을 경외심, 경이로움, 황홀감의 가장 인상적인 원천으로 꼽았다. 과학 작가 조 마천트Jo Marchant는 맑은 밤에 위를 올려다보면 "밤하늘이 둥근 천장처럼 느껴진다"고 말한다. 우리는 하늘을 올려다볼 때 자신이 극도로 작은 존재임을 인식한다. 수백만 킬로미터 떨어진 별에서 쏟아져 나오는 빛에는 어마어마한 시간과 공간이 담겨 있다. 그 광대한 시간과 공간의 눈부신 만남을 마주할 때 우리는 경외심과 황홀경에 젖으며, 우리가 품은 작은 고민들이 진정 얼마나 사소한지 절실히 깨닫는다.

그렇다면 밤 산책은 인간을 어떻게 진정시킬까? 과학 작가 플로렌스 윌리엄스Florence Williams에 따르면 경외심은 생리적 반응으로 나타난다. 윌리엄스는 아웃도어 잡지 『아웃사이드』에 "강렬한 경외심은 미주신경을 자극해 우리를 진정시키고, 쾌감을 주는 도파민과 옥시토신을 분비시켜 유대감을 증진한다. 그리고 뇌에서 활성화되는 신경망을 극적으로 변화시킨다"고 썼다.[8] 뇌 정밀 검사 결과에 따르면, 경외감을 느낄 때 기본 모드 신경망의 활동은 줄어든다(이 신경망은 우리가 공상할 때 커지는 뇌 영역으로, '내면을 들여다보며 반추하는 상태'와도 관련 있다). 연구에 따르면, 경외심에 빠진 인간은 자아와 자기에 대한 감각이 약해지는 동시에 이타적으로 행동하려는 경향이 더 강해진다. 경외심은 우리를 자기 자신에서 벗어나게 한다.

최신 연구에 따르면 **어둠 자체도 몸과 마음을 치유하는 데 도움이 된다.** 인간은 낮에, 특히 아침에 밝은 빛이 필요한 만큼(10장 '호수' 참조) 밤에는 칠흑처럼 짙은 어둠이 필요하다. 연구진이 8만 6,000여 명의 기록에서 빛·어둠·신체 활동·정신 건강에 관한 데이터를 분석한 결과, 밤에 완전한 어둠 속에서 6~8시간을 보내는 사람들은 주요우울장애, 범불안장애, PTSD, 정신증, 양극성장애, 자해를 겪을 가능성이 비교적 낮았다.

일주기 리듬 전문가 숀 케인Sean Cain 교수는 다음과 같이 설명했다. "인간은 밤에는 어둠 속에서, 낮에는 빛 속에서 시간을 보내도록 진화했다. 오늘날 인간은 이러한 생물학적 조건에 도전하고 있다. 하루의 약 90퍼센트를 실내에서 보내는데, 자연의 빛-어둠 주기와 비교했을 때 조명이 낮에는 너무 어둡고 밤에는 너무 밝다. 이는 우리 몸을 혼란스럽게 하며 병들게 만든다."[9]

인간은 낮에 밝은 빛을 받지 못하고 밤에 짙은 어둠을 경험하지 못하면, 섬세한 일주기 리듬을 아직 완벽히 밝혀지지 않은 방식으로 방해받게 된다. 케인이 말했듯, 우리에게는 빛의 치유력만큼이나 어둠의 치유력도 필요하다. 어둠과 정신 건강 사이에 연관성이 밝혀진 것은 이번이 처음은 아니다. 이전 연구에서는 밤에 빛을 완전히 차단하는 치료법인 '어둠 치료'가 조증을 효과적으로 완화한다는 것이 발견되었다.[10]

2024년 심리학자 크리스토퍼 반스Christopher Barnes는 인간이 밤과 맺는 관계를 평가하는 측정 도구를 고안하고, 밤하늘 연결성 지수 Night Sky Connectedness Index라고 이름 붙였다.[11] 반스는 자연과 자연의 혜택을 다루는 연구는 폭발적으로 늘었으나, 그중 밤하늘에 관한 연구는 거의 없음을 알아차렸다. 그가 말했다. "우리는 밤과 단절된 것 같다. 이는 중대한 문제다. 밤하늘은 '녹색 공간'과 마찬가지로 인간의 정신 건강과 행복에 상당한 혜택을 제공하기 때문이다."

반스의 밤하늘에 대한 관심은 코로나19가 확산되던 시기에 망원경을 구입하고 하늘을 올려다보기 시작하며 더욱 깊어졌다. "처음에는 아이들과 재미있게 시간을 보내려는 생각이었다. 그런데 망원경과 천체 사진 촬영에 관한 유튜브 영상을 보면서 그들의 언어에 뭔가 독특한 점이 있음을 알아차렸다. 유튜버들은 밤하늘 아래에서 아주 깊고 특별한 유대감을 경험하는 듯 보였다." 그는 문헌을 탐구하고, 밤하늘 애호가들을 인터뷰했다. 반스의 견해에 따르면, 밤하늘에는 단순한 경외심만이 작용하는 것은 아니다.

그의 이야기가 이어졌다. "우리는 어둠 속에서도 편안함을 느낄 수 있는 장소에 있을 때 깊은 평온과 회복을 경험한다. 이러한 환경은 평화와 조용한 사색의 감각을 가져다준다. 물론 날씨가 춥거나 흐릴 수 있지만, 우리가 주변 환경에 완전히 몰입하면서 자아의식이 사라지는 순간이 종종 찾아온다. 이는 놀랄 만큼 강한 안정 효과를 불러일으킨다."

반스의 연구에 따르면 많은 사람은 별자리, 행성, 달의 예측 가능성에서 안도감을 느낀다. 일부 인터뷰 응답자는 천체를 오랜 친구라고 표현하기도 했다. 반스는 만남이 끝나기 전, 강조하듯 이렇게 말했다. "특정 항성, 행성, 별자리의 귀환은 많은 경우 기쁨의 원천이었다. 나는 천체의 귀환을 통해 광대한 우주에서 내가 어디 속하는지, 그리고 평범한 삶의 목적이 무엇인지에 대한 감각을 얻는다. 궁극적으로, **밤하늘과 연결되는 것은 인간의 웰빙에 중요하다**고 생각한다. 밤하늘은 우리에게 회복되고, 영감을 얻고, 자유로워지는 장소를 선사하기 때문이다."[12]

노트

1시간 이상 자고 난 뒤 걷기로 결정했다면, 눈은 이미 어둠에 어느 정도 적응한 상태일 것이다. 단, 어둠 속이나 약한 빛 속에서 옷을 입는 경우에 한해서다. 이런 경우는 출발하기 전에 조명을 켜지 말자.

만약 조명을 켜고 있었다면, 불을 끄고 최소 20분간 어둠 속에 앉아 있자. 그러면 간상세포가 조정되어 작동하기 시작할 것이다. 또는 해 질 무렵 야외로 나가 자연스럽게 어두워지는 빛에 맞춰 간상세포와 원추세포가 적응하게 하자. 청색광은 눈이 어둠에 적응하지 못하도록 방해하므로 노트북이나 TV의 밝은 화면을 보다가 곧장 야외로 나가지 말자. 휴대전화는 꺼두거나 적색광 모드로 전환하자.*

보름달이 뜬 밤은 손전등이나 헤드램프 없이 걸을 수 있고, 큰 안전감도 느낄 수 있다. 이런 밤이 내가 가장 선호하는 밤이다.

먼저 낮에 걷기 경로를 확인하자. 색이 아닌 윤곽과 형태로 알아볼 수 있는 주요 이정표를 파악하자. 밤에는 같은 장소도 매우 다르게 보일 수 있으며, 앞이 어렴풋이 보일 때 방향 감각을 잃고 길을 헤매기 쉽다.

바람이 부는 밤에 걸어보자. 어둠 속에서 바람은 오키프가 알아차렸듯 완전히 다른 존재가 된다. 이때 바람은 사소하고 성가신 존재가 아니다. 밤이면 우리

- 안드로이드 스마트폰 사용자는 붉은색 조명 앱을 내려받아야 할 수도 있다.

는 바람이 피부에 스치는 감각을 예리하게 느끼고, 나뭇가지 사이를 지나거나 풀밭 위를 스쳐 지나가는 바람의 서로 다른 소리를 구별하며, 먼 농장으로부터 실려오는 냄새를 인지하게 된다.

빛과 소리는 밤에 더 쉽게 멀리 전달된다. 몇 킬로미터 떨어진 곳에서도 오토바이 굉음이 선명하게 들리고, 멀리 있는 집의 불빛이 쉽게 발견된다. 시야는 제한되지만 소리, 냄새, 어슴푸레한 빛이 먼 곳에서 전해져 오는 밤의 연금술에 경탄해 보자.

밤이 되면 후각이 예민해지며, 특히 밤 9시경에 후각망울이 가장 민감해진다.[13] 이 장점을 활용해 특히 비가 온 뒤나 기온이 따뜻할 때 자주 냄새를 맡아 보자.

밤에 냄새가 강하게 느껴지는 것이 후각망울의 민감성 증가 때문만은 아니다. 냄새는 어둠 속에서 증폭될 수 있다. 왜 그럴까? 낮에는 태양이 땅을 데워서 증발이 일어나고, 이는 수증기의 상승 기류를 일으켜 냄새를 멀리 날려 보낸다. 밤에는 땅이 식어 냄새가 수평 방향으로 퍼진다. 냄새는 물방울에 달라붙는 세균 때문에 발생하며, 소나기가 내린 후나 습한 날씨에 더욱 뚜렷하게 느껴진다.

하늘을 올려다보는 것을 잊지 말자. 항성과 행성으로 가득한 맑은 밤하늘은 인간이 세상에서 차지하는 (아주 작은) 위치를 상기시키며, 경외심과 경이로움을 불러일으킨다.

별에서 영감을 얻지 못하는가? 자외선 손전등을 가져가 수십 종의 생물형광 biofluorescent 식물(예를 들어 파란색 빛을 흡수해 초록색 빛을 내는 식물로, 흡수한 빛의 색깔을 바꾸어 방출하는 식물), 곤충, 버섯, 지의류 등을 비추며 색이 변하는 모습을 관찰하자. 생물형광 식물 관찰 산책을 가이드와 함께하길 원한다면 revealnature.co.uk를 이용하자.

안전하다고 느끼면 혼자 걸어보자. 반스 박사에 따르면, "사람들 대부분은 혼자 있는 것을 좋아하는데, 일상의 소란에서는 좀처럼 누리기 힘든 긍정적인 유형의 고독을 느낄 수 있기 때문이다."[14]

에필로그

 지금까지 다양한 경관에서 발생하는 흥미로운 신경화학적, 생화학적 변화를 탐구했다. 가장 놀라운 발견은 단순히 나무와 식물들 사이를 걷기만 해도 세포 수준에서 우리 몸에 변화가 일어난다는 것이다. 여기서 변화란 염색체 끝에 위치하여 염색체가 손상되거나 짧아지는 것을 방지하는 반복적 DNA 염기 서열인 텔로미어telomere가 길어지는 것이다. 대자연은 인간이 행복과 평온 속에서 더 건강한 몸으로 오래 살 수 있도록 도와주는 것 같다. 멋진 소식 아닌가?

 그런데 점점 더 늘어나는 증거에 따르면, 야생 지역(사실 도시 지역도 마찬가지다)에 방문하는 사람들이 지나치게 많아지면서 경관과 야생동물, 대기와 물의 질, 심지어 오래된 건물까지 위협하고 있다. 밤에 걷거나 산에 오르는 일은 삶을 풍요롭게 하는 근사한 경험일 수 있지만, 모든 사람이 정기적으로 야간 도보 여행과 등산을 한다면 야행성 동물과 산에 끔찍한 악영향을 미칠 것이다. 한편, 호숫가에서 맑은 공기를 마시기 위해 오염 물질을 배출하는 차를 몰고 가거나, 바닷가 산책 후 일회용 물병을 버리고 가는 행위는 우리가 (잠시) 벗어나 있었던 나쁜 공기와 더러운 물을 확산시키는 셈이다.

조심스럽고 경건한 발걸음으로 걷자. 자연이 부를 때 가서 (하지만 매일은 안 된다) 자연으로부터 받은 만큼 베풀고, 자연이 단순히 인간의 건강과 웰빙을 위해 존재하는 게 아니라는 것을 이해하자.

지역 의회, 도시 계획가, 국회의원에게 도시와 마을을 푸르게 가꾸고 보행자 전용로를 충분히 마련하며 친환경 대중교통 체계를 구축할 것을 적극적으로 요구하자. 누구나 접근 가능한 녹지, 깨끗한 강과 맑은 공기, 사람들의 마음을 사로잡고 기쁘게 하는 공간과 건물을 지속적으로 보호하고 보존할 것을 강력히 촉구하자. 이런 것들이 지금만큼 절실히 필요한 적은 없었다.

모두가 힘을 모으면 아름다운 자연 경관을 보존하고, 보행 친화적인 도시를 만들 수 있다. 모두가 힘을 모으면 생물 다양성과 회복 탄력성이 높은 생태계를 다음 세대에게 물려줄 수 있다. 모두가 힘을 모으면 남녀노소 누구나 안전하고 즐겁게 걸을 수 있는 도시를 만들 수 있다.

누구나 자기 집 문 앞에서부터 기쁜 마음으로 걸을 수 있는 길을 누릴 자격이 있지 않은가?

감사의 말

이 책을 집필하는 동안 많은 심리학자, 연구자, 과학자, 작가분들이 논문을 보내주고 나의 질문에 답해주었다. 특별한 순서 없이, 감사의 마음을 전하고 싶은 이들은 다음과 같다. 에이미 맥도널 박사, 크리스토퍼 반스 박사, 세라 맥케이 박사, 샤론 블래키 박사, 세라 윌슨, 캐서린 켈리 박사, 마이클 무어 박사, 루 치 박사, 피터 로스, 클레어 폴리, 세라 오하라, 에이먼 레어드 박사, 노린 마수드, 알리 폭슨 박사, 크레이그 맥두걸 박사, 메건 그레이스 박사, 프리츠 괴츠 박사 Dr Fritz Götz, 팀 에번스, 에마 로버트쇼, 지니 레디, 클레어 놀런 박사, 조 벨, 조너선 데이비드슨, 덩컨 민셜Duncan Minshull, 닉 헌트, 토마스 판 롬파이 박사, 마르틴 마우 박사, 리 안 포아, 숀 케인 교수, 가이 헤이워드 박사, 캐터리나 보러 박사, 파울 판 랑어 박사, 그리고 데이비드 애서우David Atthowe에게 감사드린다.

지난 10년간 자신의 걷기 이야기를 내게 아낌없이 나눠주신 모든 분들, 경관과 공간과 장소에 관한 나의 질문에 답해주신 에이지 웰 프로젝트Age Well Project 구독자분들께 감사드린다. 나의 글을 언제나 첫 번째로 읽어주는 매슈와 나를 걷는 사람으로 키워주신 어머니께 감사드린다. 마지막으로 나와 늘 함께 걸어주는 모든 친구와 가족에게 감사드린다. 여러분이 누군지는 스스로 잘 알 것이다!

출판사 블룸즈버리의 훌륭한 팀과 에이전시 레이철 밀스 리터러리Rachel Mills Literary의 유능하고 헌신적인 대리인들이 없었다면 『치유의 걷기』는 책이 될 수 없었을 것이다. 로언 얩Rowan Yapp, 케이트 쿼리Kate Quarry, 로런 와이브로Lauren Whybrow, 페이 로빈슨Faye Robinson, 클레어 배걸리Clare Baggaley, 빅토리아 덴Victoria Denne, 데이비드 앳킨슨David Atkinson, 레이철 밀스Rachel Mills, 알렉산드라 클리프Alexandra Cliff, 그리고 샬럿 보워먼Charlotte Bowerman에게 감사드린다.

또한 다음 출판사에도 감사드린다. 조 벨의 시집 『키스Kith』(2015)에 수록된 「리프티드」를 인용하도록 허락한 나인 아치스 프레스Nine Arches Press에 감사드린다. 피터 로스의 『전망 좋은 무덤』(2020)을 인용하도록 허락한 헤드라인 퍼블리싱Headline Publishing에 감사드린다. 사라 마르퀴의 『자연 그대로의 자연』(2014)을 인용하도록 허락한 애틀랜틱 북스Atlantic Books에 감사드린다.

주석

작가의 말

1 L. Menatti and A. Casado da Rocha, 'Landscape and Health: Connecting psychology, aesthetics, and philosophy through the concept of affordance', *Frontiers in Psychology*, vol 7, 3 May 2016.

프롤로그

1 B. Q. Ford, et al., 'The psychological health benefits of accepting negative emotions and thoughts: Laboratory, diary, and longitudinal evidence', *J. Pers. Soc. Psychol.*, 115(6), 2018, pp. 1075–92. DOI: 10.1037/pspp0000157
2 S. Blackie, *If Women Rose Rooted: A life-changing journey to authenticity and belonging*, September Publishing, 2016.
3 S. Wilson, *This One Wild and Precious Life*, Eye & Lightning Books, 2023.
4 B. Opitz, et al., *Places That Make Us*, National Trust and University of Surrey, 2017, with a 2019 follow-up study.
5 M. R. Marselle, et al., 'Moving beyond Green: Exploring the Relationship of environment Type and Indicators of Perceived Environmental Quality on Emotional Well-Being following Group Walks', *Int. J. Environ. Res. Public*

Health, 12(1), 2015, pp. 106‒30, DOI: 10.3390/ijerph120100106

6 J. Barton and J. Pretty, 'What is the best dose of nature and green exercise for improving mental health? A multi-study analysis', *Environ. Sci. Technol.*, 44, 2010, pp. 3947‒55.

7 D. Martens, et al., 'Walking in "wild" and "tended" urban forests: The impact on psychological well-being', *J. Environ. Psychol.*, 31, 2011, pp. 36‒44.

8 M. R. Marselle, et al., 'Walking for well-being: Are group walks in certain types of natural environments better for well-being than group walks in urban environments?', Int. J. Environ. *Res. Public Health*, 10, pp. 5603‒28.

9 G. Brancato, et al., 'Simulated nature walks improve psychological well-being along a natural to urban continuum', *J. Environ. Psychol.*, vol 81, June 2022, www.sciencedirect.com/science/article/abs/pii/S027249442200024X

10 예를 들어 다음 문헌을 참조하라. M. Dallimer, et al., 'Biodiversity and the feel-good factor: Understand associations between self-reports human well-being and species richness', *BioScience*, 62, 2012, pp. 47‒55.

11 M. R. Marselle, et al., 'Moving beyond Green'.

12 맥케이 박사의 블로그 글을 계기로 저자와 주고받은 이메일, 2024년 2월 14일

13 '희망 분자'라는 용어는, 운동할 수 없도록 제한된 쥐들이 '희망을 잃고' 포기한 듯한 모습을 보였다는 설치류 실험 결과를 보고한 두 연구자가 고안했다. 두 연구자는 "희망 분자가 존재하는가?"라고 물었다. C. Phillips and A. Salehi, 'A Special Regenerative Rehabilitation and Genomics Letter: Is There a "Hope" Molecule?', *Physical Therapy*, vol. 96, issue 4, 1 April 2016, pp. 581‒3, academic.oup.com/ptj/article/96/4/581/2686531

14 A. Marques, et al., 'Bidirectional Association between Physical Activity and Dopamine Across Adulthood: A Systematic Review', *Brain Sci.*, 11(7), 23 June 2021, p. 829. DOI: 10.3390/brainsci11070829

15 J. C. Basso and W. A. Suzuki, 'The Effects of Acute Exercise on Mood, Cognition, Neurophysiology, and Neurochemical Pathways: A Review', *Brain Plast.*, 2(2), 28 March 2017, pp. 127‒52. DOI: 10.3233/BPL-160040

16 위의 문헌

17 S. Lee, et al., 'Physiological significance of elevated levels of lactate by exercise training in the brain and body', *J. Biosci. Bioeng.*, 135(3), March 2023, pp. 167–75. DOI: 10.1016/j.jbiosc.2022.12.001

18 J. Wang, et al., 'HSPA12A controls cerebral lactate homeostasis to maintain hippocampal neurogenesis and mood stabilization', *Transl. Psychiatry*, 13, 2023, p. 280. DOI: 10.1038/s41398-023-02573-5

19 H. Han, et al., 'Exercise improves cognitive dysfunction and neuroinflammation in mice through Histone H3 lactylation in microglia', *Immun. Ageing*, 20(63), 2023. DOI: 10.11 86/s12979-023-00390-4; immunityageing.biomedcentral.com/articles/10.1186/s12979-023-00390-4

20 L. Gadye, 'A Secret in the Blood: How PF4 Restores Youth to Old Brains', University of California San Francisco Research, 16 August 2023, www.ucsf.edu/news/2023/08/425981/secret-blood-how-pf4-restores-youth-old-brains

21 N. Joisten, et al., 'Acute exercise increases systemic kynurenine pathway metabolites and activates the AHR in human PBMCs', bioRxiv, January 2024, DOI: 10.1101/2024.01.17. 576018

22 S. Brand, et al., 'Acute Bouts of Exercising Improved Mood, Rumination and Social Interaction in Inpatients with Mental Disorders', *Front. Psychol.*, 9:249, March 2018, DOI: 10.3389/fpsyg.2018.00249. 그리고 다음 사례를 참조하라. Y. Liu, et al., 'Physical activity and depression of Chinese college students: chain mediating role of rumination and anxiety', *Front. Psychol.*, 14:1190836, 31 July 2023. DOI: 10.3389/fpsyg.2023.1190836

23 G. Reynolds, 'The best treatment for depression? It could be exercise', *Washington Post*, 15 March 2023.

24 엑서카인이 어떻게 인간의 인식을 '형성'할 수 있는지 자세한 내용이 궁금하다면, 다음을 참조하라. Dr K. McGonigal's *The Joy of Movement*, Avery, 2019.

25 E. Kim, et al., 'Is altitude a determinant of the health benefits of nature exposure? A systematic review and meta-analysis', *Front. Public Health*, 25 November 2022, www.frontiersin.org/articles/10.3389/fpubh.2022.1021618/full

26 S. Park, et al., 'What Activities in Forests Are Beneficial for Human Health? A Systematic Review', *Int. J. Environ. Res. Public Health*, 19(5), 25 February 2022, p. 2692. DOI: 10.3390/ijerph19052692

27 S. Cao, et al., 'Cloudy or sunny? Effects of different environmental types of urban green spaces on public physiological and psychological health under two weather conditions', *Front. Public Health*, 28;11:1258848, 28 August 2023. DOI: 10.3389/fpubh.2023.1258848

28 J. Shi, et al., 'Contributions of residential traffic noise to depression and mental wellbeing in Hong Kong: A prospective cohort study', *Environ. Pollut.*, 338:122641, 1 December 2023. DOI: 10.1016/j.envpol.2023.122641

29 S. Blackie, *If Women Rose Rooted*, p. 339.

30 A. T. Gloster, et al., 'The spatiotemporal movement of patients in and out of a psychiatric hospital: an observational GPS study', *BMC Psychiatry*, 21, 2021, p. 165 DOI: 10.1186/s12888-021-03147-9

31 V. Sallay, et al., 'Profiles of perceived physical features and emotional experiences in favourite places: discovering ambivalent place preferences', *Journal of Environmental Psychology*, 90(4):102084, July 2023, DOI: 10.1016/j.jenvp.2023.102084

32 U. K. Stigsdotter, et al., 'Forest design for mental health promotion: Using perceived sensory dimensions to elicit restorative responses', *Landscape and Urban Planning*, vol. 160, April 2017, pp. 1–15, www.sciencedirect.com/science/article/pii/S0169204616302663

33 I. Otamendi-Urroz, et al., 'The role of emotions in human–nature connectedness within Mediterranean landscapes in Spain', *Sustain Sci.*, 18, 2003, pp. 2181–97, DOI: 10.1007/s11625-023-01343-y

34 E. Laird, et al., 'Physical Activity Dose and Depression in a Cohort of Older Adults in The Irish Longitudinal Study on Ageing', *JAMA Netw. Open*, 6(7):e2322489, 2023. DOI: 10.1001/jamanetworkopen.2023.22489

35 M. P. White, et al., 'Spending at least 120 minutes a week in nature is associat-

ed with good health and wellbeing', *Sci. Rep.*, 9, 7730 (2019). DOI: 10.1038/s41598-019-44097-3

36 자세한 내용은 다음 문헌을 참조하라. *Good Nature* by K. Willis, Bloomsbury, 2024.

37 D. Matei, et al., 'The Endocannabinoid System and Physical Exercise', *Int. J. Mol. Sci.*, 24(3), 1989, 19 January 2023. DOI: 10.3390/ijms24031989

38 F. Fayet-Moore and S. R Robinson, 'A Breath of Fresh Air: Perspectives on Inhaled Nutrients and Bacteria to Improve Human Health', *Advances in Nutrition*, vol. 15, issue 12, 2024. DOI: 10.1016/j.advnut.2024.100333

1장. 숲

1 본문에 수록된 에밀리 카의 모든 문장은 다음 문헌에서 인용했다. *Hundreds and Thousands* (1927-41).

2 M. Tippett, 'Emily Carr's Forest', *Journal of Forest History*, vol. 18, issue 4, 1974, pp. 133-7. DOI: 10.2307/3983325

3 L. van Beethoven, *Beethoven: The Man and the Artist, as Revealed in His Own Words*, published in English by B. W. Huebsch, 1905, www.gutenberg.org/files/3528/3528-h/3528-h.htm

4 Q. Li, 'Effects of forest environment (Shinrin-yoku/Forest bathing) on health promotion and disease prevention – the Establishment of "Forest Medicine"', *Environmental Health and Preventive Medicine*, vol. 27, 2022, p. 43. DOI: 10.1265/ehpm.22-00160

5 Q. Li, et al., 'Effects of forest bathing (shinrin-yoku) on serotonin in scrum, depressive symptoms and subjective sleep quality in middle-aged males', *Environ. Health Prev. Med.*, 27:44, 2022. DOI: 10.1265/ehpm.22-00136

6 Q. Li, 'Effects of forest environment'.

7 Q. Li, et al., 'Effects of forest bathing (shinrin-yoku) on serotonin'.

8 Y. Wen, et al., 'The Effects of Dynamic and Static Forest Bathing (Shinrin-yoku)

on Physiological and Psychological Health in Males and Females', *Forests* 14, 2023, p. 1592. DOI: 10.3390/f14081592

9   J. Simkin, et al., 'Restorative effects of mature and young commercial forests, pristine old-growth forest and urban recreation forest: a field experiment', *Urban For Urban Green*, 48:126567, 2022. DOI: 10.1016/j.ufug.2019.126567

10 U. K. Stigsdotter, et al., 'Forest design for mental health promotion: Using perceived sensory dimensions to elicit restorative responses', *Landscape and Urban Planning*, vol. 160, April 2017, pp. 1–15, www.sciencedirect.com/science/article/pii/ S0169204616302663

11 S. López-Pousa, et al., 'Sense of Well-Being in Patients with Fibromyalgia: Aerobic Exercise Program in a Mature Forest: A Pilot Study', *Evid. Based. Complement. Alternat. Med.*, 2015:614783. DOI: 10.1155/2015/614783

12 D. Donelli, et al., 'Effects of Plant-Emitted Monoterpenes on Anxiety Symptoms: A Propensity-Matched Observational Cohort Study', *Int. J. Environ. Res. Public Health*, 20(4), 4 February 2023, p. 2773. DOI: 10.3390/ijerph20042773

13 A. M. Pálsdóttir, et al., 'The qualities of natural environments that support the rehabilitation process of individuals with stress-related mental disorder in nature- based rehabilitation', *Urban Forestry & Urban Greening*, vol. 29, 2918, pp. 312–21. DOI: 10.1016/j.ufug.2017.11.016

14 S. Sudimac and S. Kühn, 'A one-hour walk in nature reduces amygdala activity in women, but not in men', *Front. Psychol.*, 13:931905, 27 September 2022; DOI: 10.3389/fpsyg.2022.931905

15 에밀리 카가 지녔던 숲에 대한 두려움과 그 공포를 '창의력의 연료'로 활용한 과정은 다음 문헌을 참조하라. Chapter 12 of *Sleepless* by A. Abbs.

16 E. Morita, et al., 'A before and after comparison of the effects of forest walking on the sleep of a community-based sample of people with sleep complaints', *Biopsychosoc. Med.*, 5:13, 14 October 2011. DOI: 10.1186/1751-0759-5-13

17 E. Ratcliffe, 'Sound and Soundscape in Restorative Natural Environments: A Narrative Literature Review', *Front. Psychol.*, 12:570563, 26 April 2021. DOI: 10.3389/fpsyg.2021.570563

18 U. K. Stigsdotter, et al., 'Forest design for mental health promotion: Using perceived sensory dimensions to elicit restorative responses', *Landscape and Urban Planning*, vol. 160, April 2017, pp. 1–15, www.sciencedirect.com/science/article/pii/S0169204616302663

19 K. -W. An, et al., 'Effects of Forest Stand Density on Human's Physiophychological Changes', *Journal of the Faculty of Agriculture*, Kyushu University, vol. 49, 2004. DOI: 10.5109/4588

20 H. Walker, et al., *Natural Volatile Organic Compounds (NVOCs) Are Greater and More Diverse in UK Forests Compared with a Public Garden*, 3 January 2023, repository.derby.ac.uk/ download/0e3e53aad21c1cf4fbddcd8db3b72487602e-a5a6217e4308e5e8ee23f49da575/1777440/forests-14-00092.pdf

2장. 해안

1 다음 문헌을 인용했다. E. Hunt, 'Blue spaces: why time spent near water is the secret to happiness' *The Guardian*, 3 November 2019, www.theguardian.com/lifeandstyle/2019/nov/03/bluespace-living-near-water-good-secret-of-happiness

2 M. Georgiou, et al., 'Mechanisms of Impact of Blue Spaces on Human Health: A Systematic Literature Review and Meta-Analysis', *Int. J. Environ. Res. Public Health*, 18(5), 3 March 2021, p. 2486. DOI: 10.3390/ijerph18052486

3 M. P. White, et al., 'Blue space, health and well-being: A narrative overview and synthesis of potential benefits', *Environmental Research*, vol. 191, December 2020, www.sciencedirect.com/science/article/pii/S0013935120310665

4 M. Elkins, et al., 'A Controlled Trial of Long-Term Inhaled Hypertonic Saline in Patients', *New England Journal of Medicine*, vol. 354, issue 3, 19 January 2006.

5 E. Cascetta, et al., 'The Effects of Air Pollution, Sea Exposure and Altitude on COVID-19 Hospitalization Rates in Italy', *Int. J. Environ. Res. Public Health*,

18(2), 8 January 2021, p. 452. DOI: 10.3390/ijerph18020452

6 M. N. Moore, 'Do airborne biogenic chemicals interact with the PI3K/Akt/mTOR cell signalling pathway to benefit human health and wellbeing in rural and coastal environments?' *Environmental Research*, vol. 140, July 2015, pp. 65–75.

7 A. Tobío, et al., 'Yessotoxin, a Marine Toxin, Exhibits Anti-Allergic and Anti-Tumoural Activities Inhibiting Melanoma Tumour Growth in a Preclinical Model', *PLoS ONE*, 11(12), 2016: e0167572. DOI: 10.1371/journal.pone.0167572

8 B. W. Wheeler, et al., 'Does living by the coast improve health and wellbeing?' *Health & Place*, 2012; DOI: 10.1016/j.healthplace.2012.06.015

9 S. J. Geiger, et al., 'Coastal proximity and visits are associated with better health but may not buffer health inequalities', *Communications Earth & Environment*, 4(1), 2023. DOI: 10.1038/s43247-023-00818-1

10 해양과학자 마이클 무어와 주고받은 이메일, 2023년 9월 12일

11 A. L. Pearson, et al., 'Effects of freshwater blue spaces may be beneficial for mental health: A first, ecological study in the North American Great Lakes region', *PLoS ONE*, 14(8), 2019: e0221977. DOI: 10.1371/journal.pone.0221977

12 T. M. Lejeune, et al., 'Mechanics and energetics of human locomotion on sand', *J. Exp. Biol.*, 201(Pt 13), July 1998, pp. 2071–80. DOI: 10.1242/jeb.201.13.2071

13 A. Voloshina, et al., 'Biomechanics and Energetics of Walking on Uneven Terrain', *J. Exp Biol.*, 216(21), 2013, pp. 3963–3970. DOI: 10.1242/jeb.081711

14 'How walking in nature can help wellbeing', National Trust, www.nationaltrust.org.uk/discover/nature/how-walking-in-nature-can-help-wellbeing

15 R. G. Alloway, et al., 'An Explanatory Study Investigating the Effects of Barefoot Running on Working Memory', *Perceptual and Motor Skills*, 122(22), 2016, pp. 432–43. DOI: 10.1177/0031512516640391

16 T. Kim, et al., 'Barefoot walking improves cognitive ability in adolescents',

Korean J. Physiol. Pharmacol., 28(4), 2024, pp. 295 – 302. DOI: 10.4196/kjpp.2024.28.4.295

17 G. Chevalier, 'The effect of grounding the human body on mood', *Psychol. Rep.*, 116(2), April 2015, pp. 534 – 42. DOI: 10.2466/06.PR0.116k21w5

18 G. Chevalier, et al., 'The Effects of Grounding (Earthing) on Bodyworkers' Pain and Overall Quality of Life: A Randomized Controlled Trial', *Explore* (NY), 15(3), May – June 2015, pp. 181 – 90. DOI: 10.1016/j.explore.2018.10.001

19 'Corticotrophin-releasing hormone', You and Your Hormones, May 2020, www.yourhormones.info/hormones/corticotrophin-releasing-hormone

20 H. J. Park, et al., 'The Effect of Earthing Mat on Stress-Induced Anxiety-like Behavior and Neuroendocrine Changes in the Rat', *Biomedicines*, 11(1), , 26 December 2022, p. 57. DOI: 10.3390/biomedicines11010057

21 G. Chevalier, et al., 'Earthing (grounding) the human body reduces blood viscosity – a major factor in cardiovascular disease', *J. Altern. Complement. Med.*, 19(2), Feb 2013, pp. 102 – 10. DOI: 10.1089/acm.2011.0820

22 T. Börger, et al., 'The value of blue-space recreation and perceived water quality across Europe: A contingent behaviour study', *Sci. Total Environ.*, 771:145597, 1 June 2021. DOI: 10.1016/j.scitotenv.2021.145597

23 K. Sokal and P. Sokal, 'Earthing the human body influences physiologic processes', *J. Altern. Complement. Med.*, 17(4), 2011, pp. 301 – 8.

24 W. Menigoz, et al., 'Integrative and lifestyle medicine strategies should include Earthing (Grounding): Review of research evidence and clinical observations', *EXPLORE*, 16(3), 2020, pp. 152 – 60. DOI: 10.1016/j.explore.2019.10.005

3장. 시골길

1 E. Thomas, *The Icknield Way*, 1913.

2 Y. da Silva and L. Hendry, 'Why road verges are important habitats for wildflowers and animals', Natural History Museum, www.nhm.ac.uk/discover/

why-ro ad-verges-are-important-wildlife-habitats.html

3   D. Y. Ouédraogo, et al., 'Can linear transportation infrastructure verges constitute a habitat and/or a corridor for vertebrates in temperate ecosystems? A systematic review', *Environ. Evid.* 9(13), 2020. DOI: 10.1186/s13750-020-00196-7

4   M. Guszkowska, 'Wpływ ćwiczeń fizycznych na poziom leku i depresji oraz stany nastroju [Effects of exercise on anxiety, depression and mood]', *Psychiatr. Pol.*, 38(4), July-August 2004, pp. 611-20. Polish. PMID: 15518309

5   C. Ma, et al., 'The effect of rhythmic movement on physical and cognitive functions among cognitively healthy older adults: A systematic review and meta-analysis', *Arch. Gerontol. Geriatr.*, January 2023; 104:104837. DOI: 10.1016/j.arcger.2022.104837

6   『가디언』 인터뷰, 2019년 7월. www.theguardian.com/lifeandstyle/2019/jul/28/itsa-superpower-how-walking-makes-us-healthier-happier-and-brainier

7   B. del Pozo Cruz, et al., 'Association of Daily Step Count and Intensity with Incident Dementia in 78430 Adults Living in the UK', *JAMA Neurol.*, 79(10), 2022, pp. 1059-63. DOI: 10.1001/jamaneurol.2022.2672 and B. del Pozo Cruz, et al., 'Prospective Associa-tions of Daily Step Counts and Intensity with Cancer and Cardiovascular Disease Incidence and Mortality and All-Cause Mortality', *JAMA Intern. Med.*, 182(11), 2022, pp. 1139-48. DOI: 10.1001/jamainternmed.2022.4000

8   J. S. Y. Chan, et al., 'Special Issue – Therapeutic Benefits of Physical Activity for Mood: A Systematic Review on the Effects of Exercise Intensity, Duration, and Modality', *J. Psychol.*, 153(1), 2019, pp. 102-25. DOI: 10.1080/00223980.2018.1470487

9   J. L. Medina, et al., 'Optimizing the Exercise Prescription for Depression: The Search for Biomarkers of Response', *Curr. Opin. Psychol.*, 4, 2015, pp. 43-7. DOI: 10.1016/j.copsyc. 2015.02.003

10 A. Dinoff, et al., 'The Effect of Exercise Training on Resting Concentrations

of Peripheral Brain-Derived Neurotrophic Factor (BDNF): A Meta-Analysis', *PLoS One*, 11(9), 22 Septembr 2016, e0163037. DOI: 10.1371/journal.pone.0163037

11 S. Aritake-Okada, et al., 'Diurnal repeated exercise promotes slow-wave activity and fast-sigma power during sleep with increase in body temperature: a human crossover trial', *J. Appl. Physiol.* (1985), 127(1), 2019. DOI: 10.1152/japplphysiol.00765.2018

12 L. A. Carlson, et al., 'Influence of Exercise Time of Day on Salivary Melatonin Responses', *Int. J. Sports Physiol. Perform.*, 14(3), 2019, pp. 351–3

13 G. S. Passos, et al., 'Effects of moderate aerobic exercise training on chronic primary insomnia', *Sleep Med.*, 2011; 12(10): 1018–27.

14 D. Matei, et al., 'The Endocannabinoid System and Physical Exercise', *Int. J. Mol. Sci.*, 24(3), 19 January 2023, p. 1989. DOI: 10.3390/ijms24031989

15 W. L. McGee, et al., 'Music interventions for acquired brain injury', *Cochrane Database Syst. Rev.*, 2017; Issue 1. Art. No.: CD006787. DOI: 10.1002/14651858.CD006787.pub3. And L. R. Nascimento, et al., 'Walking training with cueing of cadence improves walking speed and stride length after stroke more than walking training alone: A systematic review', *J Physiother.*, 61(1), 2015, pp. 10–15. DOI: 10.1016/j.jphys.2014.11.015

4장. 언덕

1 L. Palumbo, et al., 'Comparing Angular and Curved Shapes in Terms of Implicit Associations and Approach/Avoidance Responses', *PLoS ONE*, 10(10), 2015, e0140043. DOI: 10.1371/journal.pone.0140043

2 N. Tawil, et al., 'The contour effect: Differences in the aesthetic preference and stress response to photo-realistic living environments', *Front. Psychol.*, 13:933344, 1 December 2022. DOI: 10.3389/fpsyg.2022.933344

3 E. G. Chuquichambi, et al., 'How universal is preference for visual curvature?

A systematic review and meta-analysis', *Ann. N. Y. Acad. Sci.*, 1518(1), December 2022, pp. 151–65. DOI: 10.1111/nyas.14919

4   K. May, *Enchantment: Awakening Wonder in an Exhausted Age*, Faber & Faber, 2023.

5   A. Han and J. Kim, 'A Study of Leisure Walking Intensity Levels on Mental Health and Health Perception of Older Adults', *Gerontol. Geriatr. Med.*, 7:2333721421999316, 27 February 2021. DOI: 10.1177/2333721421999316

6   S. G. Parada-Sánchez, et al., 'The Effects of Different Types of Exercise on Circulating Irisin Levels in Healthy Individuals and in People with Overweight, Metabolic Syndrome and Type 2 Diabetes', *Physiol. Res.*, 71(4), 31 August 2022, pp. 457–75. DOI: 10.33549/physiolres.934896

7   S. Brand, et al., 'Acute Bouts of Exercising Improved Mood, Rumination and Social Interaction in Inpatients With Mental Disorders', *Front. Psychol.*, 9, 13 March 2018, p. 249. DOI: 10.3389/fpsyg.2018.00249

8   'Exercises & Nutrition to Support Eye Health', Huberman Lab Neural Network, 28 June 2023, www.hubermanlab.com/newsletter/exercises-and-nutrition-to-support-eye-health

9   V. L. Tseng, et al., 'Association between Exercise Intensity and Glaucoma in the National Health and Nutrition Examination Survey', *Ophthalmol. Glaucoma.*, 3(5), September–October 2020, pp. 393–402. DIO: 10.1016/j.ogla.2020.06.001

10 C. Wu, et al., 'Spacious Environments Make Us Tolerant: The Role of Emotion and Metaphor', *International Journal of Environmental Research and Public Health*, 18, no. 19, 2021, 10530. DOI: 10.3390/ijerph181910530

11 J. Meyers-Levy and J. Zhu, 'The Influence of Ceiling Height: The Effect of Priming on the Type of Processing That People Use,' *Journal of Consumer Research*, 34, 2007, assets.csom.umn.edu/assets/71190.pdf

12 G. Bachelard, *The Poetics of Space*, trans. Maria Jolas, Penguin, 2014, p. 222.

13 Z. Song, et al., 'Daily stair climbing, disease susceptibility, and risk of atherosclerotic cardiovascular disease: A prospective cohort study', *Atheroscle-*

rosis, 15 September 2023, www.atherosclerosis-journal.com/article/S0021-9150(23)05221-8/full text and correspon-dence with author, 9 October 2023.

14 K. T. Borer, 'How to Suppress Mineral Loss and Stimulate Anabolism in Postmenopausal Bones with Appropriate Timing of Exercise and Nutrients', *Nutrients*, 16(6), 7 March 2024, p. 759. DOI: 10.3390/nu16060759

15 G. Robb, *Cols and Passes*, Particular Books, 2016, p. 11.

16 S. A. Linkenauger, et al., 'Choosing efficient actions: Deciding where to walk', *PLoS One*, 14(9), 26 September 2019, e0219729. DOI: 10.1371/journal.pone.0219729

17 다음 문헌을 인용했다. S. Pyrah, 'The nature cure: How time outdoors transforms our memory, locic and imagination', *The Guardian*, 27 November 2023, www.theguardian.com/ lifeandstyle/2023/nov/27/the-nature-cure-how-time-outdoors-transforms-ourmemory-imagination-and-logic

18 K. Loria, 'Aerobic exercise boosts testosterone levels', *Urology Times*, 6 December 2016, www.hubermanlab.com/newsletter/exercises-and-nutrition-to-support-eye-health

5장. 공동묘지

1 N. Price, *The Heart of a Vagabond*, Museum Press, 1955, p. 33.

2 샬럿 브론테가 에밀리에게 보낸 편지, 1843년 9월 2일

3 P. Ouellette, et al., 'The monastery as a restorative environment', *Journal of Environmental Psychology*, vol. 25, issue 2, June 2005, pp. 175–88.

4 Y. Zappaterra, *Cities of the Dead*, Franes Lincoln, 2022, p. 1.

5 H. Nordh, et al., 'A peaceful place in the city: A qualitative study of restorative components of the cemetery', *Landscape and Urban Planning*, 167(5), June 2017. DOI: 10.10 16/j.landurbplan.2017.06.004

6 European Cemeteries Route, Council of Europe, www.coe.int/en/web/cultur-

al-routes/the-european-cemeteries-route

7 I. Kowarik, et al., 'Biodiversity functions of urban cemeteries', *Urban Forestry & Urban Greening*, vol. 19, 1 September 2016, pp. 68-78.

8 위의 문헌

9 A. Agbaje, 'Longitudinal mediating effect of fat mass and lipids on sedentary time, light PA, and MVPA with inflammation in youth', *Journal of Clinical Endocrinology & Metabolism*, 13 June 2023. DOI: 10.1210/clinem/dgad354

10 E. Laird, et al., 'Physical Activity Dose and Depression in a Cohort of Older Adults in The Irish Longitudinal Study on Ageing', *JAMA Netw. Open.*, 6(7), 3 July 2023, e2322489. DOI: 10.1001/jamanetworkopen.2023.22489

6장. 꽃과 초원

1 T. K. H. Fung, et al., 'Therapeutic Effect and Mechanisms of Essential Oils in Mood Disorders: Interaction between the Nervous and Respiratory Systems', *Int. J. Mol. Sci.*, 22, 2021, p. 4844. DOI: 10.3390/ijms22094844

2 위의 문헌

3 C. C. Woo, et al., 'Overnight olfactory enrichment using an odorant diffuser improves memory and modifies the uncinate fasciculus in older adults', *Front. Neurosci.*, 17:1200448, 24 July 2023. DOI: 10.3389/fnins.2023.1200448

4 B. S. Yasgur, 'Inhaling Pleasant Scents During Sleep Tied to a Dramatic Boost in Cognition', Medscape, 8 August 2023, www.medscape.com/viewarticle/995295

5 M. Leon and C. C. Woo, 'Olfactory loss is a predisposing factor for depression, while olfactory enrichment is an effective treatment for depression', *Front. Neurosci.*, 16:1013363, 28 September 2022. DOI: 10.3389/fnins.2022.1013363

6 G. Filiz, et al., 'Olfactory bulb volume and cortical thickness evolve during sommelier training', *Human Brain Mapping*, 43, 2022. DOI: 10.1002/hbm.25809

7　C. C. Woo, et al., 'Overnight olfactory enrichment …', 24 July 2023.

8　H. Walker, et al., 'Natural Volatile Organic Compounds (NVOCs) are Greater and More Diverse in UK Forests Compared with a Public Garden', *Forests*, 2023, 14(92). DOI: 10.3390/f14010092

9　K. Wendin, et al., 'Odor Perception and Descriptions of Rose-Scented Geranium Pelargonium graveolens "Dr Westerlund", Sensory and Chemical Analyses', April 2023, www.researchgate.net/publication/370541325_Odor_Perception_and_Descriptions_of_Rose-Scented_Geranium_Pelargonium_graveolens_'Dr_Westerlund'_-_Sensory_and_ Chemi cal_Analyses

10　A. Al-Ayash, et al., 'The influence of color on student emotion, heart rate, and performance in learning environments', 26 February 2015. DOI: 10.1002/col.21949

11　M. Elsadek and B. Liu, 'Effects of viewing flowering plants on employees' wellbeing in an office-like environment', *Indoor and Built Environment.*, 30(9), 2021 pp. 1429–40. DOI: 10.1177 /1420326X20942572

12　J. Haviland-Jones, et al., 'An environmental approach to positive emotion: Flowers', *Evol. Psychol.*, 3, 2005, pp. 104–32. DOI: 10.1177/147470490500300109

13　예를 들어 다음 문헌을 참조하라. Y. Guan, et al., 'Exploring the Relationship between Trichome and Terpene Chemistry in Chrysanthemum', *Plants* (Basel), 11(11), 26 May 2022, p. 1410. DOI: 10.3390/plants11111410

14　M. I. Roslund, et al., 'Biodiversity intervention enhances immune regulation and health-associated commensal microbiota among daycare children', *Science Advances*, 6(42), 2020. DOI: 10.1126/sciadv.aba2578

15　A. Ito, et al., '"Green odor" inhalation by rats down-regulates stress- induced increases in Fos expression in stress-related forebrain regions', *Neurosci. Res.*, 65(2), October 2019, pp. 166–74. DOI: 10.1016/j.neures.2009.06.012

7장. 도시 산책

1. D. Burtan, et al., 'Nature benefits revisited: Differences in gait kinematics between nature and urban images disappear when image types are controlled for likeability', *PloS ONE*, 27 August 2021, DOI: 10.1372/journal.pone.0256635
2. C. San Juan, et al., 'Restoration and the City: The Role of Public Urban Squares', *Front. Psychol.*, 8:2093, 7 December 2017. DOI: 10.3389/fpsyg.2017.02093
3. S. Wang, et al., 'Urban cultural heritage is mentally restorative: an experimental study based on multiple psychophysiological measures', *Front. Psychol.*, 14:1132052, 17 May 2023. DOI: 10.3389/fpsyg.2023.1132052
4. J. Bermudez, et al., 'Externally-induced meditative states: an exploratory fMRI study of architects' responses to contemplative architecture', *Frontiers of Architectural Research*, vol. 6, issue 2, June 2017, pp. 123-6.
5. J. Martínez-Soto, et al., 'Exploring the Links Between Biophilic and Restorative Qualities of Exterior and Interior Spaces in Leon, Guanajuato, Mexico', *Front. Psychol.*, 12:717116, 17 August 2021. DOI: 10.3389/fpsyg.2021.717116
6. B. Hepworth, *Carvings and Drawings*, Manchester City Art Gallery, 1951, section 6.
7. 다음 보고서에 따르면, 도시 산책로를 걷는 동안 불편함을 주는 가장 큰 원인은 대기 오염이었고, 그다음은 소음이었다. C. Vert, et al., 'Physical and mental health effects of repeated short walks in a blue space environment: A randomised crossover study', Open Research Exeter, 30 June 2020, ore.exeter.ac.uk/repository/bitstream/handle/10871/ 121710/Manuscript_shortWalks-BlueSpaces_ER-20-847_REVISION_clean.pdf?sequence=2
8. L. B. Bloom, 'Ranked: The 30 most walkable cities in the world, according to a new report', *Forbes*, 30 January 2024, www.forbes.com/sites/laurabegleybloom/2024/06/30/ranked-the-30-most-walkable-cities-in-the-world-according-to-a-new-report
9. H. Xie, et al., 'Affective disorder and brain alterations in children and adoles-

cents exposed to outdoor air pollution', *Journal of Affective Disorders*, vol. 33, 15 June 2023, pp. 413 – 24. DOI: 10.1016/j.jad.2023.03.082

10 K. K. Lau, et al., 'Dynamic response of pedestrian thermal comfort under outdoor transient conditions', *Int. J. Biometeorol.*, 63(7), July 2018, pp. 979 – 89. DOI: 10.1007/s00484-019-01712-2

8장. 평지

1 본문에 수록된 노런 마수드의 모든 문장은 다음 문헌에서 인용했다. *A Flat Place*, Penguin, 2023.

2 관련 내용은 다음 문헌에 자세히 설명되어 있다. A. Abbs, *Windswept: Why Women Walk*, John Murray, 2021

3 P. Conway, *The extraordinary in the ordinary: Skychology – an interpretative phenomenological analysis of looking up at the sky*, ResearchGate, March 2019.

4 S. Masoudinejad and T. Hartig, 'Window View to the Sky as a Restorative Resource for Residents in Densely Populated Cities', *Environment and Behavior*, 52(4), 2020, pp. 401 – 36.

5 B. Cresswell, diary, 9 June 1929, quoted in J. Burchardt, *Lifescapes: The Experience of Landscape in Britain 1870 – 1960*, Cambridge University Press, 2023.

6 A. Smalley, 'Beyond blue-sky thinking: Diurnal patterns and ephemeral meteorological phenomena impact appraisals of beauty, awe, and value in urban and natural landscapes', *Journal of Env. Psychology*, vol. 86, March 2023. 내 책 『걷는 존재』의 44장 '경외로운 자연을 찾아 걷기'를 참조하라.

7 위의 문헌

8 M. van Elk, et al., 'The Neural Correlates of the Awe Experience: Reduced Default Mode Network Activity During Feelings of Awe', *Human Brain Mapping*, 7 May 2019, on linelibrary.wiley.com/doi/full/10.1002/hbm.24616

9 M. D. Greicius, et al., 'Resting-state functional connectivity in major depression: abnormally increased contributions from subgenual cingulate cortex

and thalamus', *Biol. Psychiatry*, 62(5), 1 September 2007, pp. 429–37. DOI: 10.1016/j.biopsych.2006.09.020

10 W. Gu, et al., 'Hyperactivity of the default-mode network in first-episode, drug-naive schizophrenia at rest revealed by family-based case-control and traditional case-control designs', *Medicine* (Baltimore), 96(13), March 2017, e6223. DOI: 10.1097/MD.0000000000006223

11 V. Okken, et al., 'When the World Is Closing In: Effects of Perceived Room Brightness and Communicated Threat During Patient-Physician Interaction', *HERD: Health Environments Research & Design Journal.*, 7(1), 2013, pp. 37–53. DIO: 10.1177/ 193758671300700104

12 V. Okken, et al., 'Room to Move: On Spatial Constraints and Self-Disclosure During Intimate Conversations', *Environment and Behavior*, 45(6), 2013, pp. 737–60.

13 T. J. L. van Rompay and T. Jol, 'Wild and Free: Unpredictability and Spaciousness as Predictors of Creative Performance', *Journal of Env. Psychology*, vol. 48, December 2016, www.sciencedirect.com/science/article/abs/pii/S0272494416300883?via%3Di hub NB: Creativity was self-reported from a very small sample size.

14 본문에 수록된 가스통 바슐라르의 모든 문장은 다음 문헌에서 인용했다. *The Poetics of Space*, Penguin, 2014, p. 222.

15 S. Cao, et al., 'Cloudy or sunny? Effects of different environmental types of urban green spaces on public physiological and psychological health under two weather conditions', *Front. Public Health*, 11:1258848, 28 August 2023. DOI: 10.3389/fpubh.2023.1258848

9장. 절벽 산책로

1 D. Bair, *Simone de Beauvoir: A Biography*, Simon & Schuster, 1991, p. 174.
2 보부아르의 도보 여행에 관한 자세한 설명은 그녀의 회고록 『여자 한창때』와

다음 문헌의 6장을 참조하라. The Prime of Life, or Chapter 6 of *Windswept: Why Women Walk* by A. Abbs, John Murray, 2021.

3 예를 들어 다음 문헌을 참조하라. J. H. Park, et al., 'Sedentary Lifestyle: Overview of Updated Evidence of Potential Health Risks', *Korean J. Fam. Med.*, 41(6), November 2020, pp. 365–73. DOI: 10.4082/kjfm.20.0165

4 S. J. H. Biddle, et al., 'Device-assessed total and prolonged sitting time: associations with anxiety, depression, and health-related quality of life in adults', *J. Affect. Disord.*, 287, 15 May 2021, pp. 107–114. DOI: 10.1016/j.jad.2021.03.037

5 T. Huang, et al., 'Screen-based sedentary behaviors but not total sedentary time are associated with anxiety among college students', *Front. Public Health*, 10:994612, 20 October 2022. DOI: 10.3389/fpubh.2022.994612

6 E. Stamatakis, et al., 'Vigorous Intermittent Lifestyle Physical Activity and Cancer Incidence Among Nonexercising Adults: The UK Biobank Accelerometry Study', *JAMA Oncol.*, 9(9), 2023, pp. 1255–9. DOI:10.1001/jamaoncol.2023.1830

7 더럼 헤리티지 산책로는 내가 가장 좋아하는 산책로로, 산업 활동의 흔적과 바다 그리고 절벽이 어우러져 있다. 스페인의 등대 길도 마찬가지로 해안선과 언덕 꼭대기 그리고 끝없이 이어지는 등대들이 조화를 이룬다.

10장. 호수

1 E. M. McGlashan, et al., 'Afraid of the dark: Light acutely suppresses activity in the human amygdala', *PLoS One*, 16(6), 16 June 2021, e0252350. DOI: 10.1371/journal.pone.0252350

2 I. Paparella, et al., 'Light modulates task-dependent thalamo-cortical connectivity during an auditory attentional task', *Commun. Biol.*, 6, 945, 2023. DOI: 10.1038/s42003-023-05337-5

3 K. Choi and H.-J. Suk, 'Dynamic lighting system for the learning environ-

ment: performance of elementary students', *Opt. Express*, 24, 2016, A907-A916.

4 A. C. Burns, et al., 'Day and night light exposure are associated with psychiatric disorders: an objective light study in 〉 85,000 people', *Nature Mental Health*, 2023. DOI: 10.1038/s44220023001358, www.nature.com/articles/s44220-023-00135-8. The biggest fall in risk was for self-harm and major depressive disorder.

5 D. C. Fernandez, et al., 'Light affects mood and learning through distinct retina-brain pathways', *Cell*, 175, 2018, pp. 71-84.e18.

6 C. W. McDougall, et al., 'Freshwater blue space and population health: An emerging research agenda,' *Sci. Total. Environ.*, 737:140196, 1 October 2016. DOI: 10.1016/j.scitotenv.2020.140196

7 J. E. Soler, et al., 'Daytime Light Intensity Modulates Spatial Learning and Hippocampal Plasticity in Female Nile Grass Rats (Arvicanthis niloticus)', *Neuroscience*, 404, 15 April 2019, pp. 175-83. DOI: 10.1016/j.neuroscience.2019.01.031

8 A C. Burns, et al., 'Time spent in outdoor light is associated with mood, sleep, and circadian rhythm-related outcomes: A cross-sectional and longitudinal study in over 400,000 UK Biobank participants', *J. Affect. Disord.*, 295, 1 December 2021, pp. 347-52. DOI: 10.1016/j.jad.2021.08.056

9 Y. Mei, et al., 'Study on Emotional Perception of Hangzhou West Lake Scenic Area in Spring under the Influence of Meteorological Environment', *Int. J. Environ. Res. Public Health*, 20, 2023, 1905. DOI: 10.3390/ijerph20031905

10 M. Grace, et al., 'Using solicited research diaries to assess the restorative potential of exposure to inland blue space across time', *Landscape and Urban Planning*, vol. 241, 2024, 104904, ISSN 0169-2046. DOI: 10.1016/j.landurbplan.2023.10 4904

11 저자와의 소통, 2023년 10월 27일

12 C. Kelly, 'Ocean wellbeing-human wellbeing: blue space matters', Blue Planet Society, 7 December 2022, www.blueplanetsociety.org/ocean-wellbeing-hu-

man-wellbeing-blue-space-matters

13 저자에게 보낸 개인적인 메시지, 2023년 8월 27일

14 H. Harati and T. Talhelm, 'Cultures in Water-Scarce Environments Are More Long-Term Oriented', *Psychol. Sci.*, 34(7), July 2023, pp. 754–70. DOI: 10.1177/09567976231172500

15 L. Luo, et al., 'Differentiating Mental Health Promotion Effects of Various Blue Spaces: An Electroencephalography Study', *Journal of Environmental Psychology*, vol. 88, June 2023. DOI: 10.1016/j.jenvp.2023.102010

16 S. Cao, et al., 'Cloudy or sunny? Effects of different environmental types of urban green spaces on public physiological and psychological health under two weather conditions', *Front. Public. Health.*, 11:1258848, 28 August 2023. DOI: 10.3389/fpubh.2023.1258848

17 D. K. Lynch and W. C. Livingston, *Colour and Light in Nature*, Cambridge University Press, 1995, p. 254.

18 Z. Zhang, et al., 'Self-Reported Outdoor Light Exposure Time and Incident Heart Failure', *J. Am. Heart Assoc.*, 13(4), 20 February 2024, e031830. DOI: 10.1161/JAHA.123.031830

19 R. Parikh, et al., 'Seasonal AMH variability implies a positive effect of UV exposure on the deterioration of ovarian follicles', *Steroids*, 200:109307, December 2023. DOI: 10.1016/j.steroids.2023.109307

20 J. Shaw, 'Glittering Light on Water', *Optics and Photonics News*, vol. 10, issue 3, March 1999, pp. 43–5, 68.

11장. 버려진 기찻길

1 다음 문헌을 인용했다. 'Walks on Old Railways Lines', *Heart Matters*(British Heart Foundation magazine), www.bhf.org.uk/informationsupport/heart-matters-magazine/activity/walking/railway-walks

2 E. Healey, 'The Lakenham Way', National Centre for Writing, 17 May 2019,

nationalcentreforwriting.org.uk/writing-hub/read-the-lakenham-way-by-emma-healey

3 B. Korsten, 'Train Your Brain to be More Creative', *Harvard Business Review*, 17 June 2021, hbr.org/2021/06/train-your-brain-to-be-more-creative

4 P. Long, et al., 'Intranasal Oxytocin and Pain Reduction: Testing a Social Cognitive Mediation Model', *Brain Sci.*, 13(12), 7 December 2023, p. 1689. DOI: 10.3390/brainsci13121689

5 B. Buemann, 'Does activation of oxytocinergic reward circuits postpone the decline of the aging brain?', *Front. Psychol.*, 14, 29 December 2023, p. 1250745. DOI: 10.3389/fpsyg.2023.1250745

6 T. R. Jong, et al., 'Salivary oxytocin concentrations in response to running, sexual self-stimulation, breastfeeding and the TSST: The Regensburg Oxytocin Challenge (ROC) study', *Psychoneuroendocrinology*, 62, December 2015, pp. 381-8. DOI: 10.1016/j.psyneuen.2015.08.027

7 P. Grahn and K. Uvnäs-Moberg, 'The Oxytocinergic System as a Mediator of Anti-stress and Instorative Effects Induced by Nature: The Calm and Connection Theory', *Front. Psychol.*, 12, 5 July 2021, p. 617814. DOI: 10.3389/fpsyg.2021.617814

8 K. Murata, et al., 'Increase of tear volume in dogs after reunion with owners is mediated by oxytocin', *Current Biology*, vol. 32, issue 16, 22 August 2022, www.cell.com/current-biology/fulltext/S0960-9822(22)01132-0

9 'Why places matter to people', 2019 and 2017 National Trust/University of Surrey surveys, nt.global.ssl.fastly.net/binaries/content/assets/website/national/pdf/why-places-matter-to-people.pdf

10 J. A. Barraza and P. J. Zak, 'Empathy toward strangers triggers oxytocin release and subsequent generosity', *Ann N Y Acad. Sci.*, 1167, June 2009, pp. 182-9. DOI: 10.1111/j.1749-6632.2009.04504.x

11 T. M. Schladt, et al., 'Choir versus Solo Singing: Effects on Mood, and Salivary Oxytocin and Cortisol Concentrations', *Front. Hum. Neurosci.*, vol. 11, 14 September 2017, www.frontiersin.org/articles/10.3389/fnhum.2017.00430/full

12 G. Domes, et al., 'Oxytocin promotes facial emotion recognition and amygdala reactivity in adults with asperger syndrome', *Neuropsycho-pharmacology*, 39(3), February 2014, pp. 698–706. DOI: 10.1038/npp.2013.254

12장. 치유적 경관

1 1976년부터 집필 시점까지는 치료 사례가 기록된 적이 없다.

2 B. François, et al., 'The Lourdes medical cures revisited', *J. Hist. Med. Allied. Sci.*, 69(1), January 2014, pp. 135–62. DOI: 10.1093/jhmas/jrs041

3 E. Rahtz, et al., 'Transcendent Experiences Among Pilgrims to Lourdes: A Qualitative Investigation', *J. Relig. Health.*, 60(6), December 2021, pp. 3788–806. DOI: 10.1007/s10943-021-01306-6

4 G. Perriam, 'Sacred Spaces, Healing Places: Therapeutic Landscapes of Spiritual Significance', *J. Med. Humanit.*, 36, 2015, pp. 19–33. DOI: 10.1007/s10912-014-9318-0

5 S. Yang, et al., 'Analysis of the Dong bao Ye as sacred landscape and its putative therapeutic mechanisms', *Health & Place*, vol. 83, 2023, 103102, ISSN 1353-8292. DOI: 10.1016/j.healthplace.2023.103102

6 'Aim 2', Stanford Mind & Body Lab, Research, mbl.stanford.edu/research

7 E. Sternberg, *Healing Spaces: The Science of Place and Well-Being*, Harvard University Press, 2009.

8 C. A. P. Faria, et al., 'Landscape and Senses in a Portuguese Municipality on the Way of St. James: Potential Impacts on the Well-Being of Pilgrims', *J. Relig. Health*, 4 August 2022, pp. 1–26. DOI: 10.1007/s10943-022-01617-2

9 S. L. Warber, et al., 'Healing the heart: a randomized pilot study of a spiritual retreat for depression in acute coronary syndrome patients', *Explore* (NY), 7(4), July–August 2011, pp. 222–33. DOI: 10.1016/j.explore.2011.04.002

10 G. Perriam, 'Sacred spaces, healing places: therapeutic landscapes of spiritual significance', *J. Med. Humanit.*, 36(1), March 2015, pp. 19–33. DOI:

10.1007/s10912-014-9318-0

11 C. Nolan, 'Sites of Existential Relatedness: findings from phenomenological research at Stonehenge, Avebury and the Vale of Pewsey, Wiltshire, UK', *Public Archaeology*, 18(1), 2019, pp. 28–51; C. Nolan, 'Prehistoric Landscapes as a Source of Ontological Security for the Present Day, Heritage & Society', 12:1, 2019, pp. 1–25, DOI: 10.1080 /2159032X.2020.1818501; C. Nolan, 'Therapeutic Landscapes: Wellbeing and the Historic Environment', paper presented for the Athabasca Research Centre Webinar Series, 22 April 2021; Dr S. I. Dailoo, 'Therapeutic Landscapes: Wellbeing and the Historic Environment', https://www.youtube.com/watch?v=LqTyCeMTG0c

12 저자 인터뷰, 2024년 1월 11일

13 A. M. Globig, et al., 'The β1-adrenergic receptor links sympathetic nerves to T cell exhaustion', *Nature*, 622, 2023, pp. 383–92. DOI: 10.1038/s41586-023-06568-6

14 한 연구에 따르면, 전기 충격을 받을 것을 아는 피실험자는 전기 충격을 받을 확률이 50퍼센트라고 들은 피실험자보다 불안도가 훨씬 낮았다. A. O. de Berker, R. B. Rutledge, et al., 'Computations of uncertainty mediate acute stress responses in humans', *Nature Communications*, 2016; 7: 10996. DOI: 10.1038/ncomms10996. We are wired to want certainty.

15 A. Lightman, *The Transcendent Brain*: *Spirituality in the Age of Science*, Pantheon, 2023.

16 J. Lindert, et al., 'Factors Contributing to Resilience Among First Generation Migrants, Refugees and Asylum Seekers: A Systematic Review', *Int. J. Public Health.*, 68:1606406, 11 December 2023. DOI: 10.3389/ijph.2023.1606406

17 H. Jafari, et al., 'The Association between Occupational Burnout and Spiritual Well-being in Emergency Nurses: A Cross-Sectional Study', *Bull. Emerg. Trauma*, 11(4), 2023, pp. 184–9. DOI: 10.30476/BEAT.2023.98919.1444

18 M. Eglin, et al., 'Impact of social support and religiosity/spirituality on recovery from acute cardiac events and heart surgery in a Swiss study', *Int. J. Psychiatry Med.*, 29 December 2023, 912174231225801. DOI:

10.1177/00912174231225801

19 A. Barbieri and E. Rossero, '"It is like post-traumatic stress disorder, but in a positive sense!": New territories of the self as inner therapeutic landscapes for youth experiencing mental ill-health', *Health Place*, 85:103157, 3 December 2023. DOI: 10.1016/ j.healthplace.2023.103157

20 예를 들어 다음 문헌에 인용된 A. 솔리A. Thorley와 K. 페티K. Petty의 연구를 참조하라. *Wanderland: A Search for Magic in the Landscape* by J. Reddy (pp. 181 and 218) 이들은 '얇은 장소'란 인간·동물·자연 요소·물질·영혼 간의 경계가 거미줄처럼 얇아서 영적 경험이 자연스럽게 일어나는 곳이라고 설명한다.

21 E. Bendien, et al., 'A Dutch Study of Remarkable Recoveries After Prayer: How to Deal with Uncertainties of Explanation', *J. Relig. Health*, 62(3), June 2023, pp. 1731–55. DOI: 10.1007/s10943-023-01750-6

22 A. P. Stern, 'Hope: why it matters', Harvard Health Publishing, 16 July 2021, www .health.harvard.edu/blog/hope-why-it-matters-202107162547

13장. 운하 견인로

1 R. McFarlane, 'These Are Our Waters', waterlines.org.uk/poems

2 M. Georgiou, et al., 'Mechanisms of Impact of Blue Spaces on Human Health: A Systematic Literature Review and Meta-Analysis', *Int. J. Environ. Res. Public Health*, 18(5), 2021, p. 2486; www.mdpi.com/1660-4601/18/5/2486

3 K. M. Heilman, 'Possible Brain Mechanisms of Creativity', *Arch. Clin. Neuropsychol.*, 31(4), June 2016, pp. 285–96. DOI: 10.1093/arclin/acw009

4 J. A. Easterbrook, 'The effect of emotion on cue utilization and the organization of behavior', *Psychological Review*, 66, 1959, pp. 180–201, pubmed.ncbi.nlm.nih.gov/13658305

5 A. D. Ekstrom, 'Cognitive Neuroscience: Why do we get lost when we are stressed', *Current Biology*, vol. 30, issue 10, 18 May 2020, pp. R439–R441,

www.sciencedirect.com/science/article/pii/S0960982220304358. 저자 노트: 이미 불안하고 스트레스를 받은 상태라면, 복잡하거나 길이 없는 곳은 걷지 말 것!

6　저자 인터뷰, 2024년 3월 18일

7　X. Lu, et al., 'On Shape and the Computability of Emotions', *Proceedings of the* 20*th ACM International Conference on Multimedia*, Oct-Nov 2012, pp. 229-38. DOI: 10.1145/2393347.2393384

8　E. K. Adam, et al., 'Diurnal cortisol slopes and mental and physical health outcomes: A systematic review and meta-analysis', *Psychoneuroendocrinology*, 83, September 2017, pp. 25-41. DOI: 10.1016/j.psyneuen.2017.05.018

9　C. Rominger, et al., 'Step-by-step to more creativity: The number of steps in everyday life is related to creative ideation performance', *Am. Psychol.*, 16 November 2023. DOI: 10.1037/amp0001232

10　다음 문헌을 인용했다. S. Pyrah, '"All it takes is a quick walk": how a few minutes' exercise can unleash creativity-even if you hate it', *The Guardian*, 4 March 2024, www.theguardian.com/lifeandstyle/2024/mar/04/all-it-takes-is-a-quick-walk-how-afew-minutes-exercise-can-unleash-creativity-even-if-you-hate-it

11　'Why air pollution makes societies less creative', University of Cambridge Judge Business School, 19 January 2023, www.jbs.cam.ac.uk/insight/2023/why-air-pollution-makes-societies-less-creative

14장. 이행대

1　E. Friedmann, et al., 'Companion animals and human health: Physical and cardiovascular influences', in *Companion Animals and Us: Exploring the Relationships between People and Pets*, Cambridge University Press, 2000, pp. 125-42.

2　R. E. Dick and J. C. Hendee, 'Human responses to encounters with wildlife in urban parks', *Leisure Sciences*, 8:1, 1986, pp. 63-77, DOI:

10.1080/01490408609513058

3   R. M. Yerbury and S. J. Luke, 'Human-Animal Interactions: Expressions of Wellbeing through a "Nature Language"', *Animals* (Basel), 11(4), 29 March 2021, p. 950. DOI: 10.3390/ani11040950
4   위의 문헌
5   H. Macdonald, *Vesper Flights*, Jonathan Cape, 2020.
6   D. Cracknell, et al., 'Marine Biota and Psychological Well-Being: A Preliminary Examination of Dose-Response Effects in an Aquarium Setting', *Environ. Behav.*, 48(10), December 2016, pp. 1242–69. DOI: 10.1177/0013916515597512
7   R. Hammoud, et al., 'Smartphone-based ecological momentary assessment reveals mental health benefits of birdlife', *Sci. Rep.*, 12(1), 27 October 2022, p. 17589. DOI: 10.1038/s41598-022-20207-6
8   P. Zieris, et al., 'Nature experience and Wellbeing: Bird-watching as an Intervention in Nursing Homes to maintain cognitive resources, mobility and biopsychosocial health', *Journal of Environmental Psychology*, vol. 91, November 2023.
9   E. Stobbe, et al., 'Birdsongs alleviate anxiety and paranoia in healthy participants', *Sci. Rep.*, 12, 2022, 16414. DOI: 10.1038/s41598-022-20841-0
10 C. W. Butler, et al., 'Connection for conservation: The impact of counting butterflies on nature connectedness and wellbeing in citizen scientists', *Biological Conservation*, vol. 292, April 2024, www.sciencedirect.com/science/article/pii/S0006320724000582
11 J. Methorst, et al., 'The importance of species diversity for human well-being in Europe', *Ecological Economics*, vol. 181, March 2021. DOI: 10.1016/j.ecolecon.2020.106917
12 T. B. Smith, et al., 'Evolutionary consequences of human disturbance in a rainforest bird species from Central Africa', *Mol. Ecol.*, 17(1), January 2008, pp. 58–71. DOI: 10.1111/j.1365-294X.2007.03478.x
13 M. V. Lilly, et al., 'Eavesdropping grey squirrels infer safety from bird chatter',

PloS ONE, 14(9), 2014, e0221279. DOI: 10.1371/journal.pone.0221279

14 E. Ratcliffe, et al., 'Bird sounds and their contributions to perceived attention restoration and stress recovery', *Journal of Environmental Psychology*, vol. 36, 2013. DOI: 10.1016/j.jenvp.2013.08.004

15 A. J. Smalley, et al., 'Forest 404: Using a BBC drama series to explore the impact of nature's changing soundscapes on human wellbeing and behavior', *Glob. Environ. Change*, 74:102497, May 2022. DOI: 10.1016/j.gloenvcha.2022.102497

15장. 도시공원

1 연구 결과에 따르면, 녹지에 노출되는 것이 청년층의 불안과 우울을 예방하는 데 핵심이다. UWE Bristol, 12 January 2021, www.uwe.ac.uk/news/exposure-to-green-spa ces-is-key-to-preventing-anxiety-and-depression-in-young-people-study-finds

2 C. Song, et al., 'Physiological and Psychological Effects of a Walk in Urban Parks in Fall', *Int. J. Environ. Res. Public Health*, 12(11), 9 November 2015, pp. 14216–28. DOI: 10.3390/ijerph121114216

3 Q. Li, 'Effects of forest environment (Shinrin-yoku/Forest bathing) on health promotion and disease prevention – the Establishment of "Forest Medicine"', *Environmental Health and Preventive Medicine*, vol. 27, 2022, p. 43. DOI: 10.1265/ehpm.22-00160

4 L. Deng, et al., 'Empirical study of landscape types, landscape elements and landscape components of the urban park promoting physiological and psychological restoration', *Urban Forestry & Urban Greening*, vol. 48, February 2020, 126488.

5 예를 들어 다음 문헌을 참조하라. Y. Zhai, et al., 'Seniors' Physical Activity in Neighborhood Parks and Park Design Characteristics', *Front. Public Health*, 8, July 2020, p. 322. DOI: 10.3389/fpubh.2020.00322

6 N. Kabisch, et al., 'Physiological and psychological effects of visits to different urban green and street environments in older people: A field experiment in a dense inner-city area', *Landscape and Urban Planning*, vol. 207, March 2021, www.sciencedirect.com/science / article/pii/S0169204620314821

7 L. Kong, et al., 'How do different types and landscape attributes of urban parks affect visitors' positive emotions?', *Landscape and Urban Planning*, October 2022 DOI: 10.10 16/ j.landurbplan.2022.104482

8 E. van Vliet, et al., 'The Influence of Urban Park Attributes on User Preferences: Evaluation of Virtual Parks in an Online Stated-Choice Experiment', *Int. J. Environ. Res. Public Health*, 18(1), 30 December 2020, p. 212. DOI: 10.3390/ijerph18010212

9 J. Martinez-Soto, et al., 'Exploring the Links Between Biophilic and Restorative Qualities of Exterior and Interior Spaces in Leon, Guanajuato, Mexico', *Front. Psychol.*, vol. 12, 17 August 2021, Sec. Environmental Psychology. DOI: 10.3389/fpsyg.2021.71 7116

16장. 아웃랜드

1 C. Hickman, et al., 'Climate anxiety in children and young people and their beliefs about government responses to climate change: a global survey', *Lancet Planet Health*, 5(12), December 2021, e863 - e873. DOI: 10.1016/S2542-5196(21)00278-3

2 T. Léger-Goodes, et al., 'Eco-anxiety in children: A scoping review of the mental health impacts of the awareness of climate change', *Front. Psychol.*, 13:872544, 25 July 2022. DOI: 10.3389/fpsyg.2022.872544

3 C. Rozuel and C. R. Bellehumeur, 'Contextualizing eco-anxiety and eco-anger: tentative responses to visceral and numinous emotions', *J. Anal. Psychol.*, 67(5), November 2022, pp. 1431 - 51. DOI: 10.1111/1468-5922.12870

4 J. Schomaker, 'Unexplored territory: Beneficial effects of novelty on mem-

ory', *Neurobiol. Learn. Mem.*, 161, May 2019, pp. 46-50. DOI: 10.1016/j.nlm.2019.03.005

5   위의 문헌
6   N. Hunt, *Outlandish: Walking Europe's Unlikely Landscapes*, John Murray, 2021.
7   V. Breton-Provencher, et al., 'Spatiotemporal dynamics of noradrenaline during learned behaviour', *Nature*, 606, 2022, pp. 732-8 (2022). DOI: 10.1038/s41586-022-047 82-2
8   K. Umejima, et al., 'Paper Notebooks vs. Mobile Devices: Brain Activation Differences During Memory Retrieval', *Front. Behav. Neurosci.*, 15:634158, 19 March 2021. DOI: 10.3389/fnbeh.2021.634158

17장. 순례길

1   M. Mau, et al., 'Mental movements: How long-distance walking influences reflection processes among middle-age and older adults', *Scandinavian Journal of Psychology*, 2021. DOI: 10.1111/sjop.12721
2   칙센트미하이는 몰입 상태에서 공통적으로 나타나는 여섯 가지 특징을 이렇게 제시했다. 특정 대상에만 극도로 집중하는 상태, 행동과 인식을 결합해 과제 수행에 완전히 몰입하는 상태, 자기 성찰적 사고와 신체 상태에 대한 인식 감소, 시간에 대한 인식 변화, 완전한 통제감을 동반한 과제 수행력 향상, 뚜렷한 긍정적 감정 상태로 이를테면 강화된 내적 보상·즐거움·쾌감·희열 그리고 삶의 의미와 목적의식이 커지는 느낌. 심리측정학적으로, 이 여섯 가지 특징은 연구자들이 몰입을 정의하고 측정하는 기준이 되었다. 몰입은 저강도 몰입 경험인 '마이크로 플로micro-flow'부터 고강도 몰입 경험인 '매크로 플로macro-flow'까지 하나의 스펙트럼 위에 존재한다.
3   다음 문헌을 인용했다. S. Kotler from his 2021 book *The Art of Impossible*.
4   S. Kotler, M. Mannino, et al., 'First few seconds for flow: A comprehensive proposal of the neurobiology and neurodynamics of state onset', *Neurosci.*

Biobehav. Rev., 143:104956, December 2022. DOI: 10.1016/j.neubiorev.2022.104956

5   M. Kano, et al., 'Endocannabinoid-mediated control of synaptic transmission', *Physiol. Rev.*, 89 (1), 2009, pp. 309–80.

6   A. S. Mills and T. S. Butler, 'Flow Experience Among Appalachian Trail Thru-hikers', in J. G. Peden and R. M. Schuster (comps., eds.), *Proceedings of the 2005 northeastern recreation research symposium*, 10–12 April 2005, Bolton Landing, NY, 2006. Gen. Tech. Rep. NE-341. Newtown Square, PA: US Forest Service, Northeastern Research Station: 366–70.

7   M. Mau, et al., 'Are Long-Distance Walks Therapeutic? A Systematic Scoping Review of the Conceptualization of Long-Distance Walking and Its Relation to Mental Health', *Int. J. Environ. Res. Public Health*, 18(15), 21 July 2021, p. 7741. DOI: 10.3390/ijerph18157741

8   몰입 상태에 진입하기 위해서는 초반 몇 초 동안 특정 유형의 스트레스 반응이 필요할 수 있으며, 이에 관해서는 다음 문헌을 참조하라. Kotler, et al., 'First few seconds for flow …', 2022.

9   저자와의 인터뷰, 2024년 1월 6일

10 R. E. Saunders, et al., 'Personal transformation through long-distance walking', in *Tourist Experience and Fulfilment: Insights from positive psychology*, ed. S. Filep and P. Pearce, Routledge, 2014, pp.127–46.

11 저자와의 이메일 서신, 2023년 10월 9일

12 저자와의 이메일 인터뷰, 2023년 10월 10일

13 저자와의 인터뷰, 2024년 6월 15일. 또한 다음 문헌을 참조하라. P. van Lange and S. Columbus, 'Vitamin S: Why is Social Contact, Even With Strangers, So Important to Well-Being?', *Current Directions in Psychological Science*, vol. 30, issue 3, 27 May 2021. DOI: 10.1177/09637214211002538

14 J. Fuss, et al., 'A runner's high depends on cannabinoid receptors in mice', *Proc. Natl Acad. Sci. USA*, 112(42), 20 October 2015, pp. 13105–8. DOI: 10.1073/pnas.1514996112

15 D. Mitten, et al., 'Hiking: A Low-Cost, Accessible Intervention to Promote

Health Benefits', *Am. J. Lifestyle Med.*, 12(4), 9 July 2016, pp. 302-10. DOI: 10.1177/1559827616658229

16 S. Anzman-Frasca, et al., 'Effects of a randomized controlled hiking intervention on daily activities, sleep, and stress among adults during the COVID-19 pandemic', *BMC Public Health*, 23(1), 15 May 2023, p. 892. DOI: 10.1186/s12889-023-15696-7

17 단체 걷기의 놀라운 이점에 관한 자세한 내용은 내 책 『걷는 존재』의 43장 '모두 모여 함께 걷기'를 참조하라.

18 K. Redick, 'Spiritual rambling: long distance wilderness sojourning as meaning-making', *Journal of Ritual Studies*, vol. 30, 2016, www.academia.edu/37171546/Spiritual_Rambling_Long_Distance_Wilderness_Sojourning_as_Meaning_Making

19 S. Tykarski and F. Mróz, 'The Pilgrimage on the Camino de Santiago and Its Impacts on Marital and Familial Relationships: An Exploratory Study', *J. Relig. Health*, 1 May 2023, pp. 1-24. DOI: 10.1007/s10943-023-01825-4

20 V. Lange and Columbus, 'Vitamin S'.

21 D. Rosen, et al., 'Creative flow as optimized processing: Evidence from brain oscillations during jazz improvisations by expert and non-expert musicians', *Neuropsychologia*, 196, 2024, p. 108824. DOI: 10.1016/j.neuro-psychologia.2024.108824

18장. 산

1 다음 문헌을 인용했다. ncert.nic.in/textbook/pdf/hehd105.pdf

2 본문에 수록된 낸 셰퍼드의 모든 문장은 다음 문헌에서 인용했다. *The Living Mountain*, written 1944, published 1977.

3 J. 와프너J. Wapner, 『사이언티픽 아메리칸』과의 인터뷰. 'Vision and Breathing May Be the Secrets to Surviving 2020', 16 November 2020, www.scientificamerican.com/article/vision-andbreathing-may-be-the-secrets-to-surviv-

ing-2020

4 이에 관한 자세한 내용은 『걷는 존재』의 8장 '아름다운 경치 보며 걷기'를 참조하라.

5 F. Pessoa, *The Book of Disquiet*, 1982.

6 E. Kim, et al., 'Is altitude a determinant of the health benefits of nature exposure? A systematic review and meta-analysis', *Front. Public Health*, 25 November 2022, www.frontiersin.org/articles/10.3389/fpubh.2022.1021618/full

7 K. Miskowiak, et al., 'Erythropoietin improves mood and modulates the cognitive and neural processing of emotion 3 days post administration', *Neuropsychopharmacology*, 33(3), February 2008, pp. 611-8. DOI: 10.1038/sj.npp.1301439

8 인간의 뇌는 우주에서 알려진 가장 복잡한 물체다. 가장 매혹적이고 가장 신비로운 존재다. 인간이 경험하는 모든 감정, 감각, 지각이 서로 얽히고설킨 약 1,300그램의 조직이다. 또한 다음 인터뷰를 참조하라. C. Southwick, 'We Know Exercise Prevents Cancer. A New Study Tells Us Why', *Medscape*, 4 October 2023, www.medscape.com/s/viewarticle/997091?src=rss&form=fpf

9 J. Álvarez-Herms and A. Odriozola, 'Microbiome and physical activity', *Adv. Genet.*, 111, 2024, pp. 409-50. DOI: 10.1016/bs.adgen.2024.01.002

10 D. Liu, et al., 'Moderate altitude exposure impacts host fasting blood glucose and serum metabolome by regulation of the intestinal flora', *Sci. Total Environ.*, 905, 20 December 2023, p. 167016. DOI: 10.1016/j.scitotenv.2023.167016

11 A. Arnberger, et al., 'Health-Related Effects of Short Stays at Mountain Meadows, a River and an Urban Site - Results from a Field Experiment', *Int. J. Environ. Res. Public Health*, 15, 2018, p. 2647. DOI: 10.3390/ijerph15122647

12 R.-L. Ghe, et al., 'Determinants of erythropoietin release in response to short-term hypobaric hypoxia', *Journal of Applied Physiology*, 1 June 2002, DOI: 10.1152/japplphysiol.00684.2001

13 A. Arnberger, et al., 'Health-Related Effects …'.

19장. 강

1 E. C. Meyer, et al., 'Predictors of recovery from post-deployment posttraumatic stress disorder symptoms in war veterans: The contributions of psychological flexibility, mindfulness, and self-compassion', *Behav. Res. Ther.*, 114, March 2019, pp. 7-14. DOI: 10.1016/j.brat.2019.01.002

2 E. Britton, et al., 'Blue care: a systematic review of blue space interventions for health and wellbeing', *Health Promot. Int.*, 35(1), 1 February 2020, pp. 50-69. DOI: 10.1093/heapro/day103

3 N. Bergou, et al., 'The mental health benefits of visiting canals and rivers: An ecological momentary assessment study', *PLoS One*, 17(8), 31 August 2022, e0271306. DOI: 10.1371/journal.pone.0271306

4 A. Arnberger, et al., 'Health-Related Effects of Short Stays at Mountain Meadows, a River and an Urban Site - Results from a Field Experiment', *Int. J. Environ. Res. Public Health*, 15, 2018, p. 2647. DOI: 10.3390/ijerph15122647

5 E. Frohmann, et al., 'Psychologische Effekte atmosphärischer Qualitäten der Landschaft', *Schweiz. Z. Forstwes.*, 161, 2010, pp. 97-103.

6 대기 중 음이온은 성인, 어린이 및 코로나19 환자의 호흡·면역력·염증을 개선하는 것으로 밝혀졌다. 자세한 내용은 내 책 『걷는 존재』의 30장 '음이온을 마시며 걷기'를 참조하라.

7 다음 문헌을 인용했다. W. Nichols, *Blue Mind: How water makes you happier, more connected and better at what you do*, Abacus, 2018, p. 89.

8 T. Börger, et al., 'The value of blue-space recreation and perceived water quality across Europe: A contingent behaviour study', *Sci. Total Environ.*, 771, 1 June 2021, 145597. DOI: 10.1016/j.scitotenv.2021.145597

9 K. Hu, et al., 'Modifying temperature-related cardiovascular mortality through green-blue space exposure', *Environ. Sci. Ecotechnol.*, 20, 7 March 2024, 100408. DOI: 10.1016/j.ese.2024.100408

10 V. Vitale, et al., 'Mechanisms underlying childhood exposure to blue spaces and adult subjective wellbeing', *Journal of Environmental Psychology*, vol. 84,

December 2022, DOI: 10.1016/j.jenvp.2022.101876

11 L. Luo, et al., 'Differentiating Mental Health Promotion Effects of Various Blue Spaces: An Electroencephalography Study', *Journal of Environmental Psychology*, vol. 88, June 2023, DOI: 10.1016/j.jenvp.2023.102010

20장. 야경

1 다음 문헌을 인용했다. 'Lecture to her pupils at Vassar', 1865.

2 다음 문헌을 인용했다. *My Faraway One: Selected Letters of Georgia O'Keeffe and Alfred Stieglitz, vol. 1 1915 – 1933*, ed. S. Greenough, 2011.

3 A. Abbs, *Windswept: Why Women Walk*, Two Roads, 2021.

4 자세한 내용은 다음 문헌을 참조하라. A. Abbs, *Sleepless: Discovering the Power of the Night Self*, John Murray, 2024.

5 C. Grillon, et al., 'Darkness facilitates the acoustic startle reflex in humans', *Biol. Psychiatry*, 42(6), 15 September 1997, pp. 453 – 60. DOI: 10.1016/S0006-3223(96)00466-0

6 A. Caruso, et al., 'Corticotropin-Releasing Hormone: Biology and Therapeutic Opportunities', *Biology*, 11, 2022, 1785. DOI: 10.3390/biology11121785

7 'Corticotrophin-releasing hormone', You and your hormones, www.yourhormones.info/hormones/corticotrophin-releasing-hormone

8 F. Williams, 'Awe Is Good for Your Brain. Here's How to Find It', *Outside*, 25 July 2023, www.outsideonline.com/adventure-travel/essays/power-of-awe

9 A. C. Burns, et al., 'Day and night light exposure are associated with psychiatric disorders: an objective light study in >85,000 people', *Nat. Mental Health*, 1, 2023, pp. 853 – 62. DOI: 10.1038/s44220-023-00135-8, and follow-up interview with author, 16 November 2023.

10 B. Barbini, et al., 'Dark therapy for mania: a pilot study', *Bipolar Disord.*, 7, 2005, pp. 98 – 101. DOI: 10.1111/j.1399-5618.2004.00166.x

11 C. Barnes, 'Development and testing of the Night Sky Connectedness Index

(NSCI)', *Journal of Environmental Psychology*, vol. 93, January 2024. DOI: 10.1016/ j.jenvp.2023.10 2198

12 저자와의 인터뷰, 2023년 12월

13 S. Takeuchi, et al., 'The circadian clock in the piriform cortex intrinsically tunes daily changes of odor-evoked neural activity', *Commun. Biol.*, 6, 2023, p. 332. DOI: 10.1038/s42003-023-04691-8

14 저자와의 인터뷰, 2024년 1월

찾아보기

ㄱ

가르보, 그레타(Garbo, Greta) 123~124
가소성 18, 20, 166
갈색 공간 97
걱정 47, 139, 168~169, 177, 208
게슬러, 윌(Gesler, Wil) 192
경계대 226~227
경관의 상호 적합성(landscape compatibility) 26
계단 오르기 86, 154
고닉, 비비언(Gornick, Vivian) 124
고도 23, 26~27, 44, 143, 276, 282~286, 288~289
고독 31, 40, 63, 96, 102, 119, 152, 209, 264, 316
골다공증 71, 73, 87, 152
공감 85, 138, 185, 269
관점 12, 94~95, 152, 207, 223, 270, 274, 277, 282

교통 소음 24, 225
교회 15, 34, 65, 67, 74, 96~97, 102, 122, 125~126, 186, 200
교회 묘지 96, 102
그라운딩(grounding) 42, 56~59
그레이스, 메건(Grace, Megan) 168, 320
근시 79, 84, 288
글래스고 127, 206
글리코실포스파티딜이노시톨 특이적 인지질분해효소 D1(glycosylphosphatidylinositol-specific phospholipase D1) 21
기능적 근적외선분광법(fNIRS) 22
기능적 자기공명영상(fMRI) 14, 82, 109, 126, 138, 223, 266
기본 모드 신경망(default-mode network) 138~139, 310
기쁨 평가 228~229
기적의 치유 193, 201
기후 변화 161, 239, 249~250
꽃가루 매개자 67, 111

ㄴ

나비 16, 97, 116, 225, 241, 243

난초 67, 74, 99, 107

내셔널트러스트(National Trust) 14, 55, 183~184

내인성 감광 망막 신경절 세포(intrinsically photosensitive retinal ganglion cell) 165

내후각 피질(entorhinal cortex) 110

냄새 14~15, 22, 44, 50, 107~112, 117, 123~124, 243, 309~310, 315

노르드, 헬레나(Nordh, Helena) 98

노르아드레날린(noradrenaline) 19, 35, 55, 198, 255~256, 258, 267

노르에피네프린(norepinephrine) 19, 171, 207~208

노퍽(Norfolk) 135, 142, 175

녹내장 79, 84

녹색 공간 24, 27, 97, 122, 126, 137, 166, 176, 206, 283, 295, 297, 312

놀런, 클레어(Nolan, Claire) 196~197, 320

농지 16, 99

뇌유래신경영양인자(BDNF) 20, 71, 73, 108

뇌졸중 86, 109, 242

뇌파 56, 71~72, 170, 267, 300

뇌파검사(EEG) 14, 56, 170, 223, 266, 275, 300

뉴욕 123~124, 186

닌, 아나이스(Nin, Anaïs) 294

ㄷ

다람쥐 229~230

다양성 16, 27~28, 116, 226, 228, 231, 286

단절 192

달빛 171, 258, 305

당주빌, 앙리에트(d'Angeville, Henriette) 289

대기 오염 23, 27, 60, 121, 127, 242

대장암 154

대중교통 88, 214, 318

대초원 135, 227, 253, 305

더럼 헤리티지 산책로 186, 341

던저니스(Dungeness) 252~255

데이비스, 헌터(Davies, Hunter) 175

데이비드슨, 조너선(Davidson, Jonathan) 210, 320

도파민 18~19, 55, 108, 171, 250, 258~259, 267, 289, 298, 310

두려움 19, 42~43, 51, 91, 93, 105, 139, 182, 189, 207, 210, 214, 250, 269, 281, 306, 309

두통 79

드 보부아르, 시몬(de Beauvoir, Simone) 148~152

등대 길 274

등산 스틱 75, 156, 214, 289

디킨스, 찰스(Dickens, Charles) 294, 306~307

ㄹ

라벤더 108~109, 111~112, 116
라이트먼, 앨런(Lightman, Alan) 198
래드클리프, 앤(Radcliffe, Ann) 236
런던 93, 102, 120, 124, 186, 213, 224, 237~238, 255, 280, 296~297, 306
레디, 지니(Reddy, Jini) 191~192, 197, 200, 320
레딕, 킵(Redick, Kip) 274
레몬 108~109
레어드, 에이먼(Laird, Eamon) 101, 320
로렌스, D. H.(Lawrence, D. H.) 294
로버트쇼, 에마(Robertshaw, Emma) 226, 320
로스, 피터(Ross, Peter) 92, 102, 320~321
로즈메리 108~109, 112
롭, 그레이엄(Robb, Graham) 88
루 치(Lu Qi) 86, 320
루르드(Lourdes) 193~194
르 블론드, 리지(Le Blond, Lizzie) 279-280, 287, 289
리언, 마이클(Leon, Michael) 108~110
리처즈, 마일스(Richards, Miles) 228~229
리칭(李卿) 36

ㅁ

마수드, 노린(Masud, Noreen) 133~134, 136, 320
마우, 마르틴(Mau, Martin) 270
마르퀴, 사라(Marquis, Sarah) 11, 270, 321
마천트, 조(Marchant, Jo) 310
매켄, 아서(Machen, Arthur) 248
맥도널, 에이미(McDonnell, Amy) 15, 26, 320
맥도널드, 헬렌(Macdonald, Helen) 223
맥두걸, 크레이그(McDougall, Craig) 166, 320
맥케이, 세라(McKay, Sarah) 17, 320
맥팔레인, 로버트(MacFarlane, Robert) 306
맥팔레인, 로이(McFarlane, Roy) 205
맨발 걷기 42, 55~56, 59
메이, 캐서린(May, Katherine) 82
멜라토닌 72, 163
면역 24, 36, 168, 286
모노테르펜(monoterpene) 38~39
모래 25, 46, 54~55, 59, 76, 135, 231
몰입 14~15, 114, 260, 266~271, 274~275
몰입 상태 266~271, 274~275
몰트우드, 캐서린(Maltwood, Katharine) 201
몽블랑(Mont Blanc) 279~280
무기력 119, 122

무덤 91~92, 94~95, 102, 321
무어, 마이클(Moore, Michael) 53, 320
무지개 138, 143
뮤어, 존(Muir, John) 278
미디(Midi) 운하 213
미생물군(microbiota) 28, 42, 116, 286
미생물군유전체(microbiome) 28, 286, 294
미첼, 마리아(Mitchell, Maria) 304
미첼, 에드거(Mitchell, Edgar) 283

ㅂ

바슐라르, 가스통(Bachelard, Gaston) 85, 141
바시키르체프, 마리(Bashkirtseff, Marie) 48, 123
반스, 크리스토퍼Barnes, Christopher) 312~313, 316, 320
반추 27, 83, 139~140, 309
밤하늘 305, 310, 312~313, 315
버먼, 마크(Berman, Marc) 88
버탄, 다리아(Burtan, Daria) 123
번아웃 43, 82, 112, 199
베를린 99, 213
베타 차단제 198
베토벤, 루트비히 판(Beethoven, Ludwig van) 32, 34, 40
벨, 조(Bell, Jo) 204, 209, 320~321
병원 13, 54, 186, 193, 237~239

보러, 캐터리나(Borer, Katarina) 73, 87, 321
복슈어, 아미르(Vokshoor, Amir) 298
부교감신경계(parasympathetic nervous system) 168
부신 208, 237, 308
부신피질자극호르몬 방출호르몬(CRH) 308
부신피질자극호르몬(ACTH) 308
부아 베르트(voie verte) 176, 179~180
분노 31, 35, 39, 42, 125, 239, 249~250, 283
불면증 31, 38, 43, 47, 57, 72, 303, 306
불안감 79, 153, 180, 198, 225, 268
불확실성 25, 41, 134, 179, 189, 197, 268
브론테, 샬럿(Brontë, Charlotte) 96
브롬프턴 공동묘지 93, 95
블래키, 샤론(Blackie, Sharon) 13, 25, 320
비둘기 229, 231, 308
비비안, 클라라(Vyvyan, Clara) 190, 294
비예다, 사울(Villeda, Saul) 20
비타민D(vitamin D) 57, 59, 171, 186
빈터, 제프(Vinter, Jeff) 174
빌라르 산체스, 에두아르도(Vilar-Sanchez, Eduardo) 286
뼈 건강 73, 75, 87

ㅅ

사원 126, 190, 200
산울타리 63~67, 231
산티아고 순례길 195, 263, 275
삼림욕 23, 34~37, 42
상실 31, 34, 47, 64, 96, 98, 109~110, 159, 161, 171, 178, 277, 303
새소리 15, 24, 43, 224~225, 229~232
샌프란시스코 88, 128
생물 다양성 99, 216, 226~227, 257, 318
생물형광 316
생식 능력 171
서브론, 콜린(Collin Thubron) 294
선돌 24, 89, 192, 196, 198, 258
성찰 69, 94, 98, 102, 168, 224, 271
세로토닌(serotonin) 19, 35, 55, 72, 108, 215
셰퍼드, 낸(Shepherd, Nan) 107, 281, 287, 289
소나무 26, 38, 40, 107
소로, 헨리 데이비드(Thoreau, Henry David) 160
수리 경관(sonic landscape) 143
손더스, 롭(Saunders, Rob) 270
솔닛, 리베카(Solnit, Rebecca) 76, 289
쇼, 조지프(Shaw, Joseph) 171
쇼, 클레오(Shaw, Cleo) 49~51
수도원 97, 200

수면 43, 72, 273, 295
수비루, 베르나데트(Soubirous, Bernadette) 193
순례 96, 200, 254, 269, 271~272, 274~275
스몰리, 앨릭스(Smalley, Alex) 137~138
스톤, 배리(Stone, Barry) 275
스카이콜로지(skychology) 136~137
스타마타키스, 이매뉴얼(Stamatakis, Emmanuel) 154
스타인, 머리(Stein, Murray) 21
스턴버그, 에스더(Sternberg, Esther) 195
스토, 해리엇 비처(Stowe, Harriet Beecher) 106
스톤헨지(Stonehenge) 196
스트래턴, 조지(Stratton, George) 81
스트레스 호르몬 35, 57, 108, 164, 168, 198, 207~208, 215, 308
슬픔 12, 34, 47, 91, 93, 96, 161, 173, 250, 264, 306~307
시드니 103, 127, 249
식물원 116, 258
심박수 21, 35, 44, 72, 113, 151, 153, 223, 229, 239, 297~298
심장마비 199, 300
심장병 71, 86, 152, 196, 242
심혈관 질환 53, 58
쌍안경 156, 222, 231

ㅇ

아그바제, 앤드루(Agbaje, Andrew) 100
아난다마이드(anandamide) 273
아드레날린(adrenaline) 35~36, 168, 207, 214, 259
아밀로이드판(amyloid plaque) 20, 53
아웃랜드(outland) 128, 225, 246, 254~258
아이리신(irisin) 20
안식처 39, 91~92
알나르프 재활정원 13, 40, 111~112
알루왈리아, 하리 팔 싱(Ahluwalia, Major Hari Pal Singh) 280
알츠하이머병 19~20, 53, 109
암스테르담 201, 213
양극성장애 21, 23, 139, 311
어둠 165, 303, 305~307, 309, 311~312, 314~315
어싱(earthing) 42, 56~57, 59
에든버러 88, 127~129
에번스, 라라(Evans, Lara) 263~264, 268, 272
에번스, 팀(Evans, Tim) 68~70, 74~75, 320
엑서카인(exerkines) 18, 22, 26, 182
엔도르핀(endorphin) 272
엔도카나비노이드(endocannabinoid) 18, 28, 55, 73, 267, 273
엘리엇, 루이스(Elliott, Lewis) 59

연민 12, 138
염증 18, 20, 23, 36, 53, 56~57, 71, 86, 100, 108, 138, 155, 181, 242
영국 순례 신탁 200, 269, 275
예소톡신(yessotoxin) 53
예측 가능성 141, 209, 219, 313
예측 불가능성 268, 270~271
오렌지 108~109
오마라, 셰인(O'Mara, Shane) 70~71
오솔길 67, 135, 258, 271
오키프, 조지아(O'Keeffe, Georgia) 135~136, 141, 305~307, 314
오피츠, 베르트람(Opitz, Bertram) 14, 122, 184
오하라, 세라(O'Hara, Sarah) 96, 320
옥시토신(oxytocin) 181~183, 185~186
옥토비아 건강 숲 13
온도 24, 111, 301
올빼미 309
왜가리 206, 297
외로움 40, 91, 192, 215, 222, 235
외상 후 스트레스 장애(PTSD) 165, 295, 311
요양 245
우림 226~227, 252, 255, 257
운하박물관 213
울프, 버지니아(Woolf, Virginia) 120
원자력 발전소 186, 253~254
웰시, 어빈(Welsh, Irvine) 175
위약 효과 194~195

윌리엄스, 플로렌스(Williams, Florence) 310
윌슨, 세라(Wilson, Sarah) 13, 320
유방암 93, 154
음악 43, 76, 267
음이온 17, 59, 298
이끼 14, 28, 40~41, 99, 107, 180, 186, 226
이타심 139~140
이행대 218, 226~228, 231, 241, 297
일기(diary) 48, 123, 137, 167, 170, 220, 224
일몰 136, 138, 143
일주기 리듬 214, 269, 311
일출 136, 138, 143

ㅈ

자기 확신 21, 150
자기뇌파검사(MEG) 266~267
자기만족 151, 254
자부심 21, 284
자살 23, 221, 242
자신감 12, 93, 165, 295
자연 살해 세포(natural killer cell, NK cell) 35~36, 285
자외선 59, 156, 259, 288, 316
자외선 차단제 59, 156, 188, 259
자파테라, 욜란다(Zappaterra, Yolanda) 97, 102

자해 165, 311
작은 자아(small self) 139
장거리 경로 268, 270
장미 108~109, 116, 237
적혈구형성인자(EPO) 285, 288
전경 시야(panoramic vision) 84, 281~282
전전두엽 피질 14, 268
절개지 178~180, 185~186
절벽 꼭대기 156~157
정신증(psychosis) 23, 165, 311
정신적 개방 상태(mental openness) 266
젖산염 19
제라늄 112, 116
존, 그웬(John, Gwen) 306
존슨, 새뮤얼(Johnson, Samuel) 306
죄책감 50, 247, 250, 252, 263~264
주의력결핍과잉행동장애(ADHD) 109, 139
지루함 150, 247, 303
지의류 41, 99, 186, 254, 257, 316
진화 110, 169, 227
집중 56, 210, 289

ㅊ

창의성 98, 122~123, 126, 182, 202, 207~209, 214~215, 269
청색광 153, 163~165, 170, 314
천충(陈冲) 214
체서피크 시티(hesapeake City) 213

치매(인지증) 49, 53, 71, 110, 224, 242
치유적 경관 24, 89, 98, 178, 188, 193, 195, 200
칙센트미하이, 미하이(Csikszentmihalyi, Mihaly) 266
침묵 190, 229, 271, 274, 309

ㅋ

카, 에밀리(Carr, Emily) 33~34, 40, 43, 326
카시스 150~151
칼랑크(calanque) 150, 253
칼슘 52, 299
캐더, 윌라(Cather, Willa) 132, 135
케인, 션(Cain, Sean) 311, 320
켄트(Kent) 253~255, 306
켈리, 캐서린(Kelly, Catherine) 51, 60, 168, 320
코르티솔(cortisol) 35~36, 57, 108, 164, 168, 208, 214, 225, 258~259, 308
코코, 디애나(Coco, Deanna) 249
코틀러, 스티븐(Kotler, Steven) 266, 268~269
코피디, 스티븐(Corfidi, Stephen) 143
콘웨이, 폴(Conway, Paul) 136~137
쿠쿠 트레일(Cuckoo Trail) 180, 183
쿰 머나흐(Cwm Mynach) 257
크레스웰, 비어트릭스(Cresswell, Beatrix) 137

크리넌 우드(Crinan Wood) 257
클레이턴, 수전(Clayton, Susan) 249~250
키뉴레닌(kynurenine) 20, 71~73, 75

ㅌ

탐조 222, 224~225, 228~229
테르펜(terpene) 116~117
텍사스 135, 305
토머스, 에드워드(Thomas, Edward) 66
톰프슨, 플로라(Thompson, Flora) 80
퇴원 후 증후군 238
트레너먼, 앤(Treneman, Ann) 102

ㅍ

파란색 공간 24, 50, 97, 137, 166, 168, 206, 295~296, 300
파리 102, 116, 123, 149, 186, 213, 306
파클랜드 워크(Parkland Walk) 186
파킨슨병 19, 71
판 랑어, 파울(van Lange, Paul) 272, 275, 321
판 롬파이, 토마스(van Rompay, Thomas) 140, 271, 273, 320
판 엘크, 미힐(van Elk, Michiel) 138~139
판다, 사친(Panda, Satchin) 163
팔스도티르, 안나 마리아(Anna María Pálsdóttir) 112~113
패컴, 크리스(Packham, Chris) 221

페소아, 페르난두(Pessoa, Fernando) 283
편도체 14, 19, 42, 51, 82, 108, 164, 166, 267
평지 86, 130, 137, 140~141, 144, 274
폐암 52, 154, 242
포아, 리 안(Phoa, Li An) 293~294, 300~301, 320
포위스, 존 카우퍼(Powys, John Cowper) 294
포타슘 52, 299
포터, 비어트릭스(Potter, Beatrix) 95
폭슨, 알리(Foxon, Ali) 161~163, 165, 168, 170, 320
폭포 25, 298
풀리, 클레어(Pooley, Clare) 93~96, 100, 320
프라이스, 낸시(Price, Nancy) 64, 66, 96
프레임, 재닛(Frame, Janet) 124
플로리다 68, 142, 213
플뤼그스캄(flygskam) 250
피로 18, 35, 42, 49, 57, 79, 85, 125, 235, 239, 254
피오르(fjord) 253, 255
피톤치드 17, 36~40, 42, 44, 111, 117, 242

ㅎ

하일먼, 케네스(Heilman, Kenneth) 207~209
하크니스, 조(Harkness, Joe) 221~222, 226~228
합류점 200, 300
항산화 36, 111
항염증성 글루코코르티코이드(anti-inflammatory glucocorticoid) 308
항우울제 166~167
해마 108, 116
해먼드, 라이언(Hammond, Ryan) 224~225
해빌랜드 존스, 지넷(Haviland-Jones, Jeannette) 113
햅워스, 바버라(Hepworth, Barbara) 126, 135
햇빛 44, 55, 143, 156, 163~165, 170~171, 180, 186, 288
허드슨, W. H.(Hudson, W. H.) 292
허브 13, 116
헌트, 닉(Hunt, Nick) 252~254
헤이워드, 가이(Hayward, Guy) 269, 320~321
혈류 18, 56, 154
혈소판 제4인자(PF4) 19~20, 55
혈압 27, 35, 108, 168, 223, 225, 239, 243, 273, 297
혈액 응고 19, 57
호털링, 제임스(Hotaling, James) 89
호흡 51, 128, 154~155, 168, 229, 286, 288
혼동 35, 219, 239

화이트, 프랭크(White, Frank) 282

활력 16, 23~24, 27, 35, 55, 118, 122, 124~125, 137, 164, 171, 200, 239, 245, 255, 258, 295, 298

회복 탄력성 19, 21, 163, 269, 288~289, 318

후각 109~112, 116, 315

후각망울(olfactory bulb) 110, 116, 315

휴버먼, 앤드루(Huberman, Andrew) 84, 281

희망 분자(hope molecule) 18, 21~22, 24, 71, 83, 110, 155, 201, 284

히말라야 280, 285

힐리, 에마(Healey, Emma) 175

A-Z

T세포(T-cell) 198, 285

치유의 걷기

© 2025. 애너벨 스트리츠

1판 1쇄 인쇄 2025년 11월 20일
1판 1쇄 발행 2025년 12월 25일

지은이 애너벨 스트리츠
옮긴이 김주희

발행인 김태웅
책임편집 엄초롱
디자인 곰곰사무소
마케팅 총괄 김철영
마케팅 서재욱, 오승수
온라인 마케팅 김도연
인터넷 관리 김상규
제 작 현대순
총 무 윤선미, 안서현
관 리 김훈희, 이국희, 김승훈, 최국호

발행처 (주)동양북스
등 록 제2014-000055호
주 소 서울시 마포구 동교로22길 14 (04030)
구입 문의 전화 (02)337-1737 팩스 (02)334-6624
내용 문의 전화 (02)337-1739 이메일 dymg98@naver.com
인스타그램 @shelter_dybook

ISBN 979-11-7210-150-3 03510

*이 책은 저작권법에 의해 보호받는 저작물이므로 무단 전재와 무단 복제를 금합니다.
*잘못된 책은 구입처에서 교환해드립니다.
*(주)동양북스에서는 소중한 원고, 새로운 기획을 기다리고 있습니다.

http://www.dongyangbooks.com